Des mêmes auteurs, aux éditions Leduc.s

ANNE DUFOUR :
Ma bible des aliments santé-minceur, 2015.
Ma bible brûle-graisses, 2015.
Mes petites recettes magiques brûle-graisses, 2014.
Le grand livre du régime Okinawa, 2013.

Découvrez sa bibliographie complète :
www.editionsleduc.com/anne-dufour
Retrouvez-la sur son blog : Biendansmacuisine.com

RAPHAËL GRUMAN :
Perdre du poids avec l'homéopathie, avec Albert-Claude Quemoun, 2015.
La méthode Gruman, 2013.

Retrouvez-le sur son blog : Leblogderaphaelgruman.fr

Ils ont écrit ensemble *Le meilleur régime du monde : Dash*, avec Carole Garnier, 2016.

Maquette : Sébastienne Ocampo
Illustrations : Fotolia, Nicolas Treve (à partir de la p. 92)

17, rue du Regard
75006 Paris – France
ISBN : 979-10-285-0178-5

ANNE DUFOUR RAPHAËL GRUMAN

15 MINUTES PAR JOUR POUR UN NOUVEAU CORPS

Téléchargez :
– Vidéo : 1 heure de coaching sportif parfait, avec Jean-Louis Mbongo, Coach sportif de haut niveau, fondateur de MB ACADEMY
– Vos listes de courses
– Vos coloriages antistress
– La table IG des aliments les plus courants
(voir p. 360)

LEDUC.S ÉDITIONS

LE MANQUE D'ACTIVITÉ PHYSIQUE EST LA **4^E** CAUSE DE MORTALITÉ AU MONDE

300 LE NOMBRE DE MUSCLES SOLLICITÉS JUSTE POUR RESTER DEBOUT

PRÈS DE **28 MILLIONS** DE PERSONNES MARCHENT « POUR LE LOISIR », C'EST LA PREMIÈRE ACTIVITÉ PHYSIQUE

12,7 MILLIONS DE PERSONNES PRATIQUENT LA NATATION « POUR LE LOISIR », C'EST LA DEUXIÈME ACTIVITÉ PHYSIQUE

11 % DES + DE 15 ANS NE FONT AUCUNE ACTIVITÉ SPORTIVE DANS L'ANNÉE

900 LITRES : LA QUANTITÉ D'AIR QUE NOUS RESPIRONS CHAQUE JOUR. BIEN PLUS QUAND NOUS FAISONS UN EFFORT SPORTIF !

54 : LE NOMBRE DE MUSCLES QUE NOUS UTILISONS JUSTE POUR FAIRE UN PAS

5 KM/H : LORSQUE VOUS MARCHEZ À CETTE ALLURE, VOUS PERDEZ AUTANT DE CALORIES QU'EN FAISANT L'AMOUR À INTENSITÉ MODÉRÉE

80/20 : C'EST LE BON RATIO ALIMENTATION/SPORT POUR MAIGRIR. 80 % DU SUCCÈS PASSENT PAR DES CHANGEMENTS ALIMENTAIRES, 20 % PAR UNE AUGMENTATION DE L'ACTIVITÉ PHYSIQUE

639 : LE NOMBRE DE MUSCLES DANS VOTRE CORPS (ET DANS LE NÔTRE)

170 MÈTRES/SECONDE : LA VITESSE À LAQUELLE LA DOULEUR CIRCULE DANS NOTRE CORPS.

40 % : C'EST LA QUANTITÉ DE CALORIES QUE LE CORPS BRÛLE EN PLUS (PAR RAPPORT À LA NORMALE) LE LENDEMAIN D'UNE SÉANCE DE TYPE HIIT. ON BRÛLE DONC 300 CALORIES LE JOUR DU SPORT, ET ENCORE 40 % EN BONUS LE LENDEMAIN.

15 CALORIES/MINUTE : C'EST LA QUANTITÉ AHURISSANTE DE CALORIES QUE L'ON BRÛLE EN FAISANT UNE SÉANCE DE SPORT AVEC DES MOMENTS DE HAUTE INTENSITÉ, ET CE DURANT 20 MINUTES. C'EST 2 FOIS PLUS QUE POUR UNE SORTIE RUNNING LONGUE DISTANCE. C'EST LE HIIT (HIGH-INTENSITY INTERVAL TRAINING)

20/10 C'EST LA BONNE COMBINAISON POUR CRAMER LE MAXIMUM DE « GRAISSES » ET DE CALORIES. 20 SECONDES D'EFFORT, 10 SECONDES DE REPOS, ET CE PENDANT 4 MINUTES. PUIS 1 MINUTE DE REPOS. ET C'EST REPARTI, ET AINSI 4 SESSIONS DE SUITE DE 4 MINUTES.

250 : LE NOMBRE DE GLANDES SUDORIPARES SUR 1 CM^2 DE PEAU

1 H 50 : C'EST LE TEMPS MOYEN QUE L'ON PASSE À S'INQUIÉTER PAR JOUR SELON UNE ÉTUDE BRITANNIQUE, SOIT EN MOYENNE 5 ANS DE NOTRE VIE. À VOS BASKETS POUR ÉLIMINER CE STRESS INTEMPESTIF !

250 : C'EST LE NOMBRE DE DISCIPLINES SPORTIVES RECONNUES DANS LE MONDE, ALORS QUE SEULEMENT **56** SONT REPRÉSENTÉES AUX JEUX OLYMPIQUES. VOUS N'AVEZ PLUS AUCUNE EXCUSE POUR NE PAS TROUVER VOTRE SPORT FÉTICHE !

15 % : C'EST LA QUANTITÉ DE CALORIES QUE VOUS BRÛLEZ EN PLUS SI VOUS CONSOMMEZ DE LA CAFÉINE 1 HEURE AVANT VOTRE SÉANCE D'ENTRAÎNEMENT. UN PETIT CAFÉ ?

48 : C'EST LE POURCENTAGE D'ABONNÉS FACEBOOK QUI CONSULTENT LEUR PROFIL EN FAISANT DU SPORT !

25 TONNES : LE POIDS QUE CHACUN D'ENTRE NOUS POURRAIT SOULEVER SI TOUS SES MUSCLES EXERÇAIENT UNE FORCE DANS LA MÊME DIRECTION.

2,8 LITRES : LA QUANTITÉ DE SUEUR PRODUITE PAR UN HOMME CHAQUE JOUR. ET TELLEMENT PLUS S'IL FAIT TRÈS CHAUD ET/OU EN CAS DE SPORT INTENSIF !

65 % DES FEMMES SUIVANT UN RÉGIME ALIMENTAIRE AVOUENT SOUFFRIR DE LA FAIM ENTRE LES REPA

17 : LA QUANTITÉ DE MUSCLES DE HANCHES UTILISÉS POUR ACCOMPLIR TOUS LES MOUVEMENTS LES PLUS COMPLEXES

46 % DE FRANÇAIS SONT EN SURPOIDS (DONT 16 % SOUFFRANT D'OBÉSITÉ). SOURIEZ, VOUS N'ÊTES PAS SEUL(E) !

4,07 MÈTRES : C'EST LA PERFORMANCE RÉALISÉE AU LANCER DE POIDS PAR UNE AUSTRALIENNE DE 100 ANS AUX JEUX OLYMPIQUES DES SENIORS À SYDNEY EN 2009. COMME QUOI, IL N'EST JAMAIS TROP TARD POUR S'Y METTRE !

À Alexandra,

Qui m'a accompagné pour la rédaction de ce livre, et qui m'accompagne aussi au quotidien dans toutes mes activités. Merci pour son soutien indéfectible.

Depuis qu'Alexandra est à mes côtés, je me sens coaché et motivé pour entreprendre de nombreux projets personnels et professionnels. Il est très important de se sentir soutenu si l'on souhaite atteindre ses objectifs. Il en est de même pour le sport : il est nécessaire de se sentir accompagné par un ami, un proche ou un livre… L'important est de se fixer un but et de tout mettre en œuvre pour l'atteindre.

Raphaël Gruman

SOMMAIRE

INTRODUCTION

Vous traînez des « gros genoux », un mal de dos ou des kilos en trop depuis des années, et aucun régime ni traitement ne vous aide vraiment. C'est que la réponse est ailleurs : vous ne faites pas assez d'activité physique, ou pas la bonne, ou pas au bon rythme. Vos problèmes ne seront réglés qu'une fois cette phrase précédente lue, relue, comprise et acceptée. Vous aurez beau encore errer des années à la recherche de la pilule miracle, de l'aliment génial... ou du spécialiste mondial de l'articulation, vous finirez, un jour ou l'autre, par en venir à l'exercice physique 100 % adapté pour, enfin, vous sentir mieux.

C'est pourquoi nous avons conçu pour vous ce livre d'un genre totalement nouveau : des programmes TRÈS faciles, TRÈS courts et TRÈS efficaces pour vous faire du bien tout en y prenant du plaisir.

L'objectif est de vous aider à vous débarrasser enfin, sans médicament, d'un problème que vous subissez parfois depuis des mois sinon des années. Il ne s'agit pas d'essayer de tout soigner ainsi, mais savez-vous que dans plus de 80 % des cas, les motifs de consultation « en ville » concernent des troubles fonctionnels, c'est-à-dire qui disparaissent le plus souvent avec une meilleure hygiène de vie ?

Quelques exemples...

> *Les maux de dos* les plus courants sont souvent dus à un manque de souplesse, une mauvaise position prolongée (ordinateur, voiture...), une faiblesse musculaire (dorsale et abdominale). Souvent, les trois conjugués !

> *Le stress, l'anxiété, la déprime* sont largement solubles dans l'activité physique, qui libère naturellement de puissantes endorphines euphorisantes et apaisantes.

> *Un mauvais sommeil* est souvent dû à un excès de travail intellectuel ou de stress non compensé par une activité physique. Résultat : tensions et nœuds s'accumulent, on est nerveusement fatigué mais le corps est excité, on se retourne sans cesse dans le lit.

> *En cas d'arthrose,* la vieille idée reçue consistant à éviter tout mouvement continue de sévir : c'est exactement l'inverse qu'il faut faire !

> *Seuls les exercices, les étirements, une meilleure posture ou un réglage de votre poste de travail*, au bureau ou à la maison, peuvent venir à bout de vos douleurs liées à une mauvaise ergonomie. Vous retrouverez des conseils précieux tout au long de ce livre, mais reportez-vous aussi au document en ligne *Guide pratique du travail sur écran* (Inserm) pour des conseils plus précis en fonction de votre propre situation : http://tinyurl.com/travail-ecran.
> *La masse musculaire* est en étroite corrélation avec l'espérance de vie, un indice fiable d'une longévité en bonne santé. Et la seule manière de l'accroître (lorsqu'on est jeune) et de la maintenir ou de ralentir sa fonte (quand on est plus âgé), c'est d'avoir une activité physique suffisante.
> *Plus on avance en âge*, plus on se raidit… sauf si l'on fait des étirements ! Stretching, yoga, Pilates… sont indispensables pour garder une belle souplesse et ne pas être limité dans ses mouvements, donc dans ses activités quotidiennes.
> *Les sportifs réguliers* supportent mieux la douleur en général, aussi en cas de « pépin » ils sont mieux armés pour endurer inconforts et souffrance jusqu'au retour à la normale.
> *Pour oxygéner le cerveau, donc la mémoire, l'humeur…* rien ne remplace l'activité physique quotidienne.
> *Plus un corps est musclé, moins il est « gras »* et plus il est à l'abri de troubles métaboliques plus ou moins graves : surpoids, obésité, diabète de type 2…
> *L'activité physique fait travailler le cœur,* qui est un muscle rappelons-le. Cet entraînement, qui devrait être quotidien chez chacun d'entre nous, permet au muscle cardiaque de « pomper » plus efficacement le sang, de moins se fatiguer, de réduire la pression artérielle, et de fournir un effort sans essoufflement. Il peut vous sauver la vie.
> *La constipation* est presque toujours due à une paresse physique. Plutôt que de prendre des laxatifs irritants et aux effets secondaires démesurés par rapport au maigre bénéfice obtenu, marchez !

On pourrait continuer ainsi la liste pendant des pages et des pages, tant les études scientifiques sont innombrables pour faire le lien entre l'activité physique et une meilleure santé. Cela va bien au-delà de la prévention. Le sport (ou l'activité physique) est le facteur n° 1 de la santé, de la silhouette et du poids, du bien-être, de la beauté. Oui, NUMÉRO UN. Devant l'alimentation dans bien des cas.

Ça fait tellement du bien !

Ce livre vous propose d'essayer tout simplement un mini-programme personnalisé en fonction de votre problème. Parfois, une seule séance suffit pour se rendre compte de la réalité de son efficacité. On ne compte plus les réactions du type « Depuis que je me suis mise à l'aquagym, je dors parfaitement… alors que j'avais perdu le sommeil depuis des années ! », « Ça fait tellement du bien cette longue marche dans la forêt, j'avais oublié ! Et on a un joli teint ! », « Mon kiné m'a montré des exercices quand j'ai mal à la tête au bureau. Je n'avais pas réalisé que ma douleur était due au fait que je restais immobile presque toute la journée, et que mes muscles du cou étaient crispés face à l'écran de l'ordinateur. Je prenais des cachets tous les jours… c'est terminé ! », « Depuis que j'ai commencé à courir, je me sens incroyablement bien, plus sûr de moi, beaucoup plus serein », « Je me suis remise à la danse/l'équitation/le vélo… quel bonheur ! Mais comment j'ai pu arrêter si longtemps ? »… Là encore, la liste serait interminable, et nous sommes sûrs qu'autour de vous, de tels témoignages ne sont pas rares non plus.

Seulement voilà : cela fait peut-être si longtemps que vous n'avez pas enfilé une paire de baskets, ni un maillot de bain pour autre chose que faire bronzette, que vous ne savez pas quelle activité vous pourriez bien choisir pour « retenter », faire fondre vos bourrelets, raffermir vos bras, gérer votre diabète, apaiser vos angoisses, vos rhumatismes. Ou, pire, vous avez peur de mal faire, d'aggraver votre cas, de choisir la mauvaise activité en cas de douleurs au dos ou de tout autre trouble.

Cet ouvrage est découpé en deux parties :
> La première : un abécédaire des activités courantes, de « Aquagym » à « Zumba », avec, pour chacune, une petite description, ses avantages et inconvénients, ainsi que nos recommandations santé. Ainsi, vous saurez tout de suite si l'activité à laquelle vous pensiez vous est adaptée ou non. Par exemple, le running est parfait si vous disposez d'un endroit « nature » où courir et si vous appréciez de vous défouler en plein air, à n'importe quelle heure, souvent seul… mais il n'est pas fait pour vous si vous avez mal aux articulations ou êtes obèse.
> La deuxième : un abécédaire des problèmes ordinaires de santé ou de beauté de « Anxiété » à « Vieillissement prévention » (insomnie, constipation, récriminations esthétiques ciblées), ou des situations courantes (femme enceinte, règles douloureuses…) avec nos conseils alimentaires et d'activité physique 100 % adaptés.

Une vraie mini-consultation auprès d'un coach diététique et sportif ! Qui, bien évidemment ne remplacera jamais une « vraie » consultation auprès d'un professionnel… Mais encore faut-il trouver celui qui saura vous recommander à la fois les bons aliments et les bons gestes, et prendra le temps de le faire en entrant suffisamment dans les détails pour que vous puissiez démarrer dès que vous sortez du cabinet. C'est le cas avec ce livre, une véritable bible de « santé sans médicaments ».

Extension du domaine du bien-être
La notion même d'activité physique a changé. Il ne s'agit plus, comme jadis, de s'astreindre à « son heure de sport par semaine » bon gré mal gré, mais de réintégrer au maximum, au quotidien, l'activité physique sous toutes ses formes. tout simplement parce que ça fait du bien. Et que si on ne s'y plie pas, ça fait très mal. Donc, si dans nos programmes « Le jour parfait » le sport choisi ne vous plaît pas, choisissez-en un autre !
Le maître-mot : le bien-être avant, pendant et après le sport !

DÉTERMINEZ VOTRE QUOTIENT SPORTIF !

Déterminer votre quotient sportif vous permettra de vous évaluer avant de vous lancer dans les programmes de ce livre.

Les questions sont simples. Essayez d'y répondre le plus honnêtement possible.

Où se situe votre poids ?

1. ❒ Obésité
2. ❒ Surpoids
3. ❒ 2 à 3 kg de trop mais rien de méchant
4. ❒ Poids santé

Combien de fois par semaine pratiquez-vous une activité physique ?

1. ❒ Jamais, pas une fois, nada !
2. ❒ 1 à 2 fois
3. ❒ 3 à 5 fois
4. ❒ 6 et plus (oui, je suis une athlète !)

Pouvez-vous toucher vos orteils jambes tendues ?

1. ❒ Non, et de très loin, je suis raide comme un piquet…
2. ❒ Presque, presque… mais non
3. ❒ Oui, mais avec beaucoup d'effort
4. ❒ Oui, super-easy !

Pouvez-vous marcher en équilibre sur une ligne droite les yeux en l'air comme si vous faisiez un test d'alcoolémie (mais bon cette fois sans avoir bu...) ?

1. ❒ Pas du tout, je n'ai vraiment aucun équilibre
2. ❒ Quelques pas à peine (heureusement que je ne suis pas sur une poutre...)
3. ❒ Oui, mais ce n'est pas évident
4. ❒ Oui, sans soucis

Si vous sortez faire un footing, combien de temps tenez-vous avant de vous arrêter ?

1. ❒ À peine le temps de sortir de chez moi
2. ❒ Jusqu'au bout de la rue
3. ❒ 1 à 2 km
4. ❒ Au moins 4 à 5 km voire plus, une fois lancé, on ne m'arrête plus !

Combien de pompes êtes-vous capable de faire ?

1. ❒ Aucune, j'ai des bras en mousse
2. ❒ 1 à 2
3. ❒ 10 pompes
4. ❒ Plusieurs séries de 10 pompes (je peux même essayer sur un bras si vous voulez ?)

Si un ami vous demandait de l'aider à porter des choses lourdes ?

1. ❒ Je ne serais d'aucune aide...
2. ❒ Éventuellement, je pourrais soulever quelques objets pas trop lourds
3. ❒ Oui, mais pas longtemps
4. ❒ Oui, sans aucun problème

Êtes-vous capable de sauter par-dessus un obstacle ?

1. ❒ Je ne décolle même pas du sol, saleté de gravité !
2. ❒ Oui, par-dessus une boîte à chaussures
3 ❒ Oui, par-dessus mon chien pour ne pas lui marcher dessus (à ne pas essayer chez soi...)
4. ❒ Oui, par-dessus une clôture

Si une personne vous dérobait votre porte-monnaie dans la rue, seriez-vous en mesure de le poursuivre ?

1. ❒ Même pas en rêve
2. ❒ Oui, sur quelques mètres mais sans conviction
3. ❒ Oui, je pourrais lui courir après mais je ne suis pas sûr de le rattraper
4. ❒ Oui, je pourrais lui courir après et le rattraper pour le rouer de coups ! Non mais !

Si vous vous trouvez aux pieds d'un escalier, que faites-vous ?

1. ❒ Je cherche l'ascenseur…
2. ❒ Je monte l'escalier mais arrive à bout de souffle
3. ❒ Je monte l'escalier en vitesse mais arrive quand même à bout de souffle
4. ❒ Je monte l'escalier en vitesse, léger comme une plume

Il est maintenant temps de compter vos points :

Réponse 1 = 5 points
Réponse 2 = 10 points
Réponse 3 = 15 points
Réponse 4 = 20 points

VOTRE QUOTIENT SPORTIF :

< 70	Très faible	On part de très loin… mais ce n'est pas rédhibitoire
70 à 100	Faible	OK vous ne tenez pas la forme olympique mais vous pouvez vous améliorer
101 à 130	Moyen	Vous avez en tête de devenir une championne ? Il va falloir poursuivre votre entraînement parce que vous n'y êtes pas encore
131 à 170	Bon	Pas mal, pas encore au top mais on s'en rapproche, accrochez- vous !
> 170	Excellent	Vous êtes au top de votre condition physique, il faut maintenant conserver vos acquis !

À CHAQUE ACTIVITÉ PHYSIQUE SES BÉNÉFICES (ET SES INCONVÉNIENTS)

Envie de vous mettre à la zumba ? Au slack ? Au jogging ? Au tennis ? À l'aquagym ? Faites-vous plaisir ! Mais vérifiez que l'activité choisie est compatible avec votre état actuel. Par exemple, si vous êtes obèse et que vous perdez ne serait-ce qu'un peu de poids, vous pourrez rapidement courir si tel est votre souhait. Si vous avez des faiblesses articulaires au genou, commencez par marcher tranquillement avant de passer à la marche sportive que vous convoitez. Si vous êtes en pleine crise de rhume des foins, évitez la piscine qui risque d'agresser encore plus votre système respiratoire.
Un doute ? Une hésitation ? Toutes les réponses se trouvent dans les pages qui suivent.

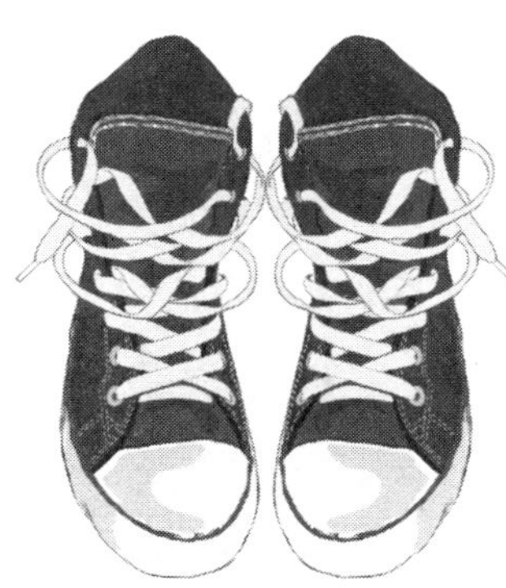

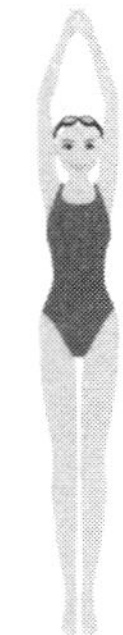

AQUAGYM

LE MEILLEUR CHOIX POUR PROTÉGER SES ARTICULATIONS

C'EST QUOI ?

Prête à enfiler votre bonnet de bain ? L'aquagym est le sport miracle pour concilier le plaisir de l'eau et les bienfaits de l'exercice physique. Spécialement adapté aux personnes en surpoids, le corps se fait plus léger dans l'eau et les mouvements sont facilités : un maximum de résultats pour un minimum d'efforts. Différents selon chaque professeur, les cours d'aquagym se rythment au son de la musique, avec ou sans accessoires (haltère, lest, ceinture, noodle...). Les chorégraphies sont simples et les exercices ciblés afin d'affiner l'ensemble de la silhouette. Aucun risque de blessures : les chocs, claquages ou autres élongations musculaires sont minimisés grâce à la pression exercée par l'eau.

LES AVANTAGES

✓ Facile et accessible à tous
✓ Active la circulation sanguine et atténue la cellulite
✓ Améliore le tonus musculaire et respiratoire
✓ Ne présente aucun danger pour les articulations
✓ Minimise les courbatures

LES INCONVÉNIENTS

✗ Il faut une piscine à côté de chez soi
✗ Oser se mettre en maillot de bain... même en hiver
✗ Être assidue : les résultats ne sont visibles que si l'activité est régulière (deux séances par semaine sont préconisées)

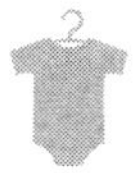

Adaptée aux enfants :
▶ **Oui** (mais les cours dédiés aux enfants sont rares)

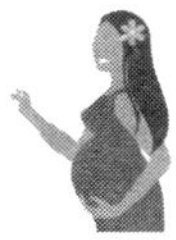

Adaptée aux femmes enceintes :
▶ **Oui**

☺ *Cette activité physique est conseillée si :* vous débutez le sport, avez des faiblesses aux articulations, souhaitez remodeler l'ensemble de votre silhouette (cuisses, fesses, dos, ventre et bras).
☹ *Cette activité physique est déconseillée si :* vous avez une phobie de l'eau, ne savez pas nager ou présentez une allergie au chlore.

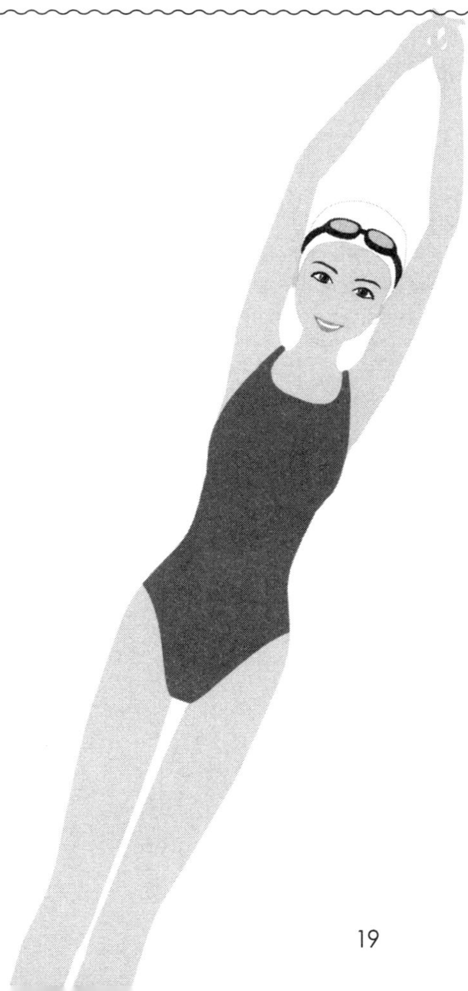

BASKET

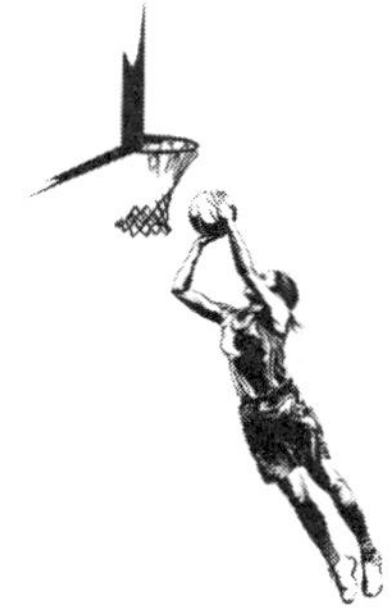

IL ALLIE CARDIO ET ADRESSE

C'EST QUOI ?

Venu tout droit des États-Unis, le basket-ball s'est véritablement internationalisé depuis les années 1990 avec des stars mondiales telles que Mickael Jordan ou Magic Johnson. Pourtant, point besoin de dépasser la barre des 2 mètres pour pouvoir pratiquer ce sport de haute intensité cardio-vasculaire ! Par équipes de 5 contre 5, le jeu se déroule en quatre périodes (« quart temps ») de 10 minutes chacune. La dépense énergétique est colossale avec une alternance de sprint (contre-attaque), d'appuis vifs (attaque placée) et d'extensions (sauts). Ludique et complet, le basket-ball sollicite énormément de muscles : mollets et cuisses pour les phases de courses, épaules et bras lors de la manipulation du ballon ainsi que les abdominaux et les dorsaux pour les sauts.

LES AVANTAGES

✓ Se pratique aussi bien en intérieur qu'en extérieur
✓ Accroît la coordination neuromotrice et l'agilité
✓ Développe la capacité de concentration et l'adresse
✓ Augmente l'endurance et l'élimination des toxines par la sudation
✓ Accentue la fonte des graisses disgracieuses au profit de la masse musculaire

LES INCONVÉNIENTS

✗ Nécessite de la pratique avant de pouvoir jouer en match collectif
✗ Sollicite énormément les articulations
✗ Les équipes féminines sont plus rares que les équipes masculines

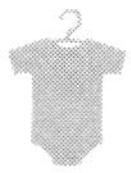

Adapté aux enfants :
▶ **Oui**

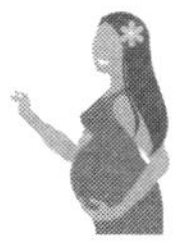

Adapté aux femmes enceintes :
▶ **Non**

☺ *Cette activité physique est conseillée si :* vous avez l'esprit d'équipe, de l'énergie à revendre et l'envie de vous dépasser.

☹ *Cette activité physique est déconseillée si :* vous avez des problèmes d'articulations ou de souffle. Vous craignez les contacts physiques.

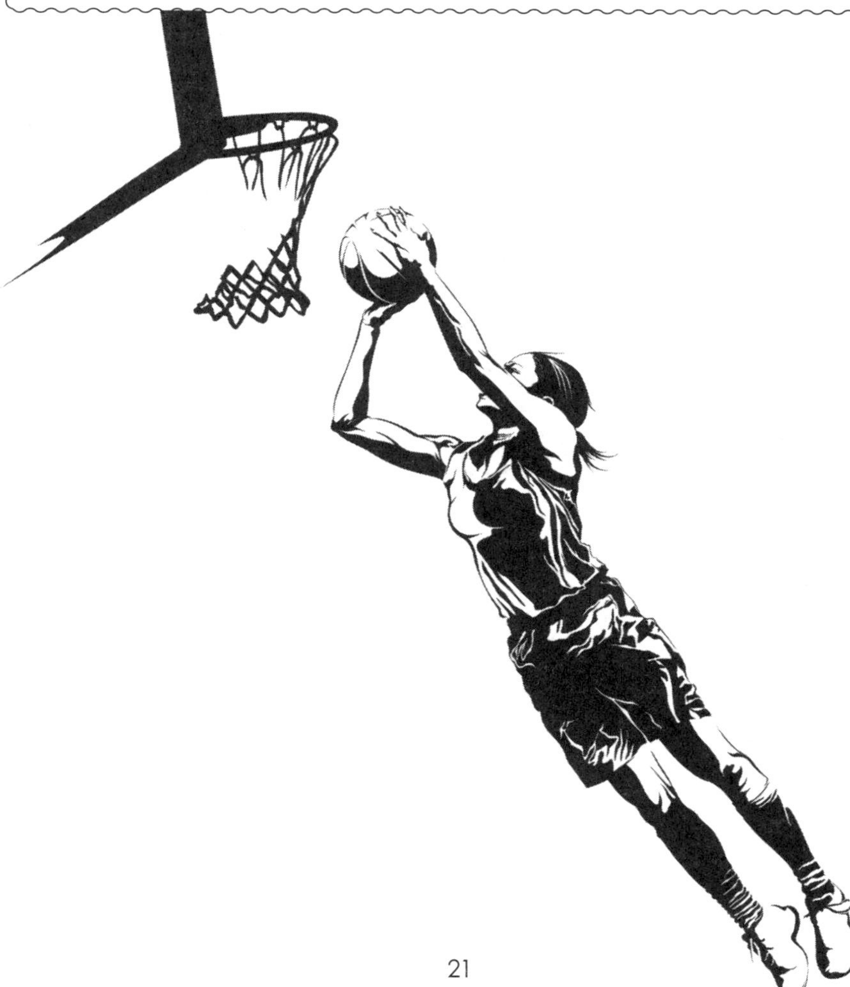

COURSE À PIED (JOGGING, RUNNING)

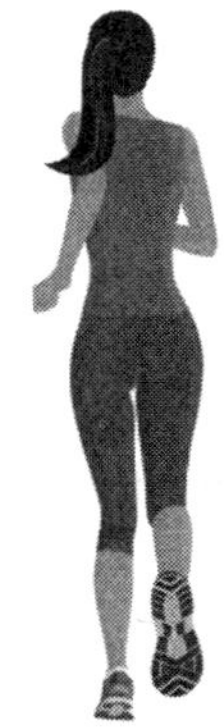

SE DÉPENSER SANS CONTRAINTE

C'EST QUOI ?

Impossible de passer à côté de la tendance de ces dernières années ! La course à pied a su séduire un large public grâce à son action bénéfique immédiate (sensation de liberté et de décompression, merci les endorphines) et son accessibilité (une paire de baskets et c'est parti). S'il est facile de s'aventurer sur les chemins environnants, quelques règles de base sont à respecter pour un maximum de résultats. La course à pied est avant tout une question d'endurance, mieux vaut tenir sur la durée à un rythme raisonné que de s'époumoner sur une courte distance. Attention également aux articulations et au dos sur un sol trop dur, mieux vaut favoriser les chemins de terre ou les pistes dédiées plus souples et donc moins traumatisantes. Tension artérielle diminuée, os plus solides, vieillissement musculaire retardé, les nombreux bienfaits de la course à pied sauront vite vous persuader !

Et le fractionné ?

Alternance de vitesse modérée et d'accélérations (voire de sprint selon votre condition physique), la course fractionnée booste le métabolisme global et puise dans les réserves du corps. Excellent pour stimuler le cœur, le fractionné malmène également les graisses stockées en les brûlant trois fois plus vite que pendant un jogging classique.

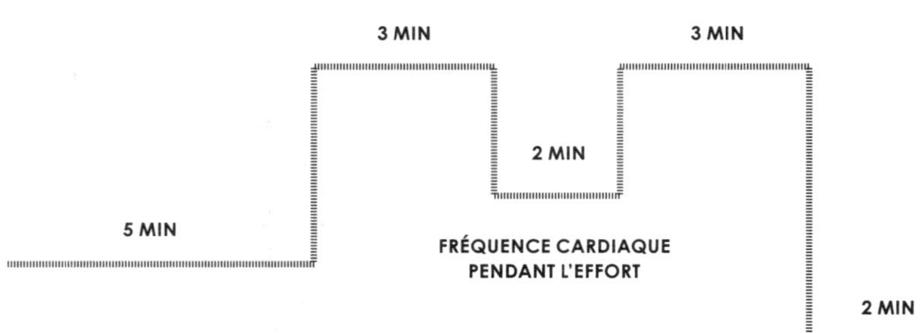

LES AVANTAGES

- ✓ Se pratique n'importe où et à n'importe quel moment de la journée
- ✓ Hobby peu onéreux, un seul investissement à ne pas négliger : une paire de baskets adaptée à votre profil de coureur
- ✓ Les progrès se mesurent de séance en séance : capacité respiratoire accrue, corps raffermi, stress évacué…
- ✓ Espérance de vie allongée si l'activité est pratiquée régulièrement (étude de 2012 du Copenhagen City Heart)

LES INCONVÉNIENTS

- ✗ Dans certains cas isolés, la course à pied peut créer une addiction due à la sécrétion d'endorphines et d'adrénaline
- ✗ Pour les coureurs débutants, des courbatures à la fin des premières séances sont à prévoir
- ✗ Les articulations, le dos et les tendons sont à surveiller chez les personnes présentant des faiblesses

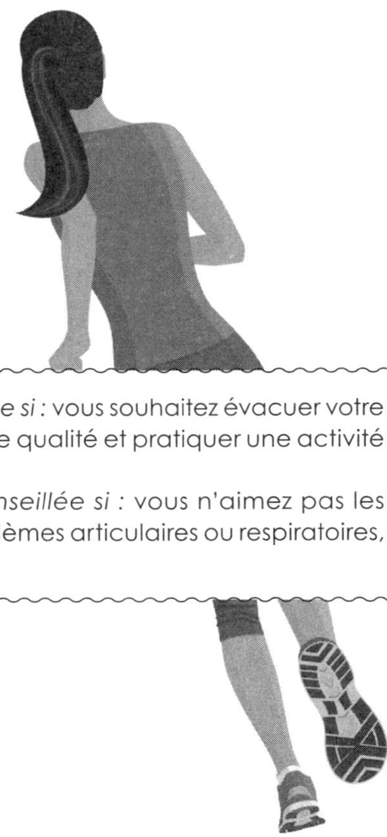

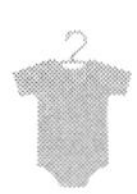

Adaptée aux enfants :
▶ **Oui**

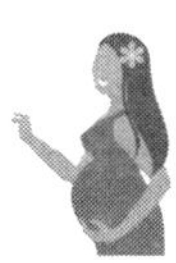

Adaptée aux femmes enceintes :
▶ **Non**

☺ *Cette activité physique est conseillée si :* vous souhaitez évacuer votre stress latent, retrouver un sommeil de qualité et pratiquer une activité sans contrainte horaire.

☹ *Cette activité physique est déconseillée si :* vous n'aimez pas les sports en extérieur, souffrez de problèmes articulaires ou respiratoires, présentez un surpoids notable.

DANSE CLASSIQUE

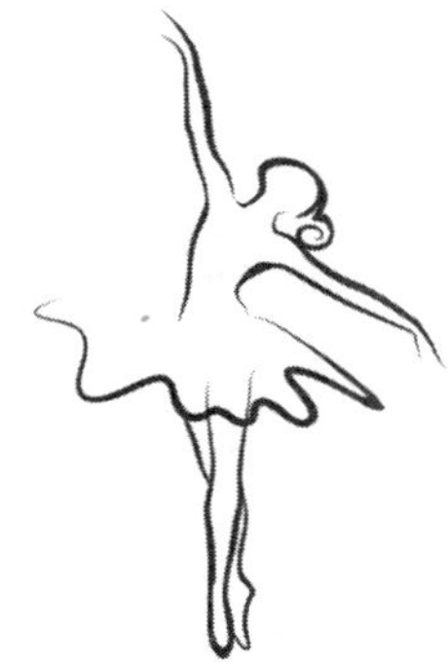

CHAMPIONNE POUR SCULPTER SA SILHOUETTE

C'EST QUOI ?

Souvent assimilée à une activité pour petite fille en tutu rose, la danse classique est pourtant un sport complet nécessitant assiduité et rigueur. Au son du piano, les cours incluent exercices à la barre, apprentissage des pas de base, échauffements au sol et enfin travail au centre pour les plus aguerris. Sollicitant à la fois les muscles jambiers, les abdominaux, les fessiers, les abducteurs, les dorsaux, les bras et même le périnée, la danse classique a un fort pouvoir sculptant. Équilibre et coordination sont également de mise pour obtenir une posture de danseuse étoile. Peu importe son âge et son objectif, la danse classique est adaptée à tout public et apporte souplesse, élégance et silhouette galbée.

LES AVANTAGES

✓ De nombreux cours pour adultes sont proposés
✓ Des progrès mesurables à chaque séance
✓ Un sport doux avec les articulations
✓ L'ensemble des muscles est sollicité, le corps est allongé et sculpté en profondeur

LES INCONVÉNIENTS

✗ Au moins 1 heure par semaine est nécessaire pour progresser
✗ L'apprentissage des techniques de base et la connaissance des pas sont nécessaires pour évoluer en danse classique
✗ Une tenue près du corps est obligatoire pour une pratique optimale, pas de place pour les complexes
✗ La grâce et la légèreté dans les mouvements ne s'obtiennent pas dès les premières séances

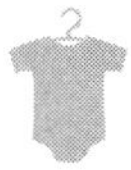

Adaptée aux enfants :
▶ **Oui**

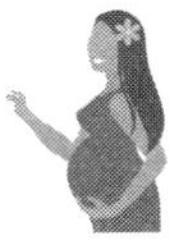

Adaptée aux femmes enceintes :
▶ **Oui**

☺ *Cette activité physique est conseillée si :* vous souhaitez remodeler l'ensemble de votre corps, acquérir une attitude gracieuse et féminine. Vous présentez un caractère volontaire pour progresser dans une discipline exigeante.

☹ *Cette activité physique est déconseillée si :* vous souffrez de problèmes de dos tels qu'une hernie discale, n'êtes pas patient ou ne supportez pas de porter des vêtements près du corps.

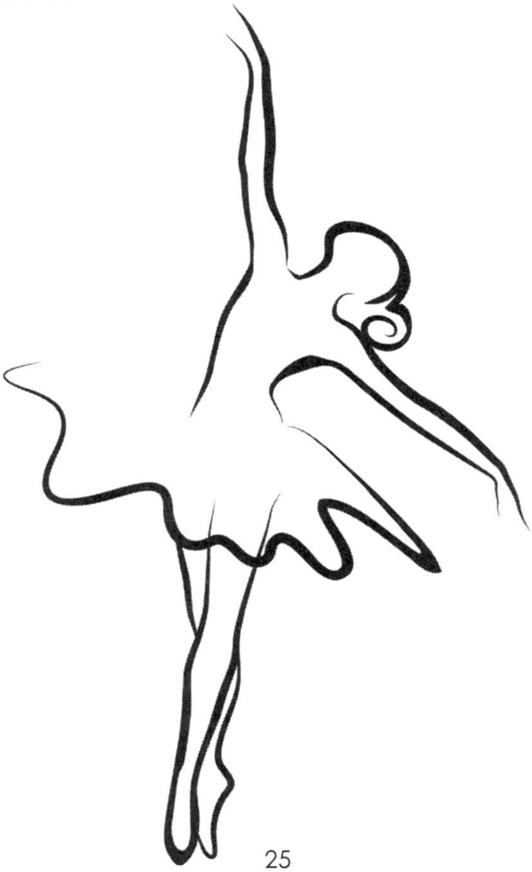

DANSE MODERNE

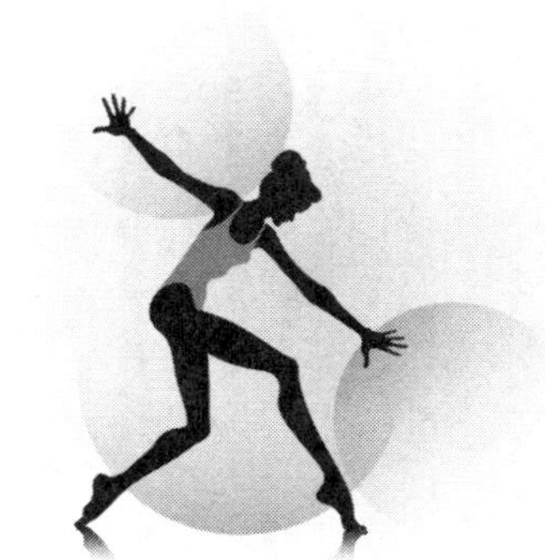

POUR TRAVAILLER RYTHME ET MUSCULATURE

C'EST QUOI ?

La danse moderne se distingue de son cousin le ballet par une plus grande liberté de mouvements où les émotions sont exprimées ouvertement. Exit le cadre rigide du classique et le son du piano, tout le corps est sollicité pour donner vie à des chorégraphies rythmées. Les techniques et pas de base de la danse classique sont néanmoins enseignés pour être ensuite détournés et donner vie à ce style de danse bien particulier. Moins aérienne, la danse moderne est plus ancrée dans le sol et permet de développer sa musculature harmonieusement.

LES AVANTAGES

✓ Le choix dans la tenue vestimentaire contrairement à la danse classique
✓ Des chorégraphies travaillées sur des styles musicaux variés
✓ Des progrès mesurables à chaque séance
✓ L'ensemble des muscles est sollicité, le corps est allongé et sculpté en profondeur

LES INCONVÉNIENTS

✗ L'assiduité est de rigueur pour observer des progrès
✗ Le style et la coordination ne sont pas des aptitudes innées chez tout le monde
✗ Principalement fréquentés par les femmes, les cours sont pourtant tout à fait adaptés aux hommes

Adaptée aux enfants :
▶ **Oui**

Adaptée aux femmes enceintes :
▶ **Oui**

☺ *Cette activité physique est conseillée si :* vous souhaitez pratiquer une activité dynamique, acquérir plus de souplesse et de style tout en modelant votre silhouette.

☹ *Cette activité physique est déconseillée si :* vous ne souhaitez pas développer votre musculature au niveau des cuisses, vous souffrez de problèmes de dos.

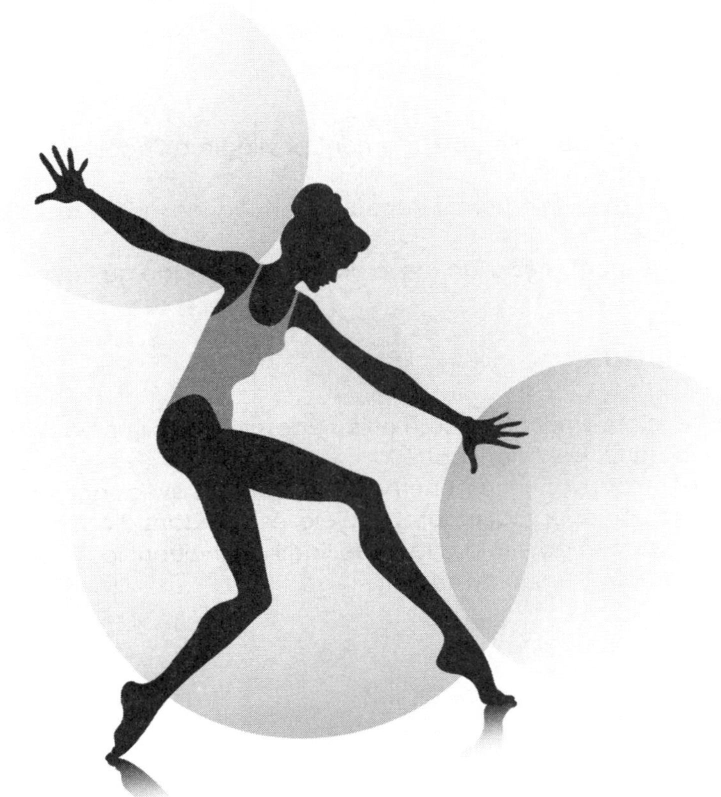

ÉQUITATION

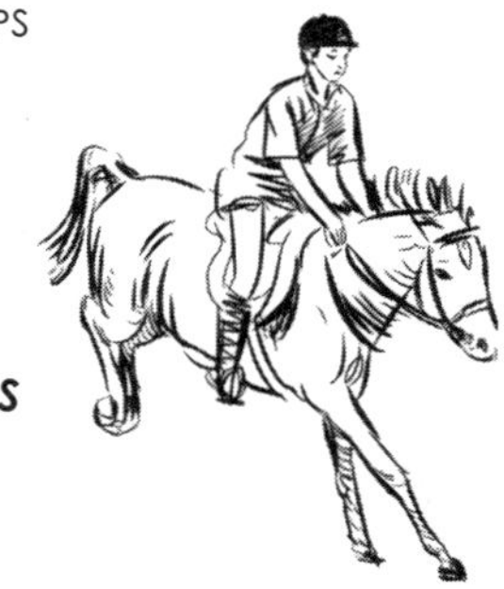

S'APAISER TOUT EN MUSCLANT LES JAMBES

C'EST QUOI ?

Les profanes clament que l'équitation n'est pas un sport puisque seul le cheval est en mouvement. Il n'y a qu'à regarder la silhouette des cavaliers professionnels pour comprendre à quel point cette idée reçue est fausse. Cette discipline sculpte indéniablement la musculature et nécessite un équilibre infaillible. Bras, abdominaux, cuisses, abducteurs, dos sont les principales zones sollicitées. La concentration, la rigueur et l'anticipation sont également les atouts d'un bon cavalier. Certes, les risques d'accidents et de chutes sont plus élevés que pour d'autres activités sportives, néanmoins l'équitation est un moyen idéal pour déconnecter du stress quotidien et profiter des bénéfices apaisants du contact avec l'animal. De plus, les pratiques sont extrêmement variées : dressage, saut d'obstacle, voltige, horseball, etc. Calme ou sensation forte, il y a des clubs et des cours adaptés à tous les goûts.

LES AVANTAGES

✓ Pour les habitants des villes, un moment privilégié à l'écart du stress urbain, un réel « retour aux sources »
✓ Une musculature qui se raffermit de séance en séance, notamment au niveau des bras et des cuisses
✓ Un large panel d'activités allant de la calme promenade au très périlleux polo

LES INCONVÉNIENTS

✗ Une activité relativement onéreuse et la nécessité d'avoir un équipement complet dès l'initiation (casque, pantalon, bottes)
✗ L'appréhension pouvant être générée par le contact avec l'animal
✗ Les risques de chutes et d'accidents plus élevés que dans d'autres pratiques sportives
✗ Le temps nécessaire pour la pratique de l'activité incluant la préparation du cheval et les soins prodigués à l'issue du cours

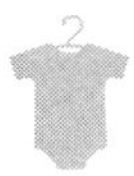

Adaptée aux enfants :
▶ **Oui**

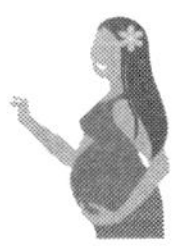

Adaptée aux femmes enceintes :
▶ **Non**

☺ *Cette activité physique est conseillée si :* vous aimez le contact avec les animaux, le grand air et n'avez pas peur de vous salir. Vous souhaitez évacuer votre stress et relever des challenges. L'adrénaline sera également au rendez-vous pour des activités telles que le saut d'obstacles, la course, le horseball ou le polo.

☹ *Cette activité physique est déconseillée si :* vous avez peur des animaux, présentez des allergies aux poils et à la poussière ou avez des problèmes de dos.

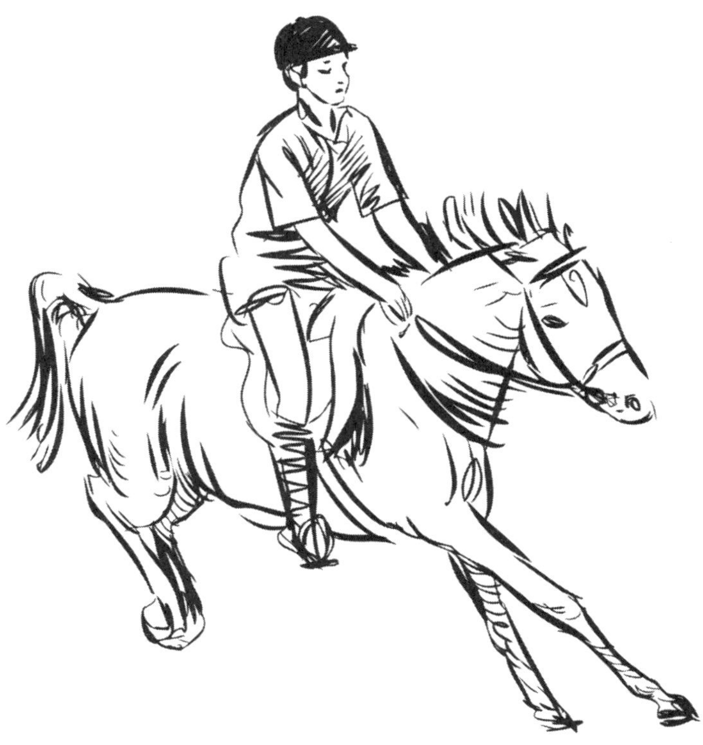

FOOT

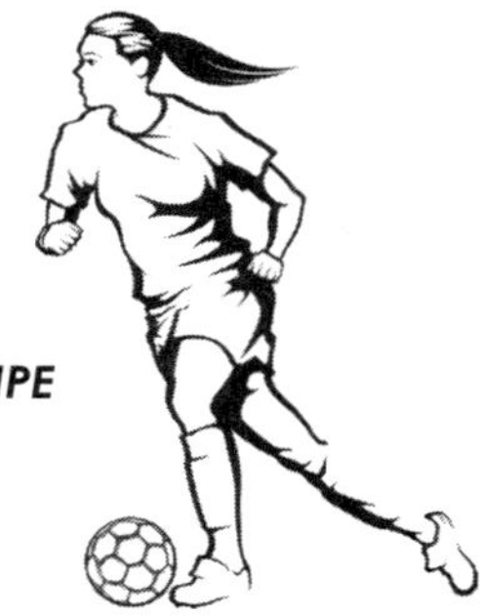

LE MEILLEUR CHOIX POUR PRATIQUER UN SPORT D'ÉQUIPE ET TRAVAILLER SON CARDIO

C'EST QUOI ?

Sport d'équipe par excellence, le foot est une activité hautement endurante sollicitant principalement les muscles jambiers et le souffle. Opposant deux équipes de onze joueurs, ces derniers sont amenés à courir l'équivalent de plusieurs kilomètres pendant un match de deux fois 45 minutes ! Le cœur et le souffle sont sollicités de manière intense et prolongée ce qui va être bénéfique pour la capacité aérobie. Les os sont également renforcés grâce à un effort continu permettant de les rendre plus résistants. Cette activité est reconnue pour développer la coordination de l'ensemble du corps et agir sur la réactivité des joueurs. Homme ou femme, adulte ou enfant, le football permet de s'affirmer, de se forger un esprit compétitif et de s'épanouir au sein d'un collectif.

LES AVANTAGES

✓ Sport très répandu et peu onéreux, accessible aux enfants comme aux adultes
✓ Développement de l'esprit d'équipe avec de belles rencontres à la clé
✓ L'aspect ludique permet d'oublier l'activité physique soutenue sur une durée importante

LES INCONVÉNIENTS

✗ Les clubs féminins existent en moins grand nombre
✗ Nécessité d'avoir une bonne endurance pour jouer un match dans son intégralité
✗ Certains risques de blessures, notamment dus aux tacles

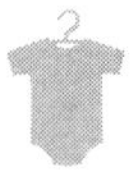

Adapté aux enfants :
▶ **Oui**

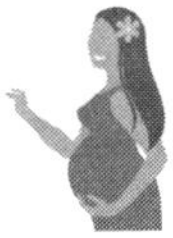

Adapté aux femmes enceintes :
▶ **Non**

☺ *Cette activité physique est conseillée si :* vous aimez vous dépenser en groupe, avez un esprit compétitif et disposez d'une certaine agilité.

☹ *Cette activité physique est déconseillée si :* vous n'aimez pas l'endurance, redoutez les contacts physiques ou souffrez de douleurs articulaires.

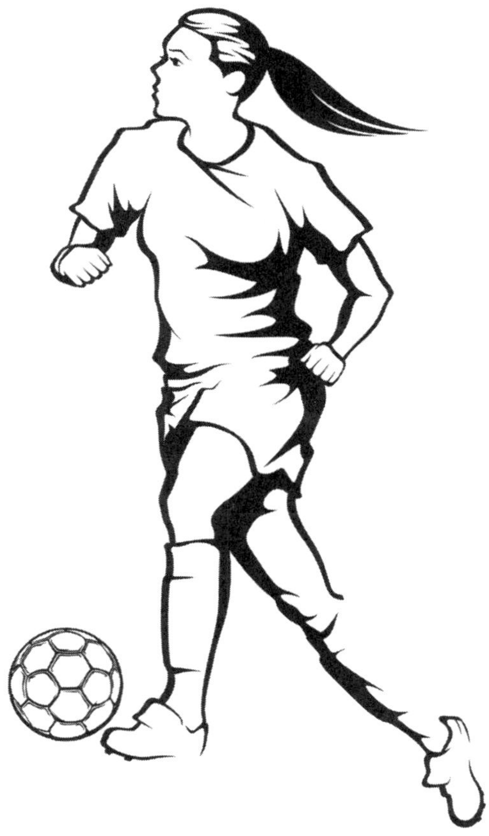

GYM SUÉDOISE

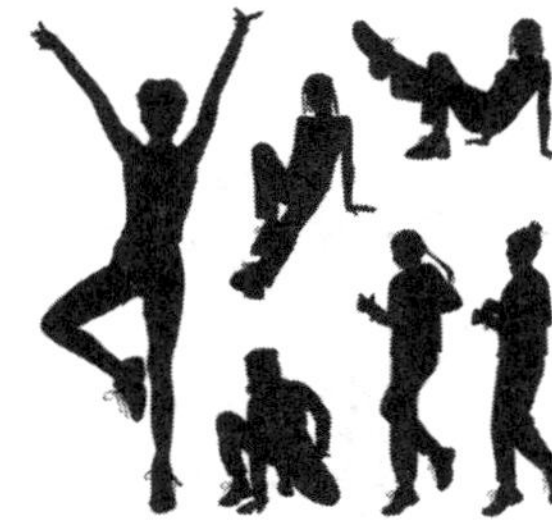

DES COURS DE FITNESS À LA PORTÉE DE TOUS

C'EST QUOI ?

Importée en France par un couple de Suédois dans les années 1990, l'engouement pour cette gym n'a pas démenti depuis. Présente dans plus de 40 villes en France et avec plus de 700 cours par semaine, cette activité fédère hommes et femmes de tout âge et de toute condition physique. Très rythmé, un cours se décompose en plusieurs séquences enchaînant échauffement, exercices cardio, renforcement musculaire, récupération active et étirements. Dans la bonne humeur et sur une musique entraînante, les participants entourent l'animateur en reproduisant des exercices simples, toujours en mouvement, pendant 1 heure. Afin de séduire un large public, les cours proposés sont adaptés par niveau, de « modéré » à « intensif », avec un même objectif : se sculpter un corps tonique et acquérir une solide endurance.

LES AVANTAGES

✓ Un cours fédérateur grâce à l'ambiance donnée par le collectif et la musique
✓ Le côté décontracté de cette association qui attire un public de tout âge
✓ Un sport peu onéreux avec des systèmes de forfait à la séance, trimestriel ou annuel

LES INCONVÉNIENTS

✗ La durée du cours ne peut être réduite, chaque séquence ayant son importance
✗ Un minimum de coordination est nécessaire pour profiter pleinement des cours
✗ À la fois avantage et inconvénient, la gym suédoise sollicite toutes les parties du corps, faites attention à ne pas forcer sur les articulations, tendons ou autres parties endolories

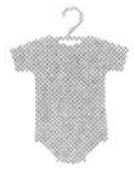

Adaptée aux enfants :
▶ **Non**

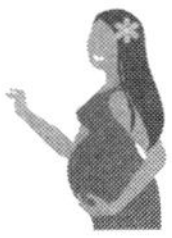

Adaptée aux femmes enceintes :
▶ **Non**

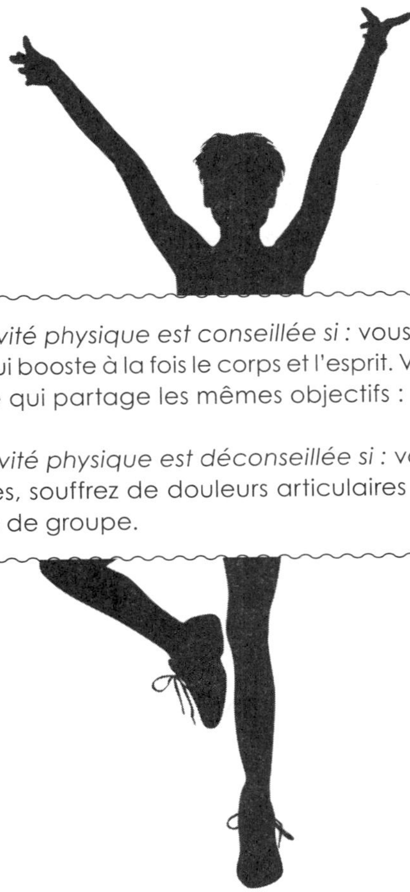

☺ *Cette activité physique est conseillée si :* vous cherchez une activité ludique, qui booste à la fois le corps et l'esprit. Vous souhaitez rejoindre un groupe qui partage les mêmes objectifs : transpiration et bonne humeur.

☹ *Cette activité physique est déconseillée si :* vous avez des faiblesses cardiaques, souffrez de douleurs articulaires et n'appréciez pas les disciplines de groupe.

JUDO & AUTRES SPORTS DE COMBAT

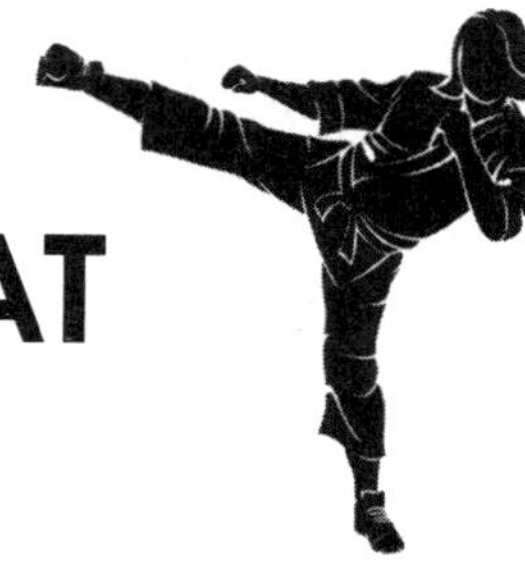

UN MENTAL DE GUERRIER

C'EST QUOI ?

Pour tous ceux qui veulent apprendre à se défendre, coordonner leurs mouvements et maîtriser leur corps en toute situation, les sports de combat sont le meilleur remède pour accroître sa confiance en soi. Judo, karaté, lutte, taekwondo, boxe anglaise, aussi variées que différentes, ces activités ont pour point commun d'opposer deux combattants encadrés par un professeur expérimenté. Pratiqués en tant que loisir, ces sports sont sans danger, il n'est pas question de se blesser ni de blesser son adversaire, les coups ne sont pas portés. Chaque discipline requiert néanmoins adresse, souplesse, résistance cardio-vasculaire et concentration. De plus en plus de femmes sont attirées par ces activités qui sculptent à la fois le corps et le mental, le stress est évacué et l'ego reboosté.

LES AVANTAGES

✓ Des activités sollicitant l'ensemble du corps pour une musculature harmonieuse
✓ Canalisation de son énergie et maîtrise de soi sont les maîtres mots de ces disciplines
✓ Sports pouvant être pratiqués à tout âge dans de nombreux clubs spécialisés

LES INCONVÉNIENTS

✗ Malgré les précautions, des blessures peuvent être provoquées ponctuellement (coup porté accidentellement, mauvaise chute etc.)
✗ Une bonne condition physique est requise pour la pratique de ces sports spécialement exigeants
✗ Chaque discipline a ses particularités, il faut donc en essayer un certain nombre avant de trouver le sport de combat le plus adapté à ses attentes

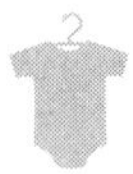

Adaptés aux enfants :
▶ **Oui**

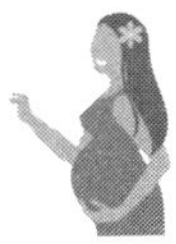

Adaptés aux femmes enceintes :
▶ **Non**

☺ *Cette activité physique est conseillée si :* vous êtes timide, vous souhaitez apprendre à maîtriser votre corps, gagner en puissance et vous défouler de manière ludique.

☹ *Cette activité physique est déconseillée si :* vous souffrez de problèmes de dos ou d'articulations, craignez les chocs et les contacts physiques.

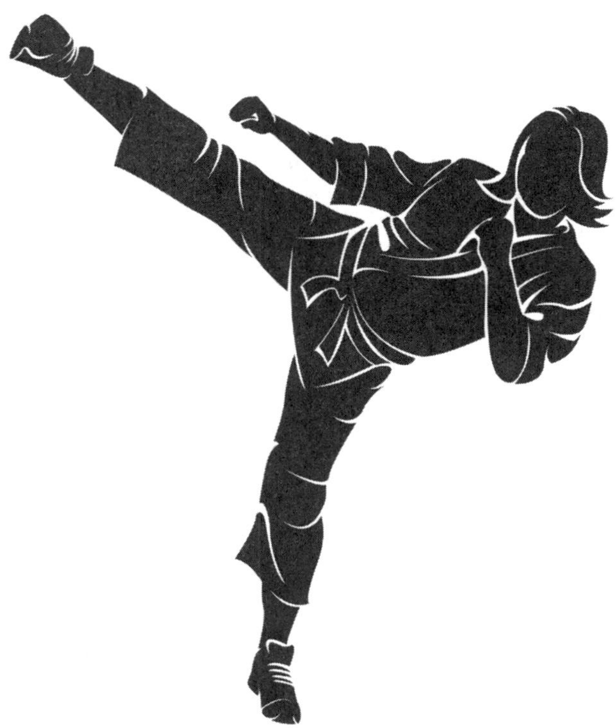

MARCHE

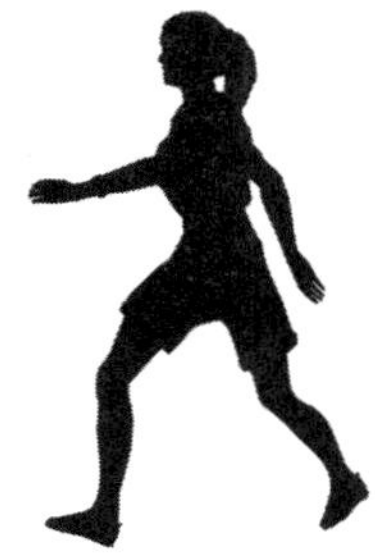

ADAPTÉE À TOUS LES ÂGES

C'EST QUOI ?

Peu importe son âge, peu importe sa condition physique, la marche est à la portée de tous. Pratiquée de manière inconsciente dans la vie de tous les jours, elle peut néanmoins s'inscrire dans une recherche de « mieux-vivre » et de santé physique. Pourquoi favoriser la voiture, le bus ou le métro pour des petites distances alors que nos deux jambes peuvent être un moyen de transport alternatif et moins onéreux ? N'est-il pas possible de sacrifier 1 heure de programme TV le dimanche après-midi pour s'aérer et aller se promener en ville ou en campagne ? Pratiquée à raison de 30 minutes par jour, la marche aide à redessiner la silhouette, favorise le transit intestinal et évacue les tensions du quotidien. Elle sollicite notamment les muscles jambiers, les fessiers et fait travailler le souffle. Pour un résultat optimal, commencez à votre rythme et accélérez la cadence au fur et à mesure des séances pour progresser en douceur et puiser dans vos réserves. Une fois aguerri, vous pourrez évoluer vers la marche nordique ou même la course à pied.

LES AVANTAGES

✓ C'est LE sport le plus facile à pratiquer à tous moments et en tous lieux
✓ Aucun équipement spécifique exigé si ce n'est une paire de chaussures confortables
✓ Aucun encadrement professionnel n'est nécessaire

LES INCONVÉNIENTS

✗ Les résultats sur la silhouette se voient moins rapidement que pour une activité physique plus soutenue
✗ L'assiduité quotidienne est primordiale pour un réel bienfait sur le corps et l'esprit

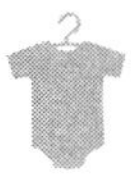

Adaptée aux enfants :
▶ **Oui**

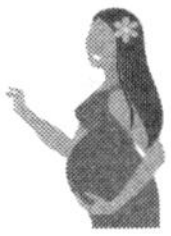

Adaptée aux femmes enceintes :
▶ **Oui**

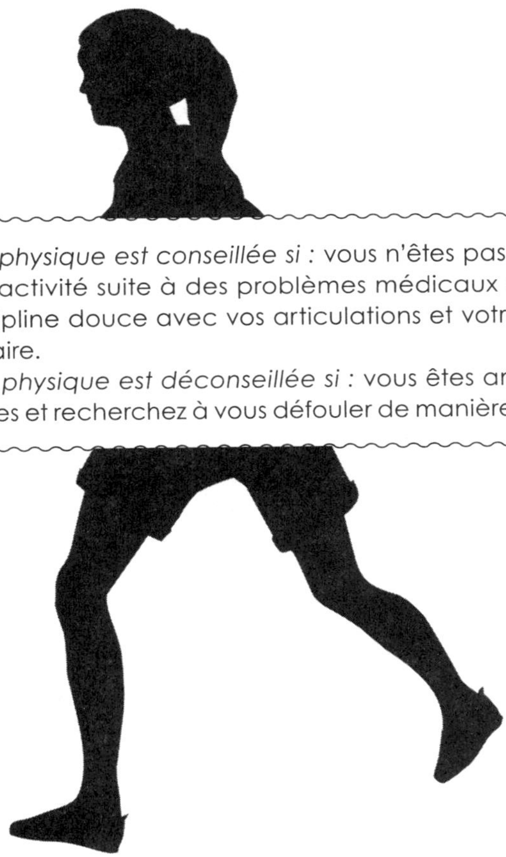

☺ *Cette activité physique est conseillée si :* vous n'êtes pas sportif ou reprenez une activité suite à des problèmes médicaux et recherchez une discipline douce avec vos articulations et votre système cardio-vasculaire.

☹ *Cette activité physique est déconseillée si :* vous êtes amateur de sensations fortes et recherchez à vous défouler de manière intensive.

MARCHE RAPIDE/ MARCHE NORDIQUE

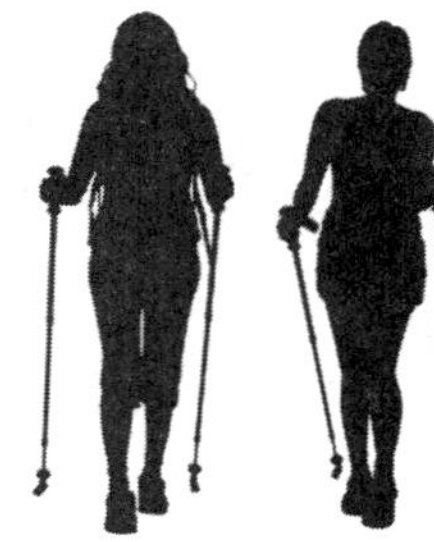

POUR SE PRÉPARER À LA RANDONNÉE

C'EST QUOI ?

À l'origine, ce sport était pratiqué en été par les skieurs de fond lorsque les beaux jours ne leur permettaient plus de s'entraîner. Le mouvement était simple : il suffisait de simuler la glisse tout en poussant sur ses bâtons, la marche nordique était alors née. Cette dernière a pris son essor dans les années 1990 et est aujourd'hui pratiquée par près de dix millions de personnes dans 40 pays. Alors pourquoi un tel succès ? Grâce à des mouvements doux et fluides, la marche nordique est accessible à tous. Seul impératif : faire l'acquisition de bâtons spécialement prévus à cet effet, en fibres de verre et de carbone afin d'absorber les vibrations et d'éviter des douleurs aux membres supérieurs. En effet, les bâtons jouent un rôle essentiel de « propulseur » permettant de gagner en vitesse et en légèreté, soulageant ainsi les tensions sur les articulations. Sport complet, la marche nordique sollicite l'ensemble des chaînes musculaires et permet de développer ses capacités respiratoires. Des études scientifiques ont également démontré ses bienfaits sur les personnes atteintes d'arthrose et d'ostéoporose.

En version « sans matériel », la marche rapide est également géniale : zéro bâton, mais on est obligé de gainer tout le corps pour avancer vite, très vite. La marche rapide est donc un véritable sport (perte en calories équivalente au running modéré), quasi aussi complet que la marche nordique.

Et le fractionné ?

Une marche rapide fractionnée alterne des phases de marche intensive avec des phases de récupération active. Cette technique permet notamment de solliciter le cardio plus rapidement pour un travail du corps et du souffle optimal. Des chercheurs australiens affirment que l'exercice fractionné permettrait de brûler trois fois plus vite les graisses amassées au niveau des cuisses et des fesses. Alors à vos chronos !

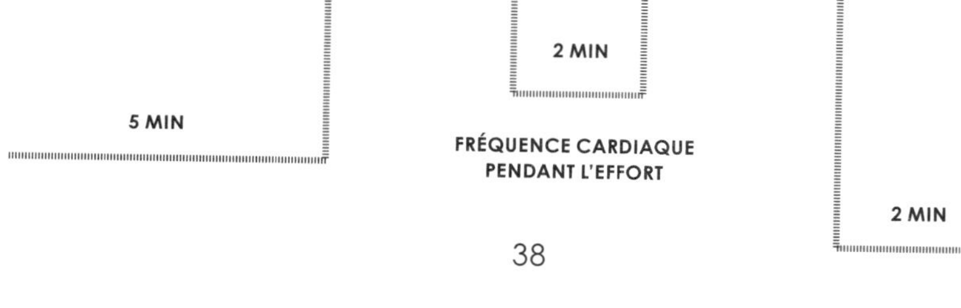

LES AVANTAGES

- ✓ Une technique facile à assimiler et praticable par tous
- ✓ Un matériel simple composé de bâtons et d'une paire de chaussures adaptée. Attention : on ne marche pas « nordique » ou « rapide » avec des chaussures de running, mais avec des chaussures de marche… rapide ! Les points d'appui ne sont pas les mêmes, vous risquez de vous faire vraiment mal et, en plus, cela sera inconfortable
- ✓ Un sport d'extérieur permettant de s'aérer et de découvrir de nouvelles étendues
- ✓ Des bienfaits vite ressentis sur la tonicité du corps, le stress et le souffle

LES INCONVÉNIENTS

- ✗ Une démarche atypique attirant l'attention sur le marcheur
- ✗ Gare aux chevilles tordues en cas de moment d'inattention (investissez obligatoirement dans des chaussures adaptées)
- ✗ Sport ne pouvant se pratiquer en intérieur en cas de mauvais temps

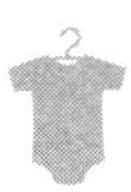

Adaptée aux enfants :
▶ **Oui**

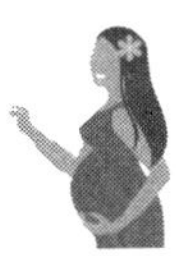

Adaptée aux femmes enceintes :
▶ **Oui**

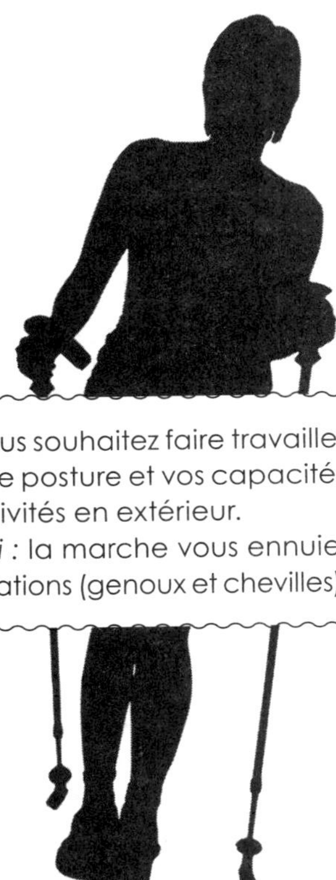

☺ *Cette activité physique est conseillée si :* vous souhaitez faire travailler tout votre corps en douceur, améliorer votre posture et vos capacités respiratoires et si vous êtes adepte des activités en extérieur.
☹ *Cette activité physique est déconseillée si :* la marche vous ennuie, vous avez des faiblesses répétées aux articulations (genoux et chevilles).

MONTER LES MARCHES

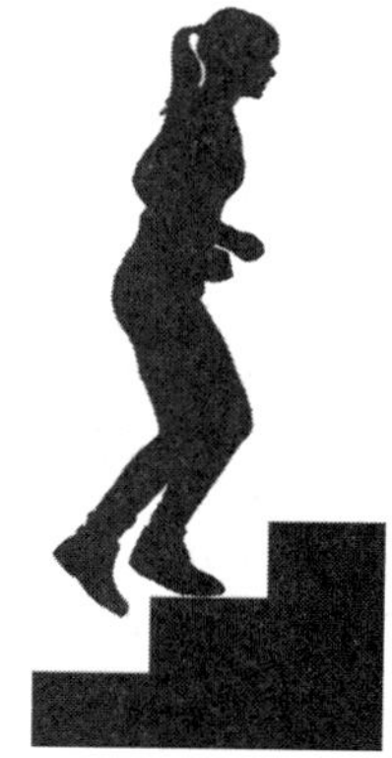

BOUGER MÊME AU BUREAU !

C'EST QUOI ?

Monter les marches ? Eh oui ! Un pied devant l'autre, on lève les genoux en alternant, jusque-là tout le monde voit de quoi il s'agit. Et pourtant, cet effort n'est pas un acte anodin. Combien d'entre nous s'essoufflent en grimpant un demi-étage ? Cette activité si insignifiante est pourtant au cœur d'un engouement sans précédent : l'Empire State Building à New York, la Tour First à Paris, la Tour Taipei 101 à Taiwan, etc. Des courses s'organisent aux quatre coins du monde et les participants s'accordent à dire que ce challenge est nettement plus difficile qu'un marathon. La raison ? L'élévation du corps et de son poids nécessite plus d'énergie qu'un effort sur une surface plane. Le système cardio-vasculaire est donc nettement plus sollicité, sans mentionner les muscles jambiers, quadriceps et mollets en premier. Fortement complémentaire à tout travail d'endurance, la montée de marches vous procurera des jambes d'acier et un cœur à toute épreuve. Attention néanmoins aux risques de chute et aux articulations fragiles.

LES AVANTAGES

- ✓ Activité praticable très facilement tout au long de la journée (escaliers du bureau ou de son domicile entre autres)
- ✓ Un équipement peu sophistiqué : un short et une paire de baskets de qualité seront amplement suffisants (attention aux pantalons longs ou larges qui peuvent engendrer des chutes)
- ✓ Des progrès visibles très rapidement et la sensation de ne plus être essoufflé à chaque fois que l'on est confronté à un escalier

LES INCONVÉNIENTS

- ✗ Activité assez peu attirante, aucune infrastructure professionnelle pour sa pratique
- ✗ Sauf dans les villes dotées de dénivelés (Paris et les fameuses marches du Sacré-Cœur par exemple), l'entraînement est limité aux escaliers intérieurs, peu adaptés à la pratique d'une activité physique

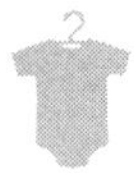

Adapté aux enfants :
▶ **Oui**

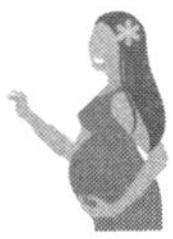

Adapté aux femmes enceintes :
▶ **Non**

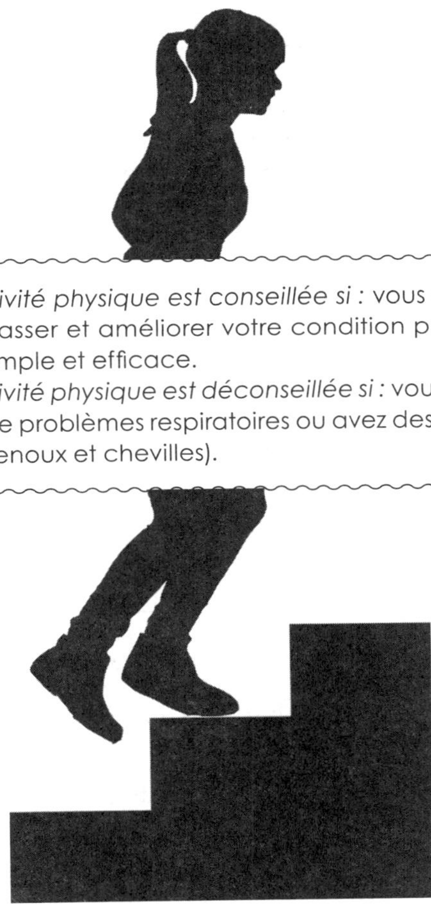

☺ *Cette activité physique est conseillée si :* vous souhaitez vous tester, vous dépasser et améliorer votre condition physique grâce à une activité simple et efficace.

☹ *Cette activité physique est déconseillée si :* vous êtes claustrophobe, souffrez de problèmes respiratoires ou avez des faiblesses aux articulations (genoux et chevilles).

NAGE AVEC PALMES

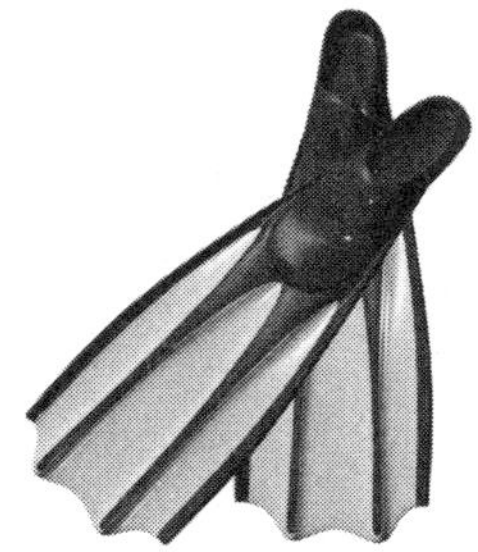

LE MEILLEUR PLAN POUR AVOIR DES JAMBES FUSELÉES

C'EST QUOI ?

Bipalmes ou monopalme, en apnée ou en surface, en piscine ou en milieu naturel, la nage avec palmes présente différentes facettes. Si ce type de nage permet d'augmenter sa vitesse, il permet également de cibler très précisément les parties du corps que l'on souhaite muscler. Bas du dos, fesses, cuisses et mollets sont directement sollicités pour une silhouette rapidement remodelée. En effet, l'eau permet d'alléger et de faciliter les mouvements tout en ayant un effet dévastateur sur la cellulite et les amas graisseux. Les nageuses novices seront rapidement transformées en sirènes grâce à cette activité douce avec les articulations mais sans pitié avec les rondeurs récalcitrantes.

LES AVANTAGES

✓ Facile et accessible à tous
✓ Active la circulation sanguine et atténue la cellulite
✓ Améliore le tonus musculaire et respiratoire
✓ Ne présente aucun danger pour les articulations
✓ Minimise les courbatures

LES INCONVÉNIENTS

✗ Il faut une piscine près de chez soi
✗ Certaines piscines n'autorisent pas le port des palmes
✗ Oser se mettre en maillot de bain… même en hiver
✗ Être assidue, les résultats ne sont visibles que si l'activité est régulière (deux séances par semaine sont préconisées)

Adaptée aux enfants :
▶ **Oui**

Adaptée aux femmes enceintes :
▶ **Oui**

☺ *Cette activité physique est conseillée si :* vous débutez le sport, avez des faiblesses aux articulations, souhaitez remodeler le bas de votre corps (dos, fesses, cuisses et mollets).

☹ *Cette activité physique est déconseillée si :* vous avez une phobie de l'eau, ne savez pas nager ou présentez une allergie au chlore.

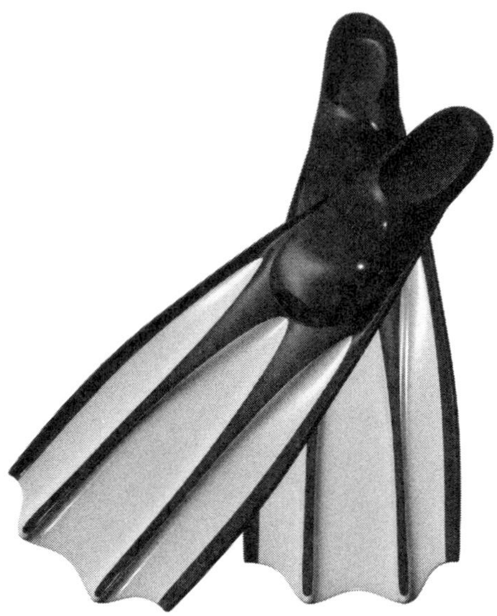

NATATION

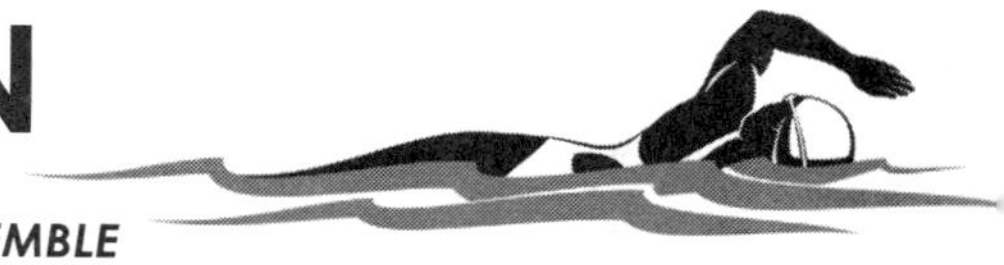

PARFAITE POUR TRAVAILLER L'ENSEMBLE DES GROUPES MUSCULAIRES

C'EST QUOI ?

Dominée par quatre styles majeurs (le papillon, le dos crawlé, la brasse et le crawl), la natation compte pourtant plus d'une vingtaine de nages différentes. L'engouement lié à ce sport s'est réaffirmé grâce à nos champions nationaux et la discipline compte aujourd'hui de nombreux adeptes de tout âge. L'atout majeur de la natation ? Une efficacité hors pair pour remodeler sa silhouette avec un minimum d'impact sur les articulations. Effet d'apesanteur et résistance naturelle de l'eau sont les alliés d'un sport ultra-efficace pour se muscler et affiner son corps tout en douceur. Ainsi, selon le type de nage pratiquée au gré des séances, les effets seront ciblés sur différentes zones : biceps, pectoraux, abdominaux et mollets pour la brasse ; dos, épaules et cuisses pour le crawl et le dos crawlé. La natation, c'est aussi des bienfaits indéniables sur la cellulite, la respiration, les capacités cardio-vasculaires, les tensions et le stress. Vous l'aurez compris, à tout âge, la natation est le meilleur remède pour retrouver vigueur, musculature et bonne humeur.

LES AVANTAGES

✓ Sculpte l'ensemble du corps sans impact sur les articulations
✓ Permet d'évacuer tension et stress grâce à l'effet bénéfique de l'apesanteur
✓ Discipline peu onéreuse grâce aux abonnements abordables des piscines municipales
✓ Un équipement simple et peu onéreux : un maillot, un bonnet de bain et des lunettes

LES INCONVÉNIENTS

✗ Il faut une piscine près de chez soi
✗ Oser se mettre en maillot de bain… même en hiver
✗ Être assidue, les résultats ne sont visibles que si l'activité est régulière (deux séances par semaine sont préconisées)

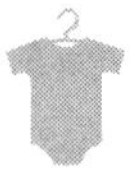
Adaptée aux enfants :
▶ **Oui**

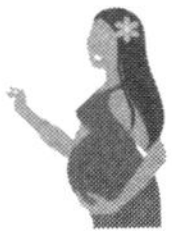
Adaptée aux femmes enceintes :
▶ **Oui**

☺ *Cette activité physique est conseillée si :* vous débutez le sport, avez des faiblesses aux articulations, souhaitez remodeler l'ensemble de votre corps en douceur et cibler particulièrement la cellulite.

☹ *Cette activité physique est déconseillée si :* vous avez une phobie de l'eau ou présentez une allergie au chlore.

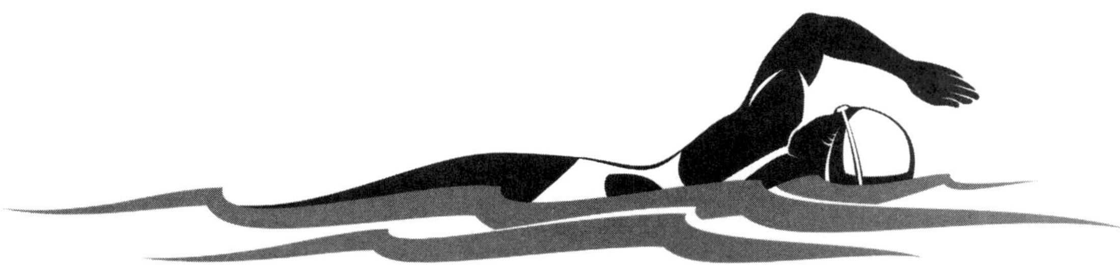

PILATES

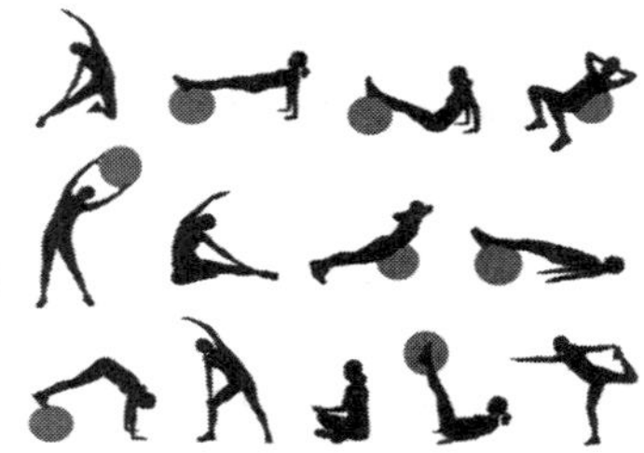

POUR TRAVAILLER LES MUSCLES PROFONDS

C'EST QUOI ?

Inspirée par des disciplines telles que le yoga, la gymnastique et la danse, la méthode Pilates vise à travailler tous les groupes musculaires en profondeur grâce à l'enchaînement d'exercices, avec ou sans accessoires, pendant près de 60 minutes. Plébiscité par de nombreuses célébrités américaines, le Pilates connaît actuellement un essor phénoménal et se pratique dans de nombreuses salles de fitness. Le travail sur la respiration est un élément clé de la méthode afin d'évacuer stress et tension pour ensuite travailler de manière optimale chaque zone du corps. Des exercices de musculation ciblés s'enchaînent pour travailler chaque groupe musculaire en profondeur, il existe des machines et accessoires pour atteindre les parties les plus difficiles. Comme le yoga, le Pilates permet de prendre conscience de son corps et nécessite une grande concentration pour des résultats spectaculaires.

LES AVANTAGES

✓ Un travail global sur l'ensemble du corps avec la possibilité de cibler des zones selon sa morphologie
✓ L'intensité des exercices s'ajuste en fonction de sa condition physique afin de ne pas forcer sur des zones fragilisées
✓ Une activité très encadrée permettant de limiter les faux mouvements et de se muscler en toute sécurité

LES INCONVÉNIENTS

✗ Activité relativement onéreuse en fonction des centres de fitness
✗ Discipline peu rythmée, ne permettant pas de se défouler comme dans un cours de danse
✗ Complexité de certains exercices ne pouvant être réalisés seul

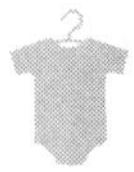

Adapté aux enfants :
▶ **Non**

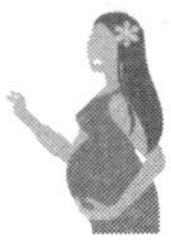

Adapté aux femmes enceintes :
▶ **Non**

☺ *Cette activité physique est conseillée si :* vous souhaitez vous muscler de manière ciblée et efficace, recherchez un encadrement pour la pratique d'un sport, souhaitez soulager des douleurs articulaires, lombalgiques et sciatiques.

☹ *Cette activité physique est déconseillée si :* vous recherchez un sport pour vous défouler et transpirer, vous aimez les sports collectifs ou d'extérieur.

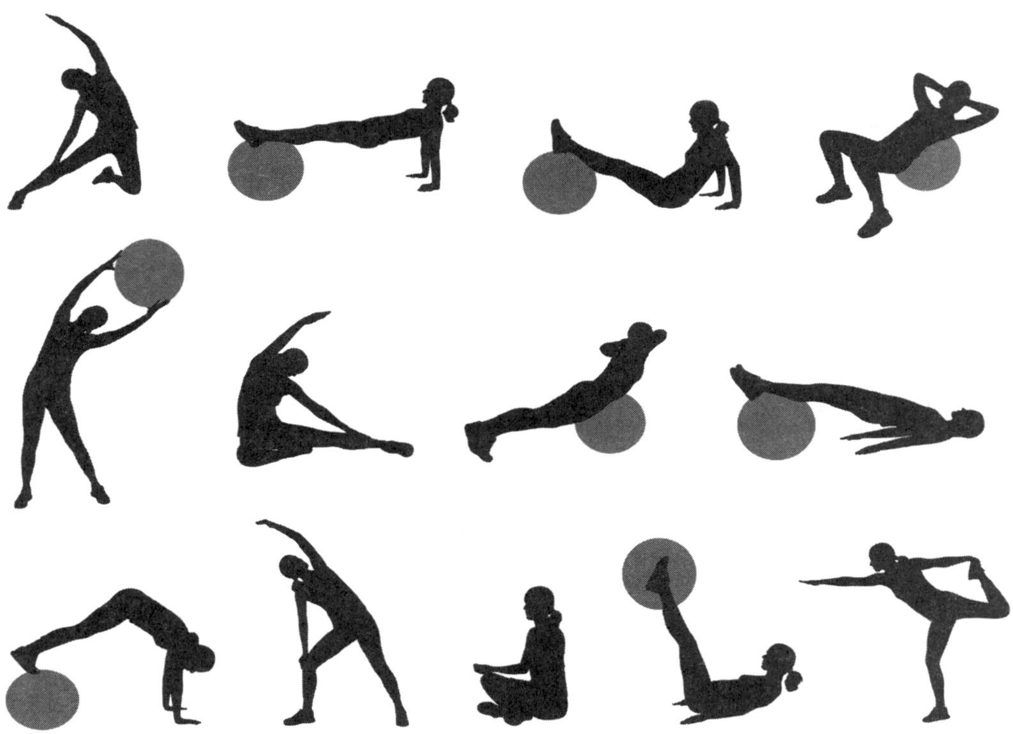

QI GONG

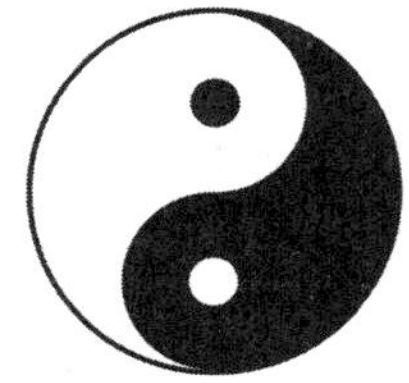

ÊTRE EN HARMONIE AVEC SON CORPS

C'EST QUOI ?

Littéralement traduit comme la « maîtrise de l'énergie vitale », le qi gong est une pratique séculaire chinoise aspirant au bien-être et à l'harmonie du corps et de l'esprit. Postures, mouvements, respiration et concentration de l'esprit sont les clés de cet art. Les méthodes sont multiples mais visent toutes à faire circuler et à renforcer l'énergie afin d'atteindre un état de paix intérieure. D'une durée de 45 minutes à 1 h 30, un cours s'articule en plusieurs parties : la phase préparatoire avec étirements et exercices de respiration, puis une phase de postures statiques suivie d'exercices en mouvement. Selon les professeurs, une phase de méditation peut clore le cours. Si cette discipline ne permet pas de se muscler visiblement ou de perdre du poids rapidement, elle a d'autres mérites indéniables : elle réduit l'hypertension et le stress, favorise la concentration et le sommeil, et soulage les maux de dos. Attention néanmoins au choix du Maître, il y a en effet de nombreuses personnes s'autoproclamant expertes en la matière. Attention également aux contre-indications, il est conseillé de ne pas pratiquer le qi gong lorsque vous êtes fatigué, fébrile ou en colère !

LES AVANTAGES

✓ Une discipline pouvant être pratiquée à tout âge, sans entraînement nécessaire au préalable
✓ Une activité douce avec l'ensemble du corps, sans choc ni à-coup
✓ Travail sur le mental et la relaxation, paramètres incontournables pour le bien-être global du corps

LES INCONVÉNIENTS

✗ Discipline peu répandue notamment en province
✗ Il existe de faux Maîtres qi gong dispensant l'art sans en maîtriser toutes les techniques
✗ Peu de dépenses caloriques, l'activité est plus portée sur le mental que sur le physique

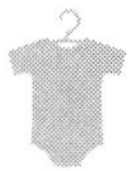

Adapté aux enfants :
▶ **Non**

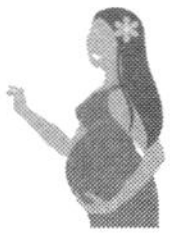

Adapté aux femmes enceintes :
▶ **Oui** *(à condition de ne pas forcer sur les respirations soutenues)*

☺ *Cette activité physique est conseillée si :* vous cherchez à vous détendre, à vous recentrer sans viser la métamorphose physique. Vous souffrez de douleurs dorsales et souhaitez gagner en souplesse.
☹ *Cette activité physique est déconseillée si :* vous cherchez à remodeler votre corps et à vous défouler.

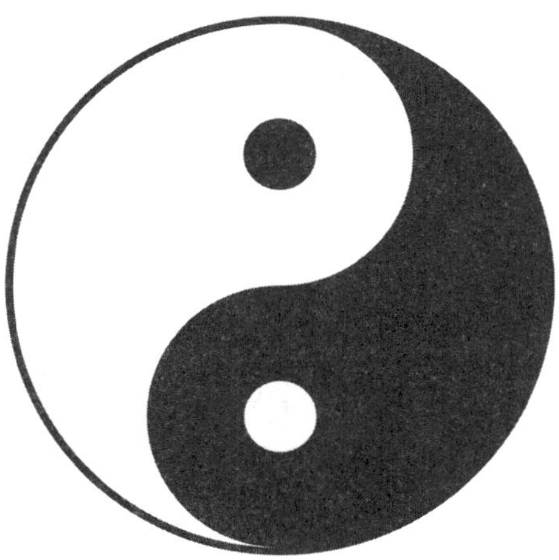

RUGBY

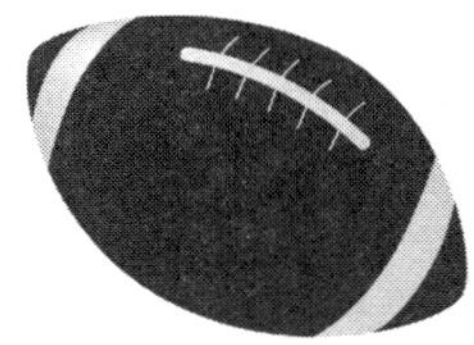

LE SPORT DE CONTACT PAR DÉFINITION

C'EST QUOI ?

Sans aucun doute l'une des disciplines les plus exigeantes physiquement, le rugby a tendance à être catalogué comme un sport violent. Pourtant, si les règles sont observées, le rugby se révèle être un sport complet, développant à la fois l'endurance, la force physique, l'adresse et la coordination motrice. Pratiqué en amateur, les chocs peuvent être évités grâce au « touch rugby », où les placages sont interdits. Contrairement au football, pieds ET mains sont sollicités pendant un match où l'objectif est de marquer un maximum d'essais (l'équivalent des buts au football). Par équipe de 15 personnes, les joueurs progressent en enchaînant des phases d'accélération et des efforts de force, lors des mêlées notamment. La fréquence cardiaque est fortement sollicitée, avec l'alternance d'efforts soutenus et de moments de relâche. Mais avant tout, le rugby est une discipline développant le mental, la confiance en soi et l'esprit d'équipe.

LES AVANTAGES

✓ Un sport complet permettant de développer visiblement carrure et musculature
✓ Un esprit collectif prononcé, le rugby est souvent qualifié d'« école de la vie »
✓ De nombreux clubs amateurs pour tout âge et tout niveau

LES INCONVÉNIENTS

✗ Les chocs sont malgré tout quasi inévitables
✗ Les clubs entraînant des équipes féminines sont moins répandus
✗ Les règles du jeu sont assez complexes et nécessitent beaucoup d'entraînement avant d'être complètement maîtrisées

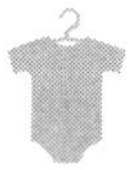

Adapté aux enfants :
▶ **Oui**

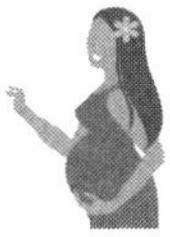

Adapté aux femmes enceintes :
▶ **Non**

☺ *Cette activité physique est conseillée si :* vous souhaitez vous affirmer, gagner en confiance, vous défouler et jouer en collectif.
☹ *Cette activité physique est déconseillée si :* vous appréhendez les contacts physiques, avez des faiblesses cardiaques ou présentez des fragilités au dos, aux genoux et/ou aux chevilles.

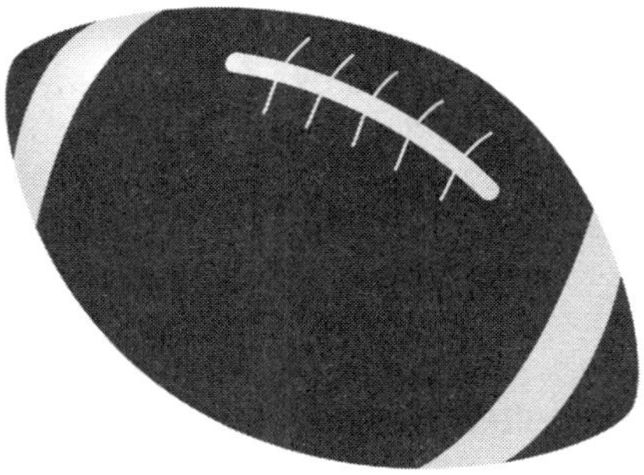

SAUT À LA CORDE

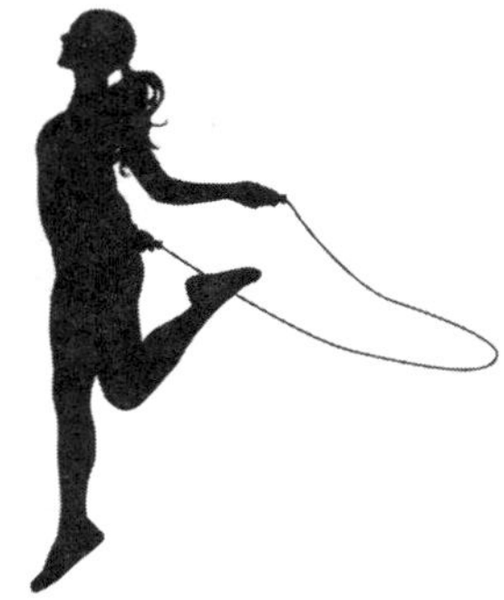

MAXI-CARDIO, MINI-MATÉRIEL

C'EST QUOI ?

Accessoire fétiche de notre enfance, la corde à sauter peut aussi devenir la meilleure amie de notre corps d'adulte. Simple à utiliser grâce à un mouvement répétitif d'avant en arrière, la pratique de la corde à sauter présente de nombreuses vertus. Excellent remède pour prévenir varices et problèmes veineux, la corde sollicite énormément les mollets ainsi que les muscles fessiers. Il existe différents types d'exercices permettant de travailler sa tonicité (idéal pour se préparer à la boxe), sa détente verticale (pour des sports comme le volley-ball ou le basket) et ses capacités d'endurance. Couplée à un régime adapté, une pratique assidue permet également de perdre du poids rapidement grâce à une dépense calorique élevée. L'équipement est primordial pour des résultats bénéfiques : une corde de bonne longueur en nylon pour débuter, une brassière (pour les femmes) assurant un maintien parfait de la poitrine ainsi que des chaussures de sport assurant la stabilité du pied. Une fois aguerri, des chevillères lestées pourront être ajoutées pour un travail musculaire encore plus en profondeur.

LES AVANTAGES

✓ Des séances courtes (15 minutes) et régulières assurent des résultats visibles très rapidement
✓ Une activité pouvant être pratiquée facilement, même chez soi
✓ Des cours de corde à sauter sont de plus en plus souvent proposés dans les clubs de fitness

LES INCONVÉNIENTS

✗ La corde à sauter agit principalement sur les muscles inférieurs du corps (abdominaux, fessiers, muscles jambiers), il convient de coupler sa pratique avec des exercices du haut du corps pour équilibrer l'entraînement
✗ Le mouvement répété du saut peut avoir des répercussions sur le dos et les articulations
✗ Sport assez monotone dans l'ensemble

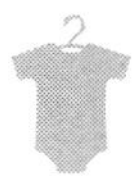

Adapté aux enfants :
▶ **Oui**

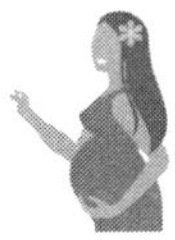

Adapté aux femmes enceintes :
▶ **Non**

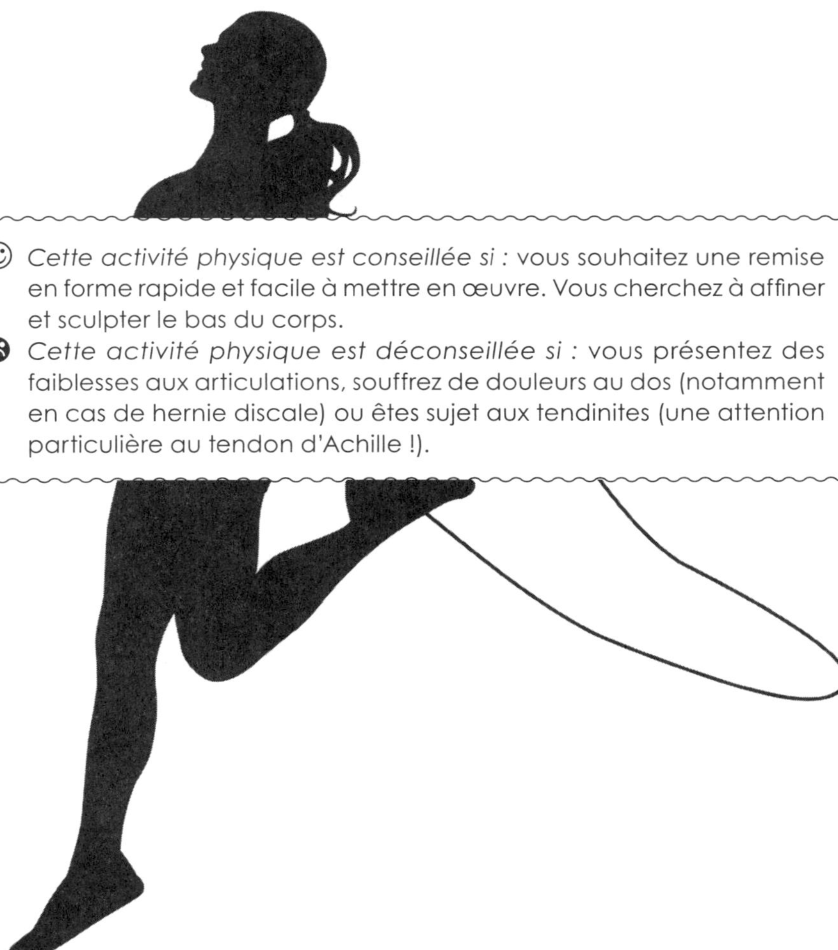

☺ *Cette activité physique est conseillée si :* vous souhaitez une remise en forme rapide et facile à mettre en œuvre. Vous cherchez à affiner et sculpter le bas du corps.

☹ *Cette activité physique est déconseillée si :* vous présentez des faiblesses aux articulations, souffrez de douleurs au dos (notamment en cas de hernie discale) ou êtes sujet aux tendinites (une attention particulière au tendon d'Achille !).

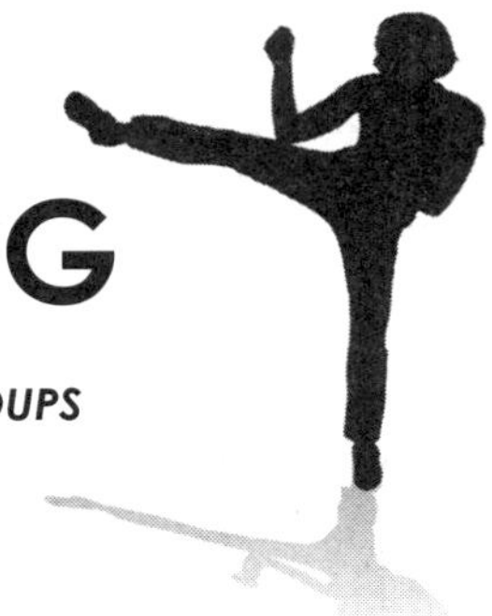

SHADOW BOXING

COMBATTRE EN MUSIQUE ET SANS PRENDRE DE COUPS

C'EST QUOI ?

Littéralement « boxe de l'ombre », le shadow boxing est une technique extrêmement répandue auprès des boxeurs professionnels consistant à porter des coups dans le vide, sur un adversaire imaginaire. Reprise par les clubs de fitness, cette pratique a été adaptée en cours de 45 minutes à 1 heure, sur des musiques rythmées et avec des chorégraphies étudiées pour faire travailler l'ensemble du corps. Généralement pratiqué face à un miroir, droite, gauche, uppercut, crochets et coups de pied s'enchaînent pour solliciter intensément la fréquence cardiaque. Cette discipline permet de mieux appréhender son corps dans l'espace, d'en contrôler les mouvements et les déplacements. Elle permet également d'améliorer sa coordination et sa concentration. Enfin, s'il ne s'agit pas d'un cours de combat à proprement parler, le shadow boxing apporte tout de même des bases de défense et d'agilité.

LES AVANTAGES

✓ Une activité sollicitant la fréquence cardiaque pour tous ceux qui souhaitent se défouler et avoir une dépense calorique importante
✓ L'ensemble des groupes musculaires est sollicité apportant un renforcement global
✓ Une fois la coordination intégrée, les mouvements sont relativement simples à reproduire, permettant à un large public de suivre ces cours

LES INCONVÉNIENTS

✗ Même si la discipline est répandue, les cours ne sont pas toujours aisés à trouver
✗ Une certaine forme de frustration peut apparaître chez les personnes souhaitant se mesurer à un adversaire réel ; dans ce cas, préférez la pratique des sports de combat
✗ Seule une pratique régulière aura un effet bénéfique sur le corps et l'endurance

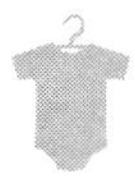

Adapté aux enfants :
▶ **Non**

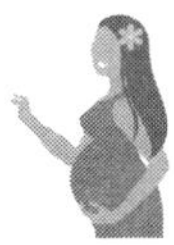

Adapté aux femmes enceintes :
▶ **Non**

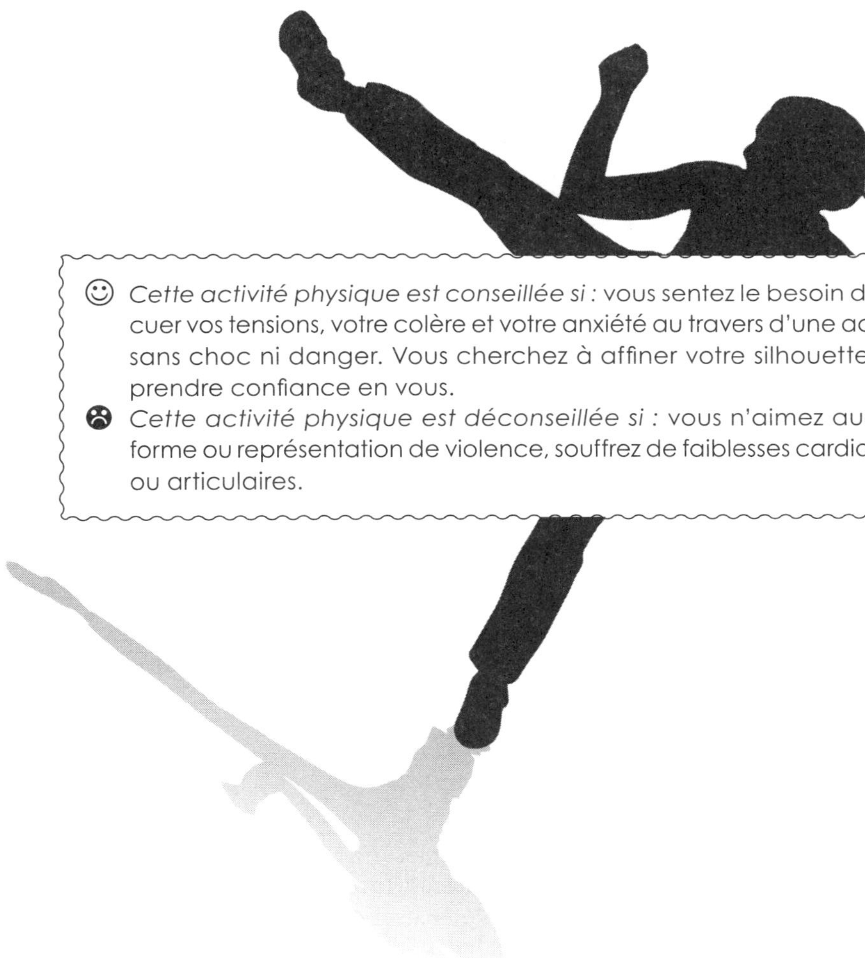

☺ *Cette activité physique est conseillée si :* vous sentez le besoin d'évacuer vos tensions, votre colère et votre anxiété au travers d'une activité sans choc ni danger. Vous cherchez à affiner votre silhouette et à prendre confiance en vous.

☹ *Cette activité physique est déconseillée si :* vous n'aimez aucune forme ou représentation de violence, souffrez de faiblesses cardiaques ou articulaires.

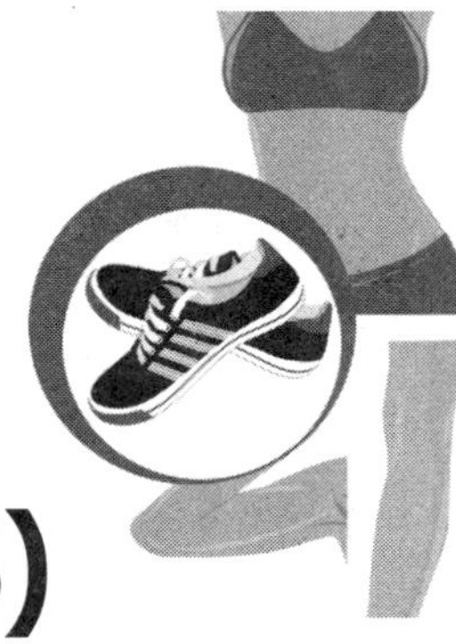

SPORT EN SALLE (COURS COLLECTIFS TYPE ABDOS-FESSIERS)

POUR SE MOTIVER À PLUSIEURS

C'EST QUOI ?

Souvent assimilés à une pratique purement féminine, les cours collectifs sont pourtant un excellent moyen de sculpter son corps et de se muscler en étant sûr de réaliser les bons mouvements. Encadrés par un professeur, les cours sont rythmés par la musique et calibrés pour cibler efficacement les rondeurs disgracieuses. Grâce à des enchaînements étudiés, chaque groupe musculaire est amené à travailler en profondeur via des séries d'exercices répétés. Les avantages ? Le coach est là pour corriger les mauvaises postures et faire découvrir des positions auxquelles on n'aurait pas pensé tout seul. L'effet de groupe permet également de s'encourager et de se challenger pour tenir les exercices les plus difficiles. L'idéal est de varier les sessions afin de cibler toutes les zones du corps : abdos-fessiers, taille-cuisses, bras-pectoraux, chaque salle de fitness décline des cours pour répondre aux besoins de chacun.

LES AVANTAGES

✓ Des cours ciblés pour un résultat optimal
✓ La motivation collective pour tenir les mouvements et prolonger l'effort
✓ L'activité la plus répandue en salle de fitness permettant de trouver des cours à toute heure, chaque jour de la semaine

LES INCONVÉNIENTS

✗ L'aspect répétitif des mouvements pouvant lasser les moins assidus
✗ La peur de ne pas réussir à répéter les mouvements devant les autres participants
✗ Une activité cardio est préconisée pour compléter les séances de musculation collective

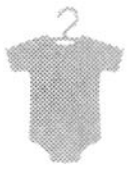

Adapté aux enfants :
▶ **Non**

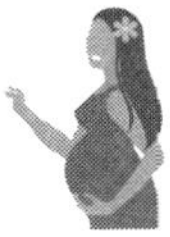

Adapté aux femmes enceintes :
▶ **Non**

☺ *Cette activité physique est conseillée si :* vous ne parvenez pas à vous motiver seule à la maison, souhaitez être encouragé et corrigé par un professeur pour réaliser des mouvements ciblés. Vous souhaitez travailler des zones bien particulières en fonction de votre morphologie.

☹ *Cette activité physique est déconseillée si :* vous n'aimez pas les salles de fitness, redoutez le regard des autres et souhaitez démarrer une activité à votre rythme.

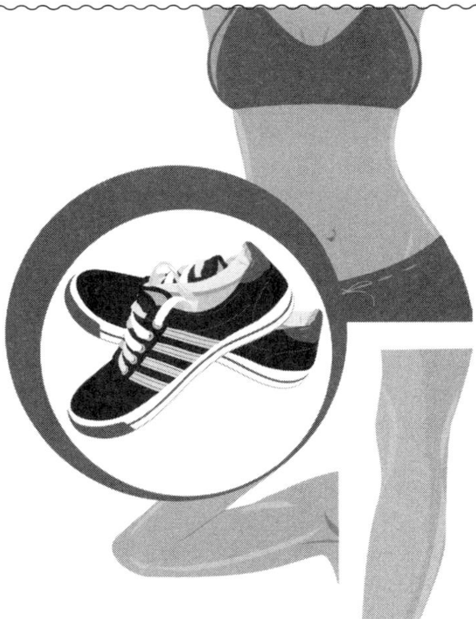

SPORT EN SALLE (MACHINES)

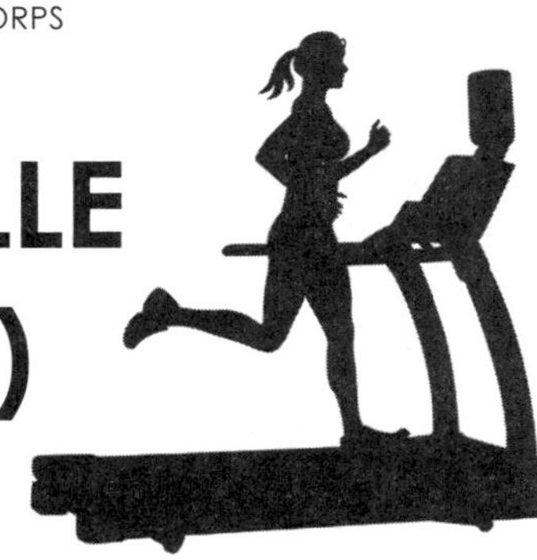

IDÉAL POUR LES SOLITAIRES

C'EST QUOI ?

Contrairement aux cours collectifs, les machines en salle de fitness sont souvent prises d'assaut par la gent masculine ! Exit les muscles surgonflés et les charges pour bodybuilder, les machines ne sont pas uniquement l'apanage des hommes. Grâce à des équipements de plus en plus perfectionnés, chacun peut travailler la zone qu'il souhaite, avec la résistance choisie en fonction de sa condition physique et le temps adapté à chaque série. L'idéal est de commencer avec un coach afin de définir un circuit personnalisé en fonction des zones à renforcer. Pectoraux, triceps, intérieur des cuisses, abdominaux, chaque groupe musculaire peut être ciblé indépendamment de manière extrêmement précise. Attention à ne pas forcer en mettant des charges trop importantes, entraînez-vous de manière progressive et surtout n'oubliez pas de vous échauffer avant toute séance et de vous étirer à l'issue de celle-ci. Un entraînement cardio (vélo ou tapis de course) est conseillé afin de compléter le circuit de musculation.

LES AVANTAGES

✓ Aucune contrainte d'horaires – contrairement aux cours – ou de météo comme pour les activités en extérieur
✓ Une fois le circuit défini avec un coach, les exercices se pratiquent facilement tout seul
✓ Des résultats rapidement visibles grâce au ciblage précis de chaque machine

LES INCONVÉNIENTS

✗ L'aspect répétitif de chaque exercice
✗ Le risque de se blesser si la charge a été surestimée
✗ Les heures d'affluence des salles de gym, généralement à partir de 18 heures

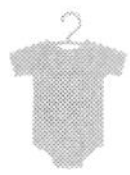

Adapté aux enfants :
▶ **Non**

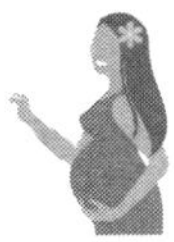

Adapté aux femmes enceintes :
▶ **Non**

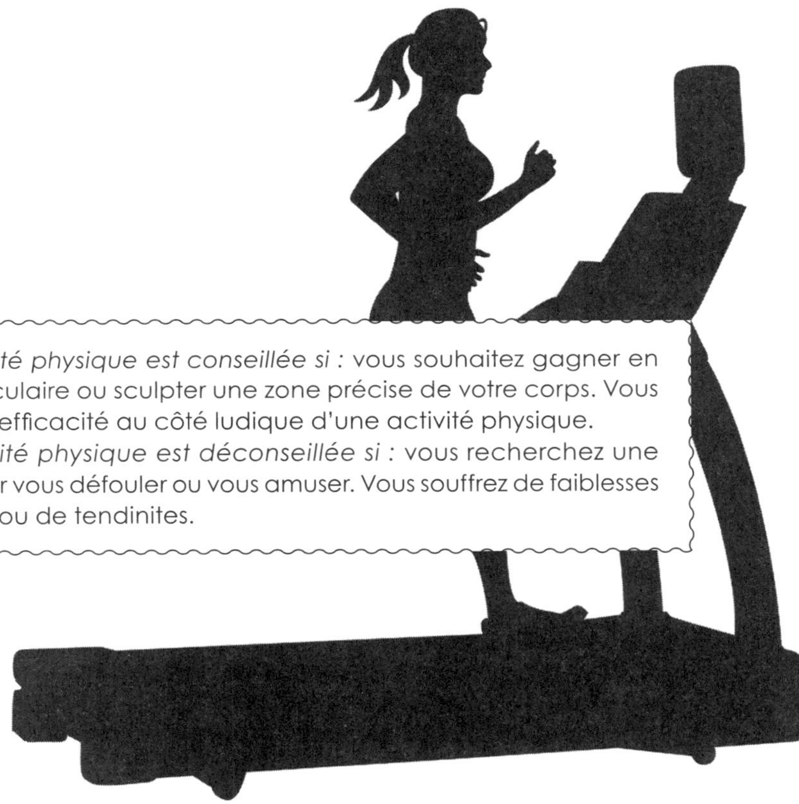

☺ *Cette activité physique est conseillée si :* vous souhaitez gagner en masse musculaire ou sculpter une zone précise de votre corps. Vous privilégiez l'efficacité au côté ludique d'une activité physique.

☹ *Cette activité physique est déconseillée si :* vous recherchez une activité pour vous défouler ou vous amuser. Vous souffrez de faiblesses articulaires ou de tendinites.

SKI

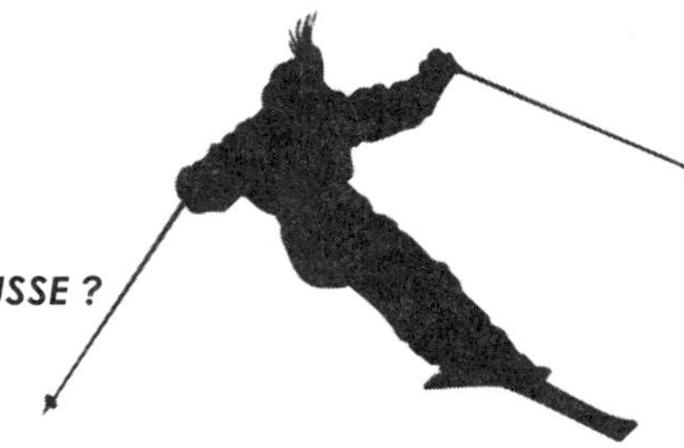

LE PLANTER DE BÂTON ! HEIN,MONSIEUR DUSSE ?

C'EST QUOI ?

Entrant dans la catégorie des sports extrêmes, le ski alpin attire chaque hiver des millions d'adeptes sur ses pistes. Sentiment de liberté, de ressourcement, grand bol d'air, les termes sont nombreux lorsqu'il s'agit de décrire les sensations procurées par la montagne. Attention néanmoins à ne pas vous élancer sur les pistes sans un minimum de préparation. En effet, cette discipline requiert une bonne condition physique pour supporter la dépense énergétique d'une journée de glisse ainsi que la sollicitation musculaire inhérente. Dos et épaules, sangle abdominale, fessiers, quadriceps et mollets sont autant de muscles mis à rude épreuve. Sans parler des articulations et des ligaments : les genoux sont en effet les victimes numéro un lors des accidents ! Bien vous échauffer avant de partir à l'assaut des pistes est primordial pour limiter les risques de claquage. Évitez également les crispations pendant vos descentes, restez souple et flexible sur vos appuis afin de bénéficier de tous les bienfaits apportés par le ski.

LES AVANTAGES

✓ Des bienfaits indéniables sur le moral et le bien-être psychique
✓ Des bénéfices physiques grâce à un effort prolongé
✓ Endurance et rythme cardiaque sont également travaillés

LES INCONVÉNIENTS

✗ Un sport à risque avec des blessures fréquentes telles que luxations, entorses, fractures…
✗ Une discipline très onéreuse : matériel complexe, forfait de remontées mécaniques…
✗ Activité saisonnière ne pouvant être pratiquée que quelques mois par an

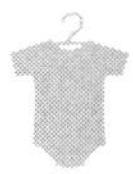

Adapté aux enfants :
▶ **Oui**

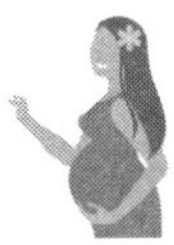

Adapté aux femmes enceintes :
▶ **Non**

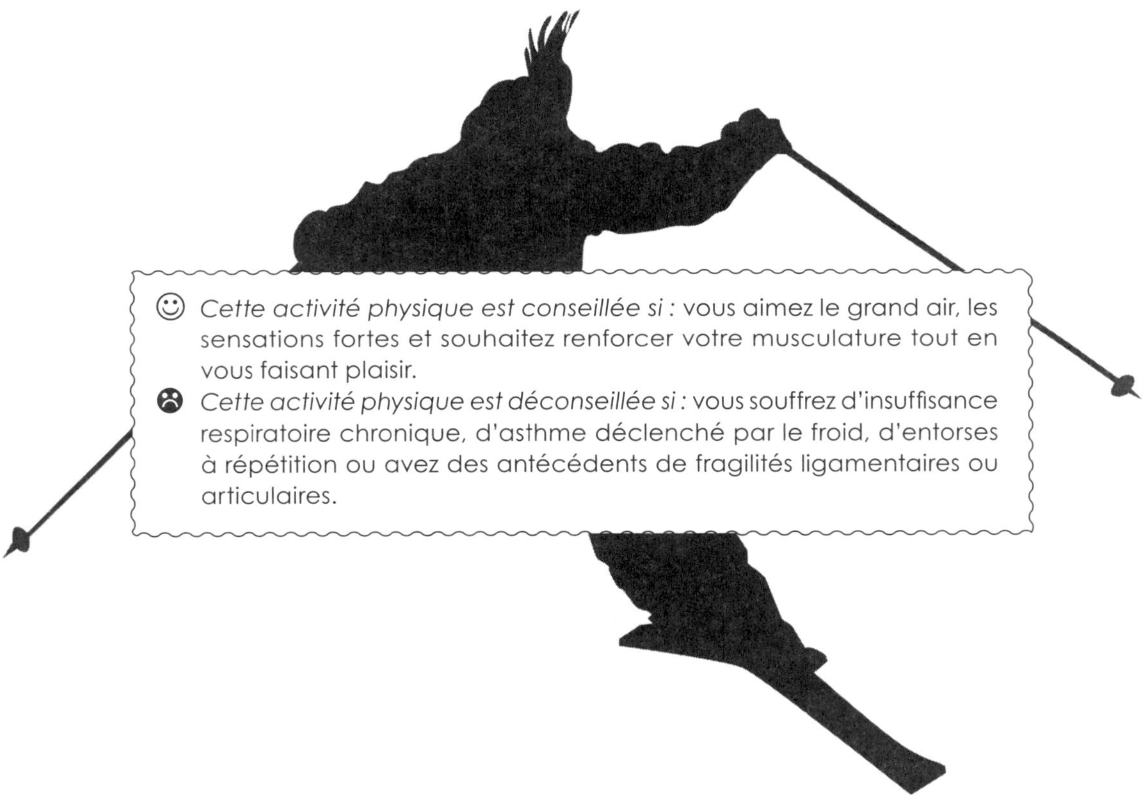

☺ *Cette activité physique est conseillée si :* vous aimez le grand air, les sensations fortes et souhaitez renforcer votre musculature tout en vous faisant plaisir.

☹ *Cette activité physique est déconseillée si :* vous souffrez d'insuffisance respiratoire chronique, d'asthme déclenché par le froid, d'entorses à répétition ou avez des antécédents de fragilités ligamentaires ou articulaires.

SLACK

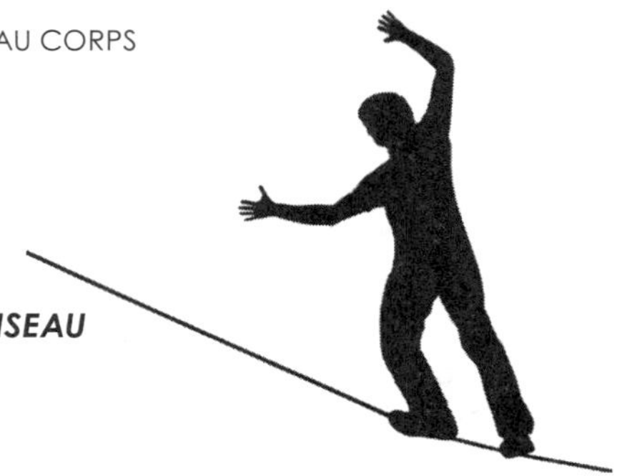

SE SENTIR LÉGER COMME UN OISEAU

C'EST QUOI ?

C'est l'un des tout derniers sports à la mode ! Il consiste à jouer les funambules sur une sangle molle tendue entre deux points fixes. L'activité se distingue tout de même des funambules de cirque, car dans le slackline on n'utilise pas de balancier (seuls les bras peuvent servir à équilibrer le corps). La sangle est plus ou moins souple ou plus ou moins élastique en fonction du niveau des adeptes de ce sport. Le but est donc de parcourir cette sangle mais également de faire des figures comme des sauts. Il est prouvé qu'un meilleur équilibre réduit significativement le risque de blessure. Travailler son équilibre permet également une meilleure stabilisation des articulations. Le slack est donc tout indiqué pour renforcer les différentes chaînes musculaires (notamment la sangle abdominale) et se prémunir contre le risque d'accidents du quotidien.

LES AVANTAGES

✓ Une discipline ludique pour les amateurs de performances
✓ Des poussées d'adrénaline car personne n'aime tomber...
✓ Un travail de base sur l'équilibre et le gainage de l'ensemble des muscles du corps

LES INCONVÉNIENTS

✗ Nécessite de l'espace et ne peut être pratiqué à la maison à moins d'avoir un jardin et des arbres
✗ Ne convient pas aux personnes ayant le vertige (même si la sangle n'est pas attachée à 15 mètres du sol...)

Adapté aux enfants :
▶ **Oui**

Adapté aux femmes enceintes :
▶ **Non**

☺ *Cette activité physique est conseillée si :* vous aimez travailler votre équilibre et les jeux du cirque.
☹ *Cette activité physique est déconseillée si :* vous avez le vertige et que votre équilibre ne tient qu'à un fil.

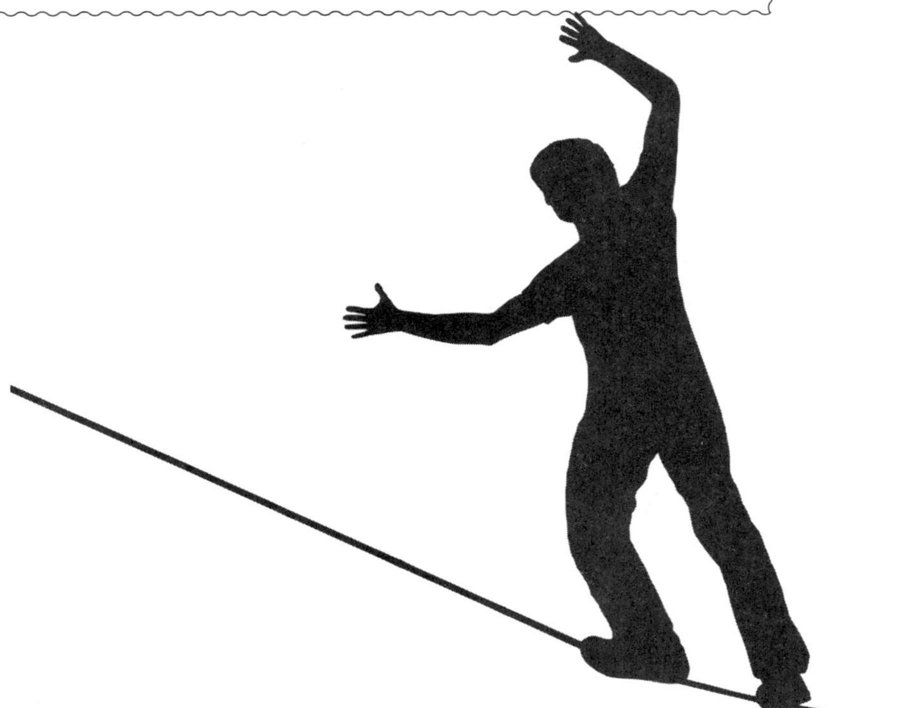

STAND UP PADDLE

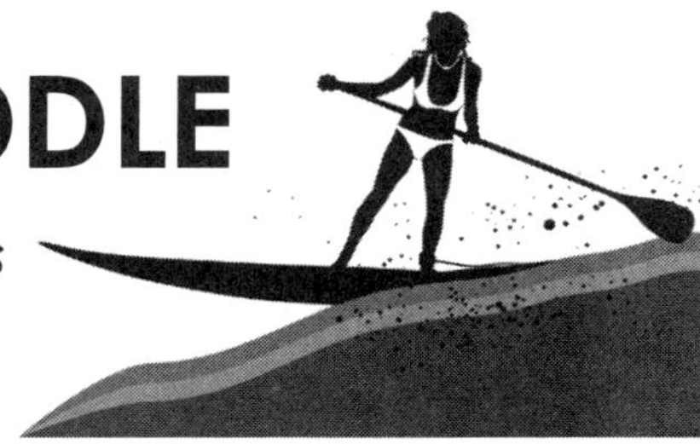

L'ARME SECRÈTE DES TOP MODELS

C'EST QUOI ?

Inventé à Hawaï dans les années 1960, le stand up paddle a refait son apparition dans les années 2000 et connaît depuis un incroyable essor. Grâce à une technique de base simple, ce sport de glisse nautique est beaucoup plus facilement praticable que le surf ou la planche à voile. Debout sur une longue planche, les pieds parallèles un peu écartés, posture bien droite et genoux légèrement fléchis, le surfeur se propulse et se dirige grâce au maniement d'une pagaie. Selon son environnement et son niveau, le surfeur pourra également partir à l'assaut de petites vagues. Cette discipline requiert beaucoup d'équilibre et d'agilité pour éviter les chutes, c'est également un merveilleux exercice de gainage. Le haut du corps est énormément sollicité : bras, épaules, sangle abdominale et taille, mais également fessiers et quadriceps sont raffermis visiblement. Grâce au mouvement de la planche sur l'eau, les effets sont amplifiés et permettent des résultats rapides pour une silhouette sculptée en un minimum de séances.

LES AVANTAGES

✓ Une discipline ludique synonyme de mer et soleil
✓ Des effets ultra-rapides sur la silhouette à partir de quelques séances seulement
✓ Une technique de base simple à maîtriser, la planche peut être détournée pour d'autres exercices : abdominaux, squats, étirements…

LES INCONVÉNIENTS

✗ Nécessité d'avoir un point d'eau à proximité (mer, rivière, océan)
✗ Sport plus facilement praticable l'été de par la météo et les courants
✗ Un équipement pas toujours évident à trouver

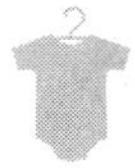

Adapté aux enfants :
▶ **Oui**

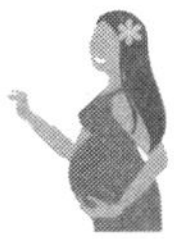

Adapté aux femmes enceintes :
▶ **Non**

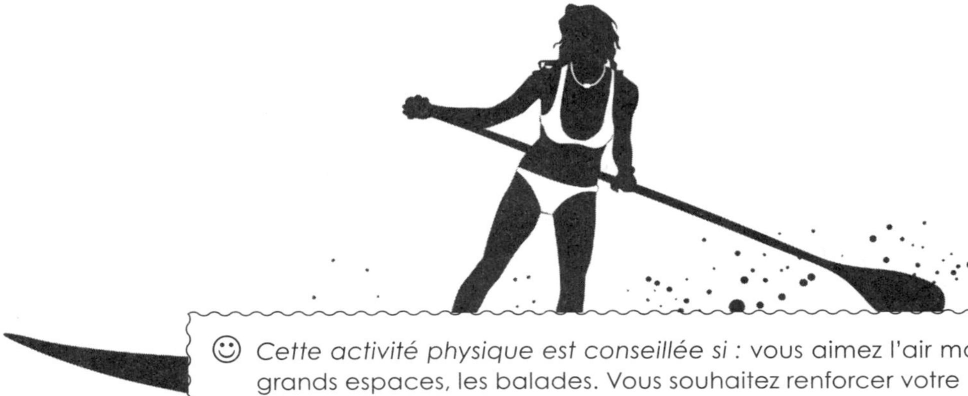

☺ *Cette activité physique est conseillée si :* vous aimez l'air marin, les grands espaces, les balades. Vous souhaitez renforcer votre musculature sans transpirer dans une salle de sport.

☹ *Cette activité physique est déconseillée si :* vous ne savez pas nager, avez une phobie de l'eau et/ou souffrez de douleurs dorsales.

STRETCHING

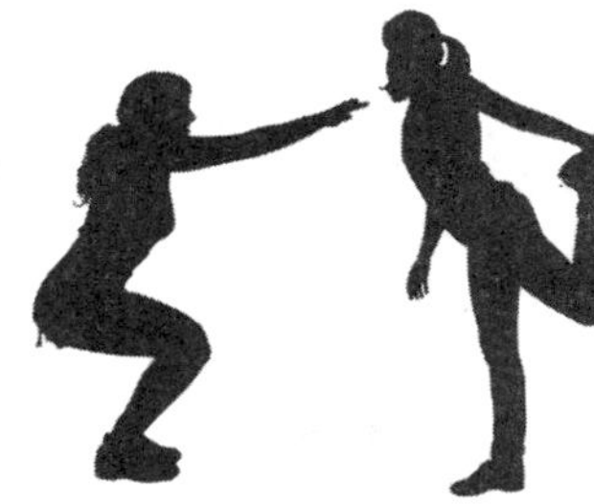

GAGNER EN SOUPLESSE

C'EST QUOI ?

Accessible à tout âge, le stretching est une gymnastique douce visant à détendre les muscles, libérer les tensions et acquérir une plus grande souplesse. Dispensé en salle de fitness, il est tout aussi praticable chez soi à tout moment de la journée. L'objectif est d'étirer chaque partie du corps, sans forcer pour éviter les risques de claquage, afin d'obtenir un meilleur maintien corporel. Notre quotidien nous fait adopter de mauvaises postures, des positions nocives à long terme. Le stretching permet de rééquilibrer et d'évacuer ces mauvaises tensions. Les cervicales et le dos sont généralement les premières zones ankylosées, des étirements pratiqués régulièrement seront la clé de votre bien-être. La concentration est primordiale pour un stretching réussi. Il s'agit d'écouter son corps, de visualiser chaque muscle, chaque tendon, chaque ligament et d'adapter sa respiration en inspirant et en expirant profondément à chaque nouvel effort. Bien-être du corps et de l'esprit, le stretching a indéniablement des vertus en commun avec le yoga et le qi gong.

LES AVANTAGES

✓ Une activité sportive douce, sans à-coups ni chocs, à la portée de tous
✓ Aucun équipement nécessaire à part des vêtements confortables
✓ Des bienfaits sur la souplesse, les tensions et le bien-être psychique

LES INCONVÉNIENTS

✗ La patience et l'assiduité sont indispensables pour observer des progrès
✗ Aucune dépense calorique notable et donc aucune perte de poids à espérer

Adapté aux enfants :
▶ **Oui**

Adapté aux femmes enceintes :
▶ **Oui**

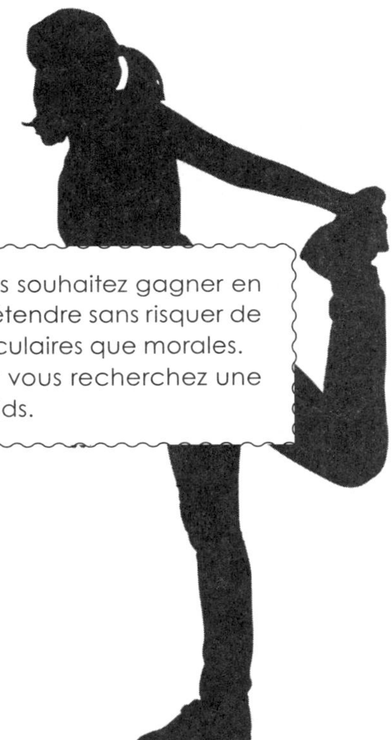

☺ *Cette activité physique est conseillée si :* vous souhaitez gagner en souplesse, pratiquer une activité pour vous détendre sans risquer de vous blesser et évacuer vos tensions tant musculaires que morales.

☹ *Cette activité physique est déconseillée si :* vous recherchez une activité dynamique favorisant la perte de poids.

TENNIS

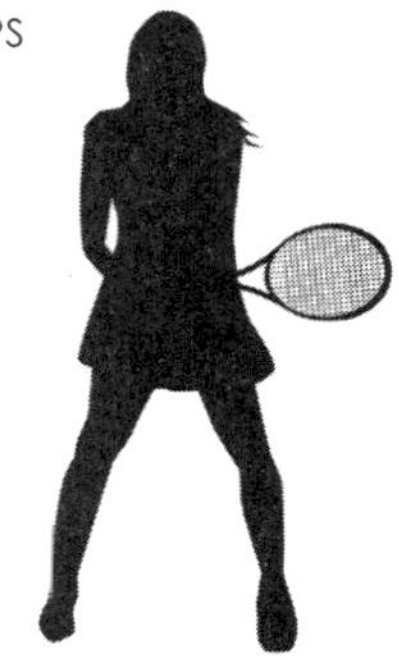

TRAVAILLER SA COORDINATION

C'EST QUOI ?

En simple (deux adversaires) ou en double (deux contre deux), le tennis a su séduire un large public avec plus d'un million de licenciés en France, le positionnant ainsi comme le deuxième sport le plus pratiqué après le football. Discipline complète, le tennis nécessite une bonne endurance pour assurer de nombreux déplacements et couvrir ainsi toute la surface de jeu. La force est également de mise pour renvoyer la balle de l'autre côté du terrain. Mais surtout, le tennis est affaire de technique et de tactique. En plus des différents mouvements à intégrer (coups droits, revers, volée, service, smash) et des effets donnés à la balle (coupé, lifté, slicé), le succès réside dans l'anticipation de chaque point en sachant placer sa balle. Aussi physique que mental, le tennis requiert de savoir doser son effort pour pouvoir tenir tout un match. Alternant sprint et moment de relâche, le tennis met à l'épreuve notre fréquence cardiaque ainsi que nos articulations lors des réceptions et des changements de direction. Il est donc indispensable d'être en bonne condition physique avant de commencer tout entraînement et, bien sûr, les échauffements et les étirements sont de mise avant et après tout match.

LES AVANTAGES

✓ Sport complet, l'ensemble des groupes musculaires est sollicité durant une partie
✓ Une dépense énergétique considérable de 400 à 600 kcal/heure
✓ Coordination, concentration et maîtrise de soi sont les maîtres mots de cette discipline

LES INCONVÉNIENTS

✗ L'intensité du jeu met le cœur et les articulations à rude épreuve
✗ Le système veineux peut également pâtir des nombreux à-coups pouvant favoriser l'apparition de varices
✗ Un entraînement régulier est nécessaire avant de pouvoir maîtriser toutes les finesses du jeu

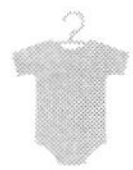

Adapté aux enfants :
▶ **Oui**

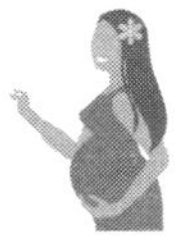

Adapté aux femmes enceintes :
▶ **Non**

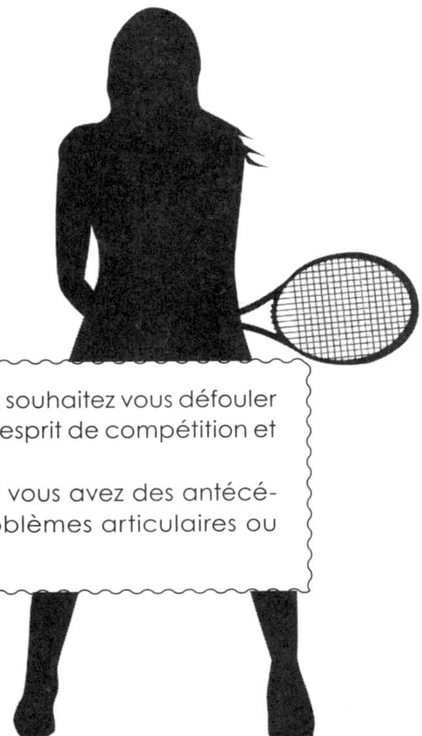

☺ *Cette activité physique est conseillée si :* vous souhaitez vous défouler tant physiquement que mentalement, avez l'esprit de compétition et aimez les sports tactiques.

☹ *Cette activité physique est déconseillée si :* vous avez des antécédents cardiaques, de l'asthme ou des problèmes articulaires ou ligamentaires.

TIR À L'ARC

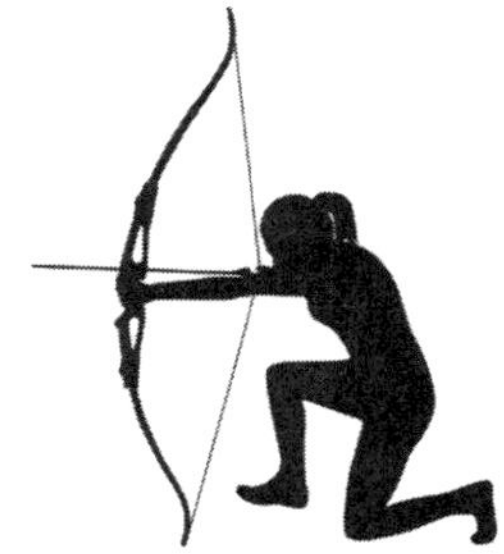

DÉVELOPPER SON ADRESSE

C'EST QUOI ?

Assimilé à la guerre ou à la chasse et personnalisé par Robin des Bois, le tir à l'arc est bien plus que l'image chevaleresque qu'il incarne. Il s'agit en effet d'un réel sport de précision, extrêmement exigeant en termes de puissance, de souffle et de concentration. Discipline codifiée, elle se pratique en club et nécessite un encadrement rigoureux. Des séances d'initiation vous permettront de vous familiariser avec l'arc et les flèches, et d'apprendre les bases d'un mouvement technique pour atteindre sa cible. Épaules, dos, bras et abdominaux sont sollicités, le contrôle de la respiration est également crucial pour viser le plus justement possible. Ce sport développe enfin la maîtrise de soi, la volonté, la précision et la gestion de la concentration.

LES AVANTAGES

✓ Activité développant la puissance et la souplesse du haut du corps
✓ Estime de soi et développement personnel vont de pair avec la progression observée
✓ Sport individuel avec un état d'esprit collectif

LES INCONVÉNIENTS

✗ Sport peu répandu, il peut être difficile de trouver un club à proximité de chez soi
✗ Discipline musclant principalement le haut du corps, une activité complémentaire est nécessaire pour équilibrer la musculature
✗ Peut provoquer des douleurs aux bras à cause du mouvement répétitif

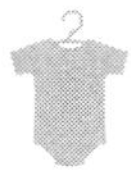

Adapté aux enfants :
▶ **Oui**

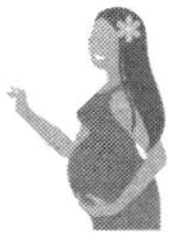

Adapté aux femmes enceintes :
▶ **Non**

☺ *Cette activité physique est conseillée si :* vous souhaitez apprendre à canaliser votre énergie, aimez les sports de précision et les challenges.
☹ *Cette activité physique est déconseillée si :* vous souffrez d'hypertension artérielle, avez des antécédents cardiaques et/ou avez des douleurs aux bras, tendinite par exemple.

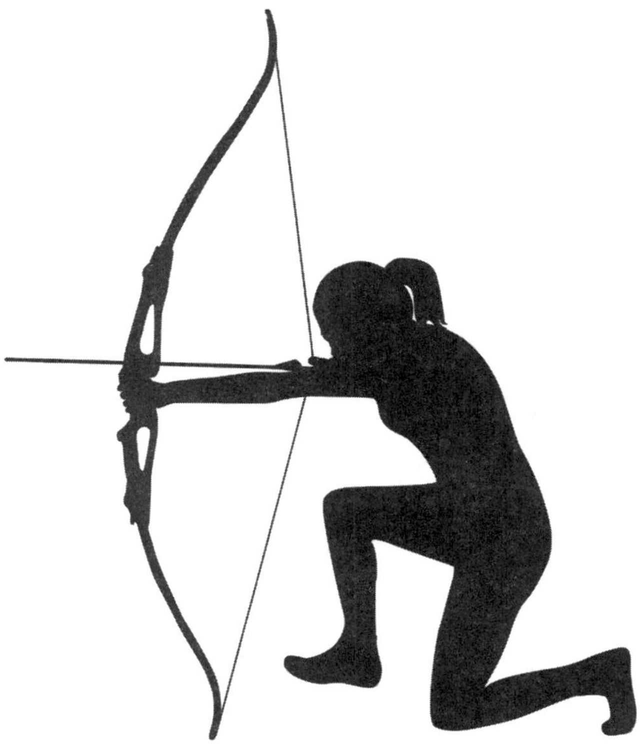

TRX

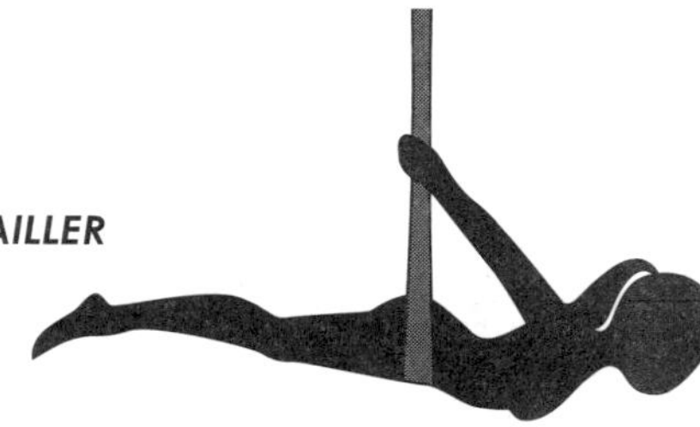

LA MEILLEURE ACTIVITÉ POUR TRAVAILLER AVEC SON POIDS DE CORPS

C'EST QUOI ?

Tout droit venue des États-Unis et des forces spéciales américaines, cette nouvelle discipline se répand comme une traînée de poudre. Cette méthode d'entraînement consiste à travailler avec son poids de corps. Pour réaliser les mouvements, il vous suffit de vous équiper du TRX Suspension Trainer, soit un système de sangles élastiques que vous fixez à un point en hauteur. Chaque exercice s'effectue suspendu à cet élastique. De cette façon, vous êtes contraint de gainer toute la chaîne des abdominaux pour vous maintenir en équilibre. Libre à vous ensuite de réaliser différents mouvements en fonction de vos capacités et d'adapter la résistance élastique des sangles.

LES AVANTAGES

✓ Une discipline qui se pratique partout
✓ Permet de travailler les muscles profonds grâce au gainage permanent
✓ Permet de travailler l'ensemble des muscles du corps

LES INCONVÉNIENTS

✗ Se pratique plus facilement à l'extérieur ou dans des espaces larges
✗ Nécessite le conseil d'un coach sportif au moins la première fois pour connaître les mouvements et trouver la bonne posture
✗ Plus vous êtes en surpoids, plus vous aurez une charge importante à supporter : attention aux claquages et autres courbatures

Adapté aux enfants :
▶ **Oui**

Adapté aux femmes enceintes :
▶ **Non**

☺ *Cette activité physique est conseillée si :* vous souhaitez sculpter votre silhouette et retrouver un ventre plat.
☹ *Cette activité physique est déconseillée si :* vous avez besoin d'action, souffrez de douleurs d'épaules type tendinite.

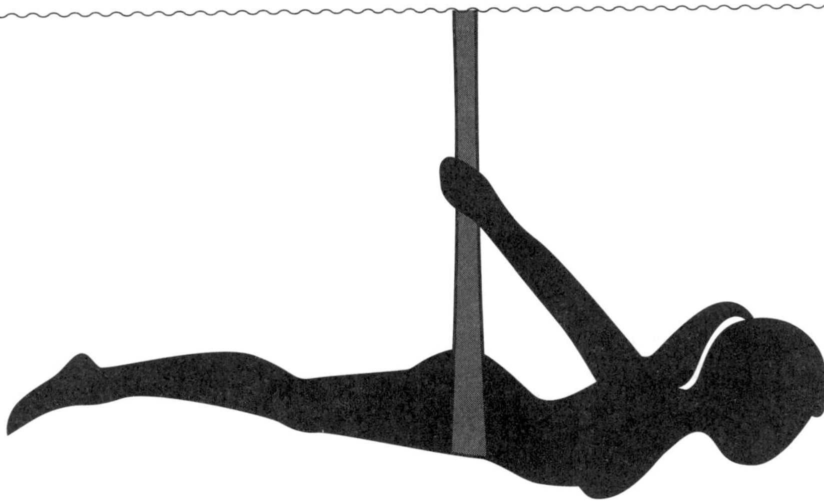

VÉLO & VTT

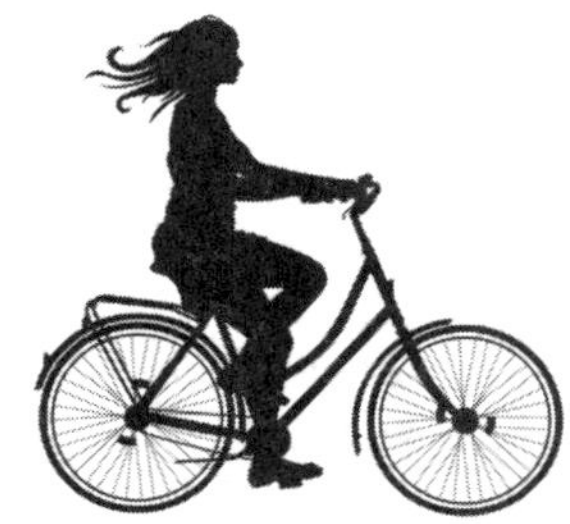

À FOND LA FORME EN PLEIN AIR !

C'EST QUOI ?

Tendance, pratique, écolo, le vélo a la cote ! Utilisé comme moyen de déplacement ou comme outil de compétition, en ville ou à la campagne, le vélo a su séduire un large public grâce à ses vertus sur le corps et l'esprit. Ciblant essentiellement les jambes, le vélo sculpte mollets, quadriceps, ischio-jambiers et fessiers. Il sera votre meilleure arme anticellulite. Néanmoins selon la position adoptée, bras, abdominaux et pectoraux sont également sollicités. Le vélo fait travailler l'endurance et la respiration, il augmente la résistance cardio-vasculaire. Contrairement au joggeur, le cycliste ne porte pas son poids, de fait, le vélo est une activité moins traumatisante pour les articulations. Si vous commencez ou recommencez une activité sportive, préférez des surfaces planes et augmentez la durée de l'exercice de manière progressive afin d'habituer votre corps et votre souffle à ces nouveaux efforts. Une fois aguerri, vous pourrez partir à l'assaut de côtes et envisager les sorties de groupe où chacun se challenge. Un seul impératif : ne jamais faire l'impasse sur le casque.

LES AVANTAGES

✓ Sport complet, il combine musculation et travail cardio-vasculaire
✓ Il permet de se vider la tête
✓ Moins traumatisant que la course à pied pour les articulations

LES INCONVÉNIENTS

✗ Il faut aimer les activités en plein air et s'adapter à la météo
✗ Chutes et crampes ne sont pas une fatalité, mais risquent fort de vous arriver un jour ou l'autre
✗ Mal réglé, le vélo peut provoquer des douleurs telles que des tendinites

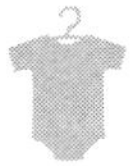

Adapté aux enfants :
▶ **Oui**

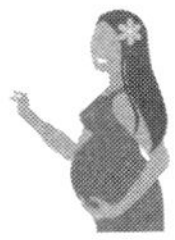

Adapté aux femmes enceintes :
▶ **Non**

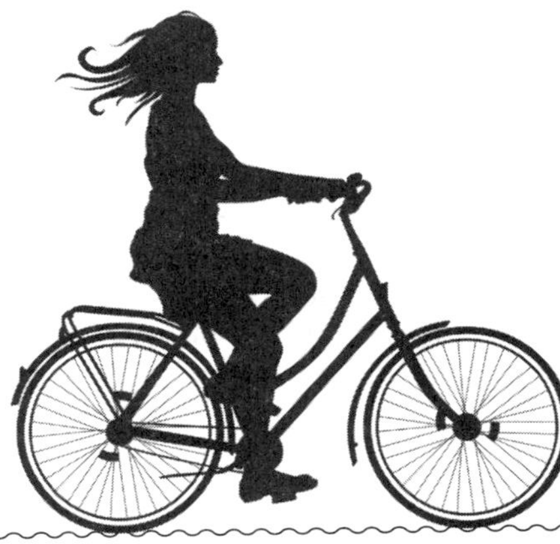

☺ *Cette activité physique est conseillée si :* vous aimez les grands espaces, les activités en extérieur, vous souhaitez tester et challenger votre résistance. Vous désirez perdre du poids et/ou vous débarrasser de votre cellulite.

☹ *Cette activité physique est déconseillée si :* vous avez des problèmes d'équilibre, souffrez de douleurs au dos ou n'aimez pas les sports d'extérieur.

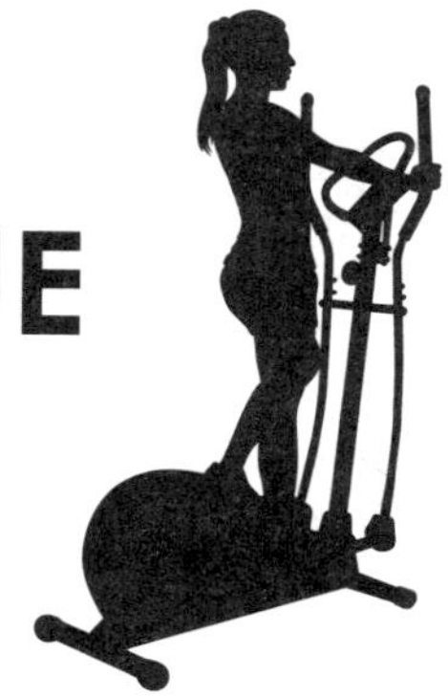

VÉLO ELLIPTIQUE

L'ART D'ÉVITER LES BLESSURES EN BRÛLANT UN MAX DE CALORIES

C'EST QUOI ?

Véritable machine miracle, le vélo elliptique réunit à lui tout seul les effets du rameur, de la course à pied et du vélo. Doux avec les articulations, le mouvement de la machine permet un entraînement sans à-coups, musclant à la fois le haut et le bas du corps, le tout de manière fluide et naturelle. Debout, les pieds bien calés sur les deux pédales, les jambes reproduisent le mouvement d'une ellipse tandis que les bras vont d'avant en arrière en suivant les poignées de la machine. Cuisses, fessiers et mollets travaillent de concert avec les abdominaux, les bras et les épaules. La dépense calorique est importante tout comme les bienfaits cardio-vasculaires de cet exercice. L'elliptique contraint le corps à tenir une posture droite, travaillant ainsi l'équilibre et la ceinture abdominale.

LES AVANTAGES

✓ Un exercice complet renforçant à la fois la musculature et le système cardio-vasculaire
✓ Très facile à utiliser et sans à-coups, l'elliptique convient également aux personnes souffrant de faiblesses articulaires
✓ Tous les clubs de fitness disposent de vélo elliptique, ce dernier peut également s'acheter dans toutes les grandes enseignes de sport

LES INCONVÉNIENTS

✗ Très répétitive, la pratique de l'elliptique peut être monotone
✗ La machine est assez encombrante et donc difficile à intégrer à son intérieur
✗ Une pratique soutenue de l'elliptique peut fragiliser les lombaires

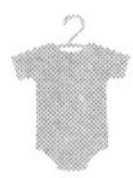

Adapté aux enfants :
▶ **Non**

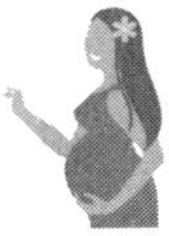

Adapté aux femmes enceintes :
▶ **Non**

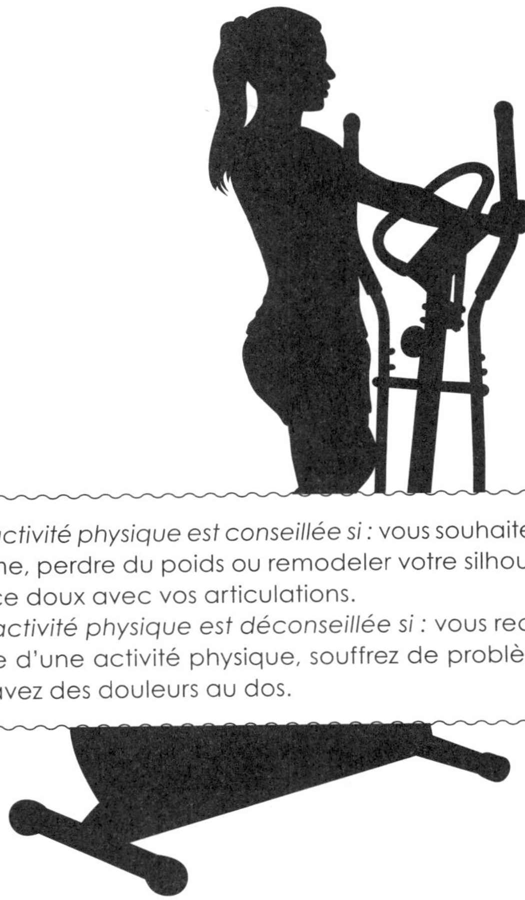

☺ *Cette activité physique est conseillée si :* vous souhaitez vous maintenir en forme, perdre du poids ou remodeler votre silhouette grâce à un exercice doux avec vos articulations.

☹ *Cette activité physique est déconseillée si :* vous recherchez le côté ludique d'une activité physique, souffrez de problèmes cardiaques et/ou avez des douleurs au dos.

VOILE

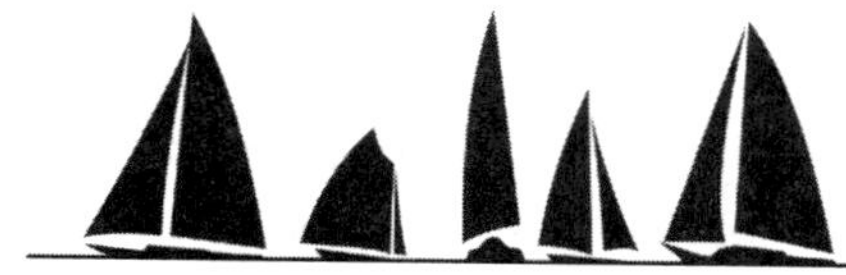

SE RESSOURCER, SE CONCENTRER…
« SOLITUDE FACE À LA MER » !

C'EST QUOI ?

Pratiquée par plus de trois millions de personnes en France, la voile est un sport d'évasion, intense tant au niveau physique que mental. En loisir ou en compétition, il existe une exigence absolue : celle de savoir nager. En effet, même les plus aguerris ne sont pas à l'abri d'une chute et le simple port d'un gilet de sauvetage n'est pas suffisant en cas d'incident. La voile est aussi une affaire de technique et de coordination. L'agilité des mouvements et leur rapidité d'exécution caractérisent un bon marin. La volonté et la maîtrise de soi sont des notions clés pour affronter un environnement parfois hostile, la capacité d'analyse est également déterminante pour prendre les bonnes décisions aux moments opportuns. Enfin, une bonne condition physique est nécessaire pour affronter un effort soutenu sur la durée d'une traversée.

LES AVANTAGES

- ✓ Une activité en communion avec la nature, procurant une totale sensation de liberté
- ✓ Calme, courage, self-control sont autant de qualités à intégrer pour devenir un bon marin
- ✓ Sport sollicitant l'ensemble du corps : ceinture abdominale pour l'équilibre, haut du corps pour les gestes techniques, bas du corps pour les appuis

LES INCONVÉNIENTS

- ✗ Une activité saisonnière dépendante des conditions météorologiques
- ✗ Nécessité d'habiter près de la mer ou d'un océan
- ✗ Discipline présentant des risques de chutes et de chocs

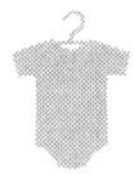

Adaptée aux enfants :
▶ **Oui**

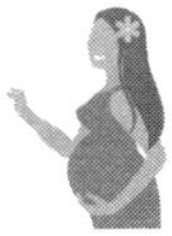

Adaptée aux femmes enceintes :
▶ **Non**

☺ *Cette activité physique est conseillée si :* vous aimez les grands espaces, l'aventure, souhaitez vous aérer et vous dépasser.
☹ *Cette activité physique est déconseillée si :* vous ne savez pas nager, êtes sujet aux vertiges ou souffrez du mal de mer. Vous souffrez de douleurs articulaires ou de dos.

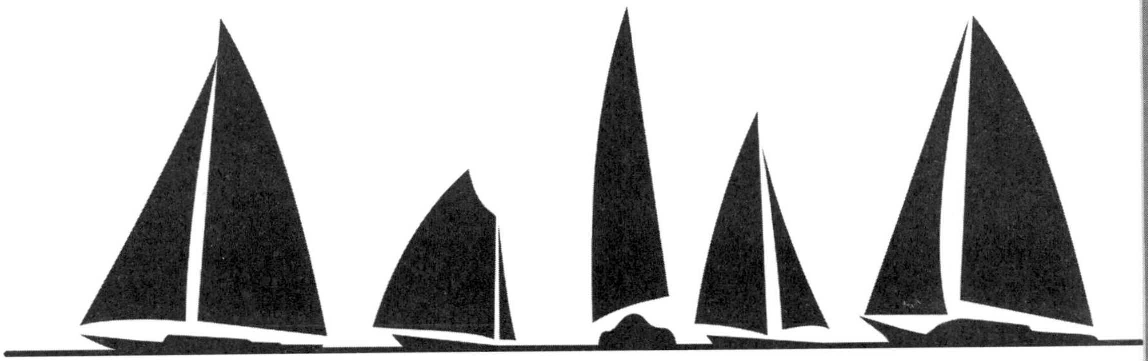

YOGA

GÉRER SON STRESS

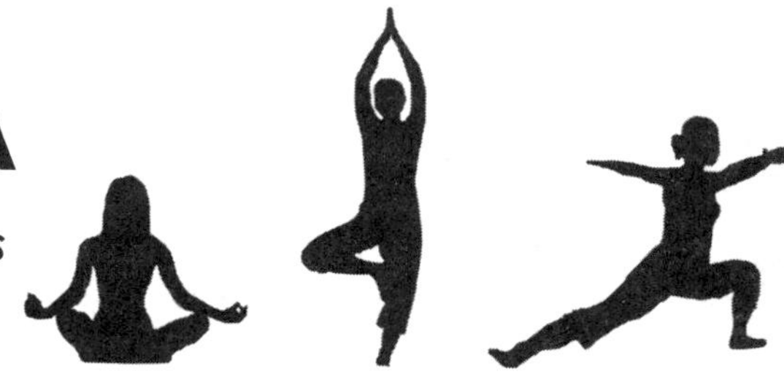

C'EST QUOI ?

Mot indien signifiant « union », le yoga a pour vocation de lier le corps, l'âme et l'esprit. Discipline ancestrale, sa pratique se décline en plusieurs enseignements, le plus répandu étant le Hatha-yoga. Quatre piliers fondamentaux sont travaillés lors d'une séance : les postures, la respiration, la concentration et la méditation. Outre le lâcher-prise et la sensation de bien-être ressentis lors d'un cours de yoga, les bénéfices physiques sont nombreux. Tensions corporelles, anxiété et stress sont évacués pour laisser place à plus de souplesse et de dynamisme. Des effets bénéfiques sont également observés sur le sommeil, la digestion et la circulation sanguine. Aussi spirituel que physique, le yoga est une réelle échappatoire aux maux provoqués par notre quotidien.

LES AVANTAGES

✓ Plus qu'une activité physique, un réel travail sur soi pour un bien-être global
✓ Aide à combattre stress, anxiété, troubles du sommeil et états dépressifs
✓ Accessible à tous, à tout âge, aucun équipement nécessaire en particulier si ce n'est des vêtements amples et confortables et un tapis de sol

LES INCONVÉNIENTS

✗ Nécessite patience et entraînement pour ressentir les bienfaits de cette activité
✗ Un cours de yoga ne peut durer moins d'une heure pour en retirer un vrai bénéfice
✗ Aide à sculpter la silhouette mais ne dispense pas d'une activité cardio

Adapté aux enfants :
▶ **Oui**

Adapté aux femmes enceintes :
▶ **Oui**

☺ *Cette activité physique est conseillée si :* vous souhaitez évacuer le stress et les tensions accumulés au quotidien, vous recentrer et mieux appréhender votre corps.

☹ *Cette activité physique est déconseillée si :* vous n'êtes pas patient, aimez les activités dynamiques et la compétition.

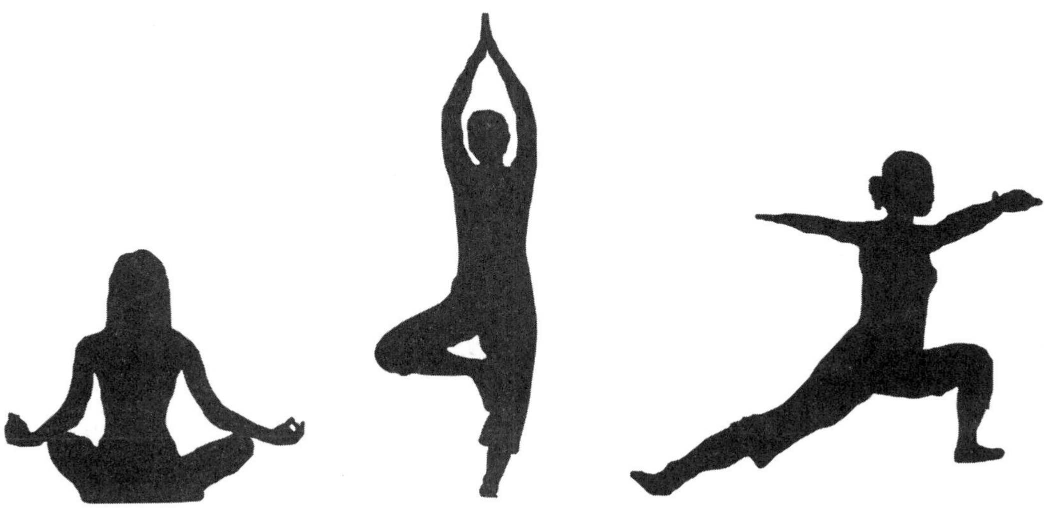

ZUMBA

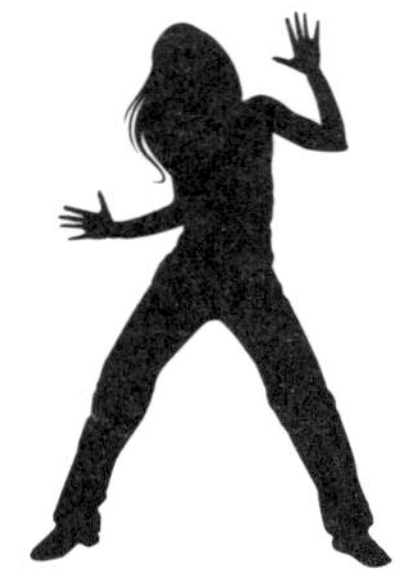

SE DÉFOULER EN DANSANT

C'EST QUOI ?

Véritable phénomène de mode, la zumba a gagné le cœur des Françaises en un temps record ! Plus un seul club de gym ne fait l'impasse sur cette activité à mi-chemin entre danse latino et fitness. D'une durée de 45 à 60 minutes, les cours enchaînent des chorégraphies endiablées, à la portée de toutes où l'objectif est de se divertir tout en transpirant. Mélangeant salsa, merengue, reggaeton mais aussi danses africaines, la zumba se renouvelle sans cesse avec les dernières chansons à la mode. Entraînement cardio-vasculaire complet, la zumba tonifie l'ensemble des muscles et notamment les quadriceps, les fessiers et les mollets avec des mouvements répétés au niveau du bas du corps. Gare cependant aux nombreux déhanchés qui peuvent sensibiliser le bas du dos ! Sens du rythme, souplesse, coordination et décompression totale sont autant de bienfaits apportés par cette activité addictive.

LES AVANTAGES

✓ Des cours à la portée de toutes, avec un mot d'ordre : s'amuser
✓ Une dépense énergétique importante sans avoir l'impression de « souffrir »
✓ De nombreux cours proposés partout en France, aucun équipement spécifique nécessaire à part de bonnes chaussures de sport et de la bonne humeur

LES INCONVÉNIENTS

✗ Attention aux nombreux déhanchés qui peuvent provoquer des douleurs aux lombaires
✗ Une bonne condition physique de base est nécessaire pour suivre le rythme soutenu des cours
✗ La timidité est à proscrire avec des chorégraphies parfois sexy (mais jamais vulgaires !)

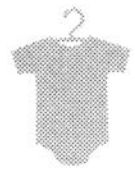

Adaptée aux enfants :
▶ **Oui** (la zumba kids commence à se développer)

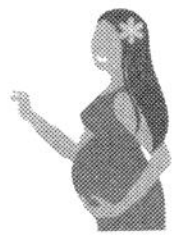

Adaptée aux femmes enceintes :
▶ **Non**

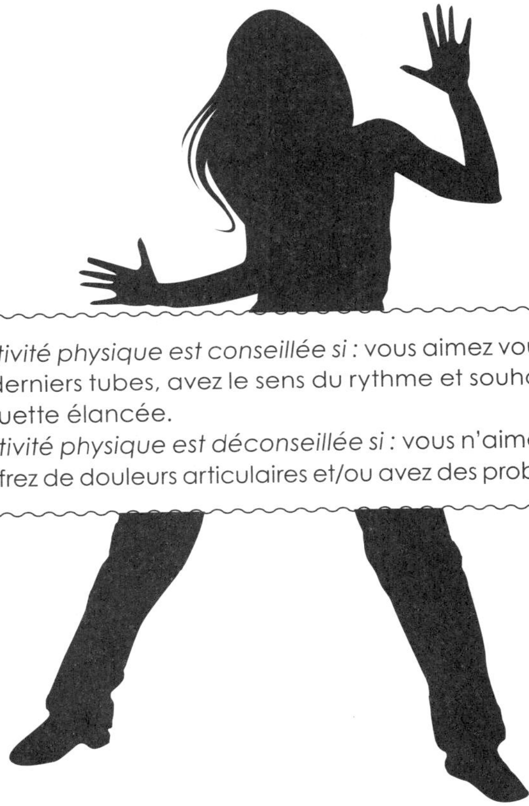

☺ *Cette activité physique est conseillée si :* vous aimez vous défouler au son des derniers tubes, avez le sens du rythme et souhaitez retrouver une silhouette élancée.

☹ *Cette activité physique est déconseillée si :* vous n'aimez pas danser, vous souffrez de douleurs articulaires et/ou avez des problèmes de dos.

PASSEZ EN MODE « SUPERHÉROS AUX SUPERPOUVOIRS » GRÂCE À 3 SECRETS !

Vous allez déjà bien, et même très bien. Mais, comme dirait le dessinateur Voutch : « Est-ce qu'il ne serait pas possible d'aller encore un tout petit peu mieux ? » Eh bien si, Madame ou Monsieur Plus ! En fait, nous nous accommodons souvent de petites bricoles « qui ne vont pas si bien » mais comme personne n'est parfait, c'est bien connu, on fait avec. C'est philosophe, stoïque et admirable, mais il n'y a aucune raison pour ça. Et par ailleurs, nous ne nous rendons pas toujours compte de l'incroyable chance d'être en bonne santé, et nous ne pensons pas à faire fructifier ce capital santé afin de rester en forme le plus longtemps possible. Cela s'appelle pourtant la prévention : mieux vaut prévenir que guérir. Un peu comme éviter de mettre le feu est nettement plus facile que de l'éteindre. Voilà pourquoi il est temps de faire connaissance avec vos superpouvoirs, et de renforcer vos points faibles… et vos points forts !

Superman, Batman, Iron man, et, plus vieux, Super Jamie (elle entend de folie !), L'homme qui valait 3 milliards (il voit trop bien et il court trop vite !)… mwouais. Pas de quoi être si impressionné que ça, vous aussi vous pouvez le faire ! Comment ça ? Simple, en adoptant les superaliments (aux superpouvoirs, donc !) et les super-mouvements qui vont transformer votre corps… pour que vous deveniez vous, mais en mieux.

À partir d'aujourd'hui…

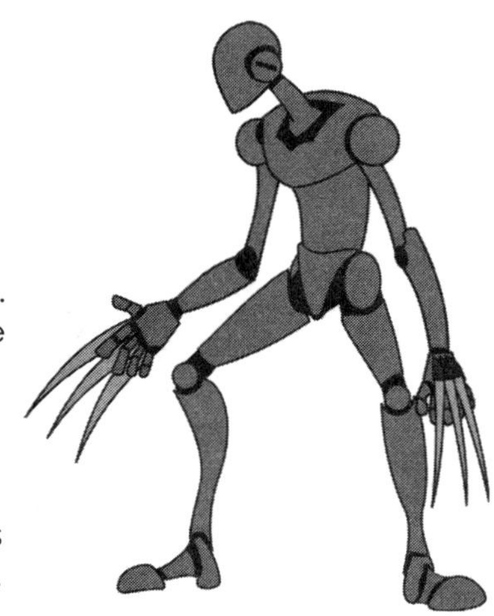

VOUS ÊTES IMMORTEL (QUASIMENT)
comme Wolverine ou le Phénix

Le truc
Vous vous régénérez sans cesse, c'est plus fort que vous. Une blessure ? Hop ! ça cicatrise tout seul. Une épidémie de grippe ? Pas pour vous, merci. Vous faites des envieux.

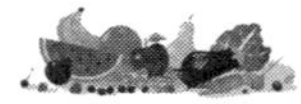 ***Vos armes secrètes***

1. *Mangez moins de sucre* et de glucides en général (même les féculents considérés comme des vecteurs de sucres lents).
2. *Mangez plus de légumes verts,* d'épices, d'herbes fraîches bourrés d'antioxydants.
3. *Marchez chaque jour au moins 1 h 30* et faites des étirements pour rester souple, même à 345 ans.

Votre programme d'entraînement spécial immortalité

> Lundi = 15 minutes de course à pied
> Mardi = 15 minutes de stretching
> Mercredi = 15 minutes de course à pied fractionnée
> Jeudi = 15 minutes de yoga
> Vendredi = 15 minutes de gainage
> Samedi = 15 minutes d'exercice intellectuel (type sudoku ou mots croisés)
> Dimanche = 15 minutes de natation

VOUS ENTENDEZ INCROYABLEMENT BIEN *comme Super Jamie*

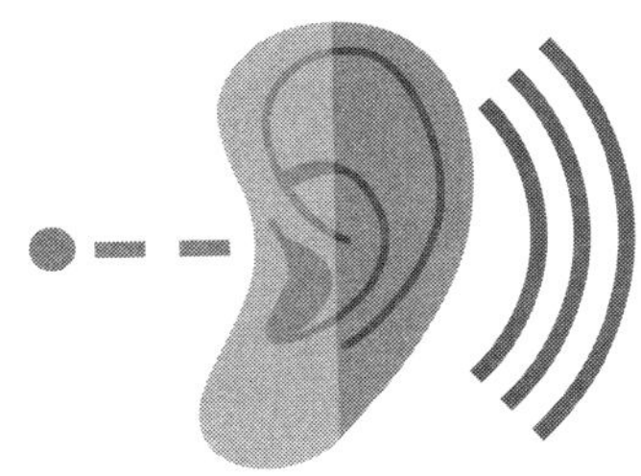

Le truc

Ça peut être drôlement utile de saisir une parole murmurée à plus de 1 km. Non ?

Vos armes secrètes

1. *Mangez plus d'aliments très jaunes* (maïs, melon jaune…) ou très verts (épinards, cresson…).
2. *Laissez vos oreilles se reposer le plus souvent possible :* pas de musique ou de bruit de fond non-stop (TV allumée 24/24, MP4 dans les transports en commun, etc.). Au contraire, misez sur les boules Quiès. Bien que peu sexy, elles le seront toujours plus qu'un appareil auditif avant 50 ans.
3. *Doublez les « doses » de magnésium* (eau riche en magnésium, légumes verts, amandes…). Magnésium = oreille 5 étoiles.

Votre programme d'entraînement spécial ouïe extrafine

> Lundi = 15 minutes de course à pied
> Mardi = 15 minutes d'exercice de yoga
> Mercredi = 15 minutes de course à pied fractionnée
> Jeudi = 15 minutes d'écoute méthodique
– *Explication :* vous écoutez une musique classique dans de bonnes conditions (pas de bruits parasites) et vous vous concentrez sur un instrument particulier (violon, contrebasse, cymbales…). Le but est de suivre cet instrument tout au long de la musique.
> Vendredi = 15 minutes d'exercice de yoga
> Samedi = 15 minutes de course à pied fractionnée
> Dimanche = 15 minutes d'écoute méthodique

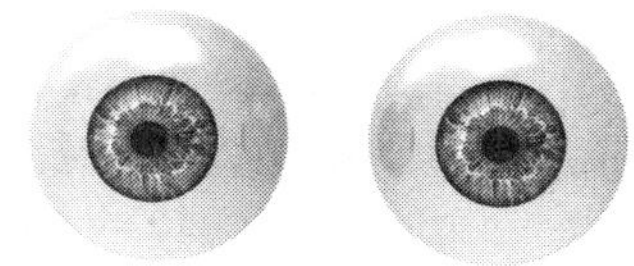

VOUS VOYEZ INCROYABLEMENT BIEN, MÊME LA NUIT *comme Nyctalope*

Le truc

Vous arrêterez de vous cogner la nuit en butant sur un coin de porte ou en marchant sur une petite pièce de Lego, et ça, c'est bon !

Vos armes secrètes

1. *Mangez plus d'aliments très jaunes* (maïs, melon jaune…) ou très verts (épinards, cresson…), riches en lutéine et zéaxanthine, deux pigments spécialement protecteurs pour le délicat appareil oculaire.
2. *Reposez vos yeux*, clignez régulièrement des paupières (pour humidifier la surface de l'œil), lâchez vos écrans (TV, ordi, smartphone) pour offrir autre chose à vos pupilles. Le soir, ne lisez pas sur écran (sauf liseuse sans lumière bleue, adaptée exprès).
3. *Faites de longues balades* dans l'air frais et sain, à la mer, la montagne, la forêt…

Votre programme d'entraînement spécial œil de lynx

> Lundi = 15 minutes de natation

> Mardi = 15 minutes de yoga des yeux

- *Exercice 1 :* fixez votre index en le rapprochant le plus possible du nez. Essayez de garder la netteté le plus longtemps possible. Puis éloignez votre index et recommencez le plus doucement possible. Faites le mouvement 25 fois de suite.
- *Exercice 2 :* tout en conservant la tête immobile, écrivez avec vos yeux les 26 lettres de l'alphabet.
- *Exercice 3 :* prenez un livre et lisez les lignes blanches entre les lignes imprimées. Faites cela sur 1 ou 2 pages.

> Mercredi = 15 minutes d'exercice de « palming »

- *Explication :* placez sur vos yeux fermés vos paumes en forme de coque, les doigts joints ne laissant pas passer la lumière. C'est la combinaison de la chaleur et de l'obscurité qui aide à reposer les yeux.

> Jeudi = 15 minutes de marche rapide fractionnée

> Vendredi = 15 minutes de yoga des yeux

> Samedi = 15 minutes d'exercice de « palming »

> Dimanche = 15 minutes de vélo

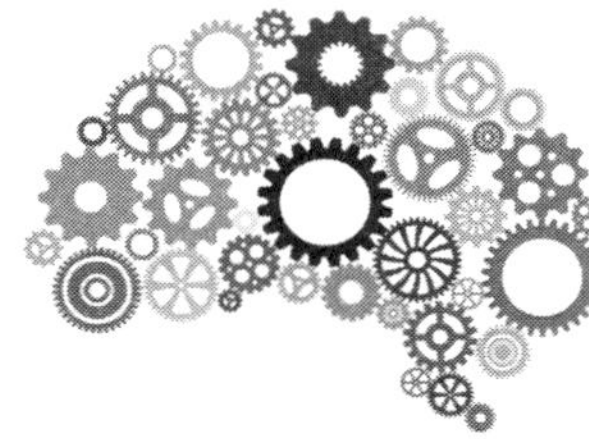

VOUS ÊTES TÉLÉPATHE OU EXTRAORDINAIREMENT INTELLIGENT
comme Phénix ou Têtard Gris de Ben 10

Le truc

En plus, rien ne vous atteint, vous ne doutez jamais, vous avez un mental d'acier. The winner.

Vos armes secrètes

1. *Suivez notre programme « cerveau »* (p. 139).
2. *Recommencez* le lendemain.
3. *Et tous les jours* de votre vie.

Votre programme d'entraînement spécial QI intersidéral

> Lundi = 15 minutes de course à pied
> Mardi = 15 minutes d'exercice de mémorisation (apprendre un poème)
> Mercredi = 15 minutes d'exercice de stimulation cérébrale (sudoku chronométré)
> Jeudi = 15 minutes de shadow boxing
> Vendredi = 15 minutes d'exercice de mémorisation (réciter le fameux poème appris mardi)
> Samedi = 15 minutes d'exercice de stimulation cérébrale (calcul mental : additions, soustractions, multiplications, divisions… on vous appellera Macintosh)
> Dimanche = 15 minutes de marche rapide fractionnée

VOUS ÊTES INVISIBLE
comme Harry Potter dans sa cape, bon, OK…
ce n'est pas un superhéros, mais un magicien, c'est encore plus fort !

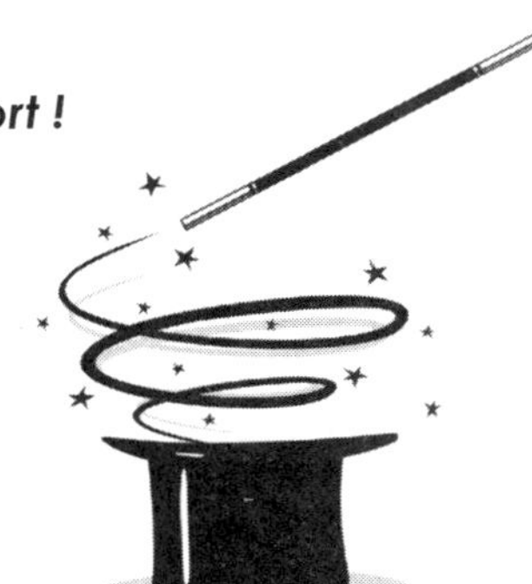

Le truc

Pour dire les choses clairement, vous vous sentez plus proche de la taille 48 que de la tige longue et fine. Mais ça, c'était avant. Tout va changer : vous allez vous affiner. Des milliers et des millions même y sont arrivés avant vous, pourquoi pas vous ?

Vos armes secrètes

1. *Suivez notre programme « brûle-graisses »* (p. 124).
2. *Appliquez aussi les conseils de notre programme « cellulite »* (p. 133).
3. *Dormez 7 h 30 à 8 heures par nuit* (et au moins 2 heures de plus si vous êtes un/une ado !).

Votre programme d'entraînement spécial cape d'invisibilité
> Lundi = 15 minutes de course à pied fractionnée
> Mardi = 15 minutes de gainage
> Mercredi = 15 minutes de natation
> Jeudi = 15 minutes de corde à sauter
> Vendredi = 15 minutes de gainage
> Samedi = 15 minutes de palmage à la piscine
> Dimanche = 15 minutes de stretching

VOUS AVEZ DES ABDOS DE FOLIE *comme Batman*

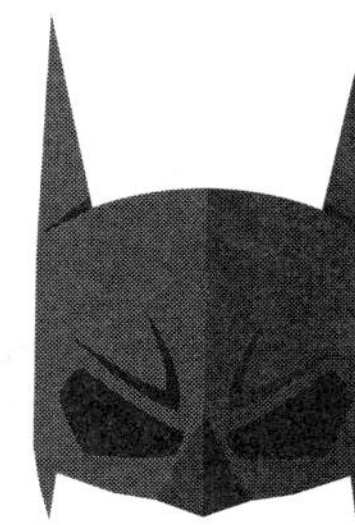

Le truc
Si vous êtes tout à fait honnête, vous êtes plutôt en mode « flan aux pruneaux » côté abdos. Regardez-les bien, parce que d'ici quelques semaines ce flan pâlot aura cédé la place à une belle plaquette de chocolat. Encore meilleur !

Vos armes secrètes
1. *Consommez des protéines au petit-déjeuner* (œuf, jambon, fromage frais...).
2. *Consommez des protéines dans l'heure qui suit un entraînement* sportif intensif.
3. *Essayez une ceinture d'électrostimulation* (en plus du sport, pas à la place !).

Votre programme d'entraînement spécial plaquettes de chocolat
> Lundi = 15 minutes d'abdos
> Mardi = 15 minutes de course à pied fractionnée
> Mercredi = 15 minutes de corde à sauter
> Jeudi = 15 minutes de gainage
> Vendredi = 15 minutes de respiration ventrale
> Samedi = 15 minutes d'abdos
> Dimanche = 15 minutes de gainage

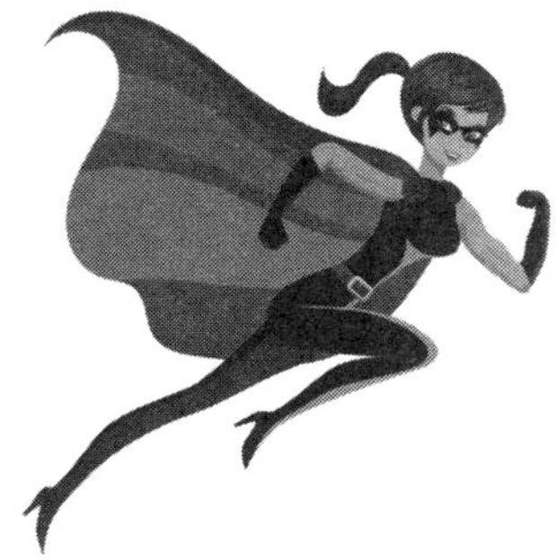

VOUS COUREZ SUPER-VITE *comme Flash Gordon*

Le truc

Vous souhaitez courir plus vite ? Être vif comme l'éclair ? Dépasser Usain Bolt ?

Vos armes secrètes

1. *Suivez notre programme « brûle-graisses » (p. 124).*
2. *Pratiquez des exercices explosifs.*
3. *Gagnez en masse musculaire sèche.*

Votre programme d'entraînement spécial Usain Bolt

- > Lundi = 15 minutes de course à pied fractionnée
- > Mardi = 15 minutes de corde à sauter
- > Mercredi = 15 minutes de squat
- > Jeudi = 15 minutes de gainage
- > Vendredi = 15 minutes de shadow boxing
- > Samedi = 15 minutes de course à pied fractionnée
- > Dimanche = 15 minutes d'étirement des membres inférieurs

45 PROBLÈMES ET SOLUTIONS « ALIMENTS & EXERCICE PHYSIQUE »

Nous avons conçu pour vous des programmes « Le jour parfait » simples, accessibles, comprenant :

UN VOLET « ALIMENTATION »

> 1 liste de courses à photocopier (ou à télécharger p. 360).
> + les aliments conseillés et ceux qu'il vaut mieux éviter.
> + 1 jour de menus parfaits.

Si vous n'aimez pas l'un des aliments de vos menus, remplacez-le par un autre, de même catégorie (on ne remplace pas un légume vert par des pâtes !) à piocher parmi les aliments conseillés.

✓ *Le + du coach*. Chaque aliment a sa raison de figurer dans la liste. Soit parce que c'est, par exemple, un champion en fibres (constipation), un indispensable pour l'équilibre acido-basique (courbatures, maux de dos), une excellente source de protéines maigres (minceur, brûle-graisses), une mine de composés phytochimiques protecteurs, etc.

✓ Pour un maximum de résultats, essayez de varier le plus possible votre alimentation dans le cadre de ces listes.

UN VOLET « EXERCICE PHYSIQUE »

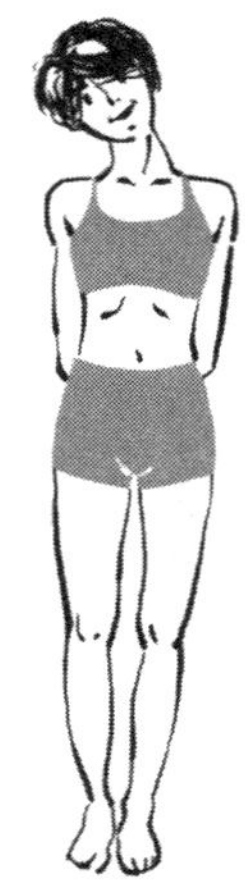

> Pourquoi et comment l'activité physique peut vous faire du bien dans votre cas précis ?
> + « 15 minutes par jour » d'exercice sur mesure : c'est le temps qu'il suffit de consacrer à ces exercices pour régler votre problème.
> + des conseils pas à pas pour bien positionner son corps, faire les bons mouvements et, évidemment, ne pas se faire mal.
> + des astuces indispensables comme le rappel des étirements, le timing précis pour les séances de fractionné, etc.
> + des dessins en grand format pour bien voir chaque mouvement.

Quand on y pense, c'est quoi 15 minutes ? Dans certains cas, il est possible de morceler ce « budget temps » au fil de la journée, dans d'autres cas, ce n'est pas possible.

✓ *Le + du coach.* Certaines activités réclament une organisation stricte : inscription à un cours, etc. (équitation, cours de danse, de natation…). Dans ce cas, évidemment, nous sortons du cadre des « 15 minutes » et cela devient un sport chaudement recommandé mais que vous ne ferez probablement qu'une fois par semaine. Aussi, cela n'exonère en rien vos « 15 minutes par jour » qu'il faudra de toute façon accomplir. C'est pourquoi pour chaque problème nous vous recommandons une solution « 15 » à faire chaque jour, à la maison ou juste autour de chez vous. C'est ce rendez-vous sur mesure et quotidien qui vous aidera à éloigner les maux de dos, la constipation, les maux de tête.

✓ Étant entendu que bien évidemment, 15 minutes représentent un temps « minimal » : si vous souhaitez faire plus, libre à vous !

UN VOLET « GESTION DES ÉMOTIONS »

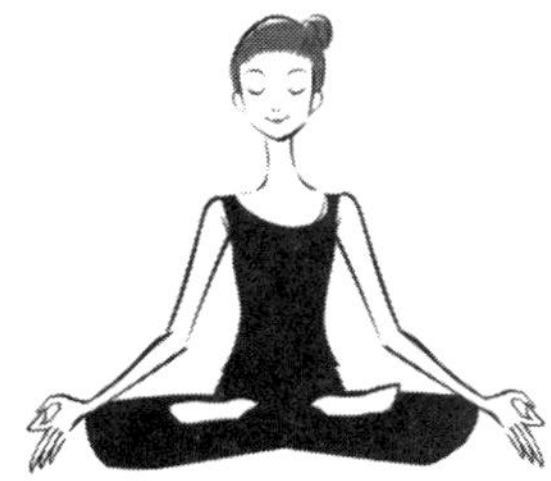

> Des automassages pour accélérer le transit intestinal ou déloger des amas graisseux rebelles.
> + des pauses magiques de 1 minute de respiration profonde.
> + un sommeil réparateur, pas de coucher trop tardif.

Parce que le stress, la colère, la frustration et la contrariété se liguent parfois sournoisement au bureau, à la maison ou ailleurs pour nous en mettre « plein le dos » ou « nous fatiguer », il est évident qu'il faut s'occuper de cet aspect également au quotidien.

✓ *Le + du coach*. Nous vous suggérons aussi des moments de balade, de calme, de réflexion, de lecture… juste des petits moments à vous. Ils n'ont l'air de rien mais ne les négligez jamais : ils ponctuent nos journées, offrent des « points » ou au moins des « virgules » entre deux phrases (= deux choses urgentes à faire) et évitent bien des stress, des épuisements, des douleurs (migraine, torticolis, dos bloqué…) dus aux crispations involontaires de nos muscles.

ET AUSSI

> Des infusions détox et/ou sur mesure.
> Des conseils en +.

ANXIÉTÉ, STRESS

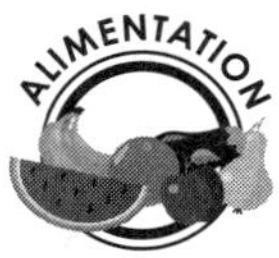

Lorsque le stress, inévitable, se conjugue à un mauvais équilibre de la glycémie (taux de sucre dans le sang), son impact est nettement plus violent. Par ailleurs, lui-même désorganise tout, perturbe le fragile équilibre hormonal et sape les messages apaisants qu'essaient de s'échanger les neurones. Des aliments consolidant tous ces points névralgiques ne peuvent qu'aider à mieux supporter les soucis, petits et grands, de la vie quotidienne. Tenez compte des sensibilités personnelles. Par exemple, les personnes hypersensibles à la caféine peuvent subir de véritables crises d'angoisse rien qu'en consommant… 1 seule tasse de café !

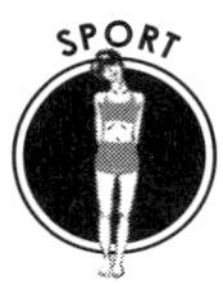

Par ailleurs, le stress cause souvent irritabilité et troubles du sommeil. Quoi de plus efficace qu'une activité physique pour évacuer ces maux ? Le *shadow boxing* est idéal pour se défouler sans risquer de se faire blesser par un adversaire (contrairement aux sports de combat). Seul devant un miroir, l'endurance sera hautement sollicitée avec des enchaînements de coups pieds et poings, une solution radicale pour vidanger le stress. La *zumba* est également un excellent choix pour celles (et ceux !) qui souhaitent se défouler sur un rythme endiablé. Moins éprouvants pour le corps mais tout aussi efficaces, *qi gong* et *yoga* éliminent les tensions grâce à un véritable travail sur la concentration, les postures et le souffle.

VOTRE LISTE DE COURSES (à photocopier et à emporter dans votre poche ou à télécharger, voir p. 360)

Petit-déjeuner	Déjeuner	Dîner	Et bien sûr…
❒ Thé ❒ Œufs ❒ Bacon ❒ Pain complet aux céréales (du boulanger) ❒ Pomme à cuire (reinette, golden ou pink lady) ❒ Amandes effilées	❒ Soupe de potiron maison (ou surgelée) ❒ Pavé de saumon (frais ou surgelé) ❒ Épinards à la crème (frais ou surgelés)	❒ Lentilles (1 petite boîte) ❒ Jambon de Paris (à la coupe chez le boucher/charcutier) ❒ Endive ❒ Brisures de noix ❒ Quinoa ❒ Lait demi-écrémé (ou lait végétal d'amande) ❒ Flacon d'extrait de vanille (rayon pâtisserie)	❒ Infusions (verveine, aubépine, lavande, fleur d'oranger) ❒ Chocolat noir ❒ Huile d'olive ❒ Huile de noix ❒ Vinaigre de vin (ou de cidre) ❒ Sel ❒ Poivre

☺ ALIMENTS CONSEILLÉS

- Céréales complètes (pain complet, pâtes complètes, riz brun, flocons d'avoine, muesli sans sucre ajouté…)
- Amandes+++, noix, noisettes, noix de cajou et fruits séchés (figue, pomme…)
- Lentilles, haricots secs+++
- Légumes verts aux feuilles foncées (type épinards)+++
- Céleri
- Fruits (tous, notamment orange++)
- Saumon, thon, anguille, maquereau… +++
- Huiles de noix, d'olive
- Chocolat noir (un peu) (= magnésium, substances euphorisantes)
- Foie, jambon (et viande de porc)
- Fruits de mer (surtout coquillages et notamment bulots)
- Germe de blé, levure de bière, coriandre
- Vanille (gousse, extrait naturel)
- Eau minérale riche en magnésium. Soit au moins 1,5 litre par jour. Vous pouvez l'utiliser pour préparer du thé, des infusions… +++
- Infusion de lavande, de verveine, d'aubépine, de fleur d'oranger, ou alors thé, déthéiné si possible (préférable au café), rooibos, tous mélanges dits « sans caféine »

☹ ALIMENTS DÉCONSEILLÉS

- Bonbons, sucreries
- « Faux sucres » : édulcorants de synthèse (surtout l'aspartame)
- Glutamate (un additif fréquent dans les plats préparés industriels)
- Pain, pâtes, farine et riz blancs… tous les aliments raffinés
- Alcool (excès)
- Café (épuise les neurones)
- Aliments industriels « bas de gamme », « 1er prix », bourrés d'additifs (notamment de conservateurs susceptibles de perturber la flore intestinale)

LE CONSEIL EN +

De nombreux médicaments peuvent provoquer de l'anxiété. Somnifères, anxiolytiques, molécules pour le cœur, ou encore contre le rhume ou les douleurs… Regardez la notice !

LE COACH VOUS RECOMMANDE

Shadow boxing
Marche nordique
Qi gong

LE JOUR PARFAIT

PETIT-DÉJEUNER

- Thé nature
- Œuf coque et bacon (mouillette)
- 1 pomme cuite avec quelques amandes effilées

15 MINUTES

LE SHADOW BOXING

✓ *Si vous n'avez pas le temps ce matin, vous pouvez faire l'exercice le soir avant le dîner pour vous débarrasser de l'anxiété du jour.*

- Face à un miroir, prenez vos distances en reculant de 1,50 mètre. Tenez-vous en position boxeur : jambe d'appui en avant d'un pas, les poings serrés devant le visage.
- Enchaînez 3 sessions de 3 minutes pendant lesquelles vous allez donner des coups de poing face au miroir. Il s'agit d'un exercice cardio : le rythme d'enchaînement de vos coups doit impérativement être rapide.

Alternez avec 3 mouvements différents :

- Les directs : bras tendus devant vous, vous punchez le visage de votre adversaire virtuel.
- Les crochets : le coup vient latéralement et vous frappez la joue de votre adversaire virtuel.
- Les uppercuts : le coup vient de bas en haut et vous frappez le menton de votre adversaire virtuel.

Réservez-vous des périodes de 2 minutes de récupération entre chaque session. Pour les plus à l'aise avec ce type d'exercice, vous pouvez tenir dans vos mains des petits haltères, ou des petites bouteilles d'eau de 50 cl (pleines !).

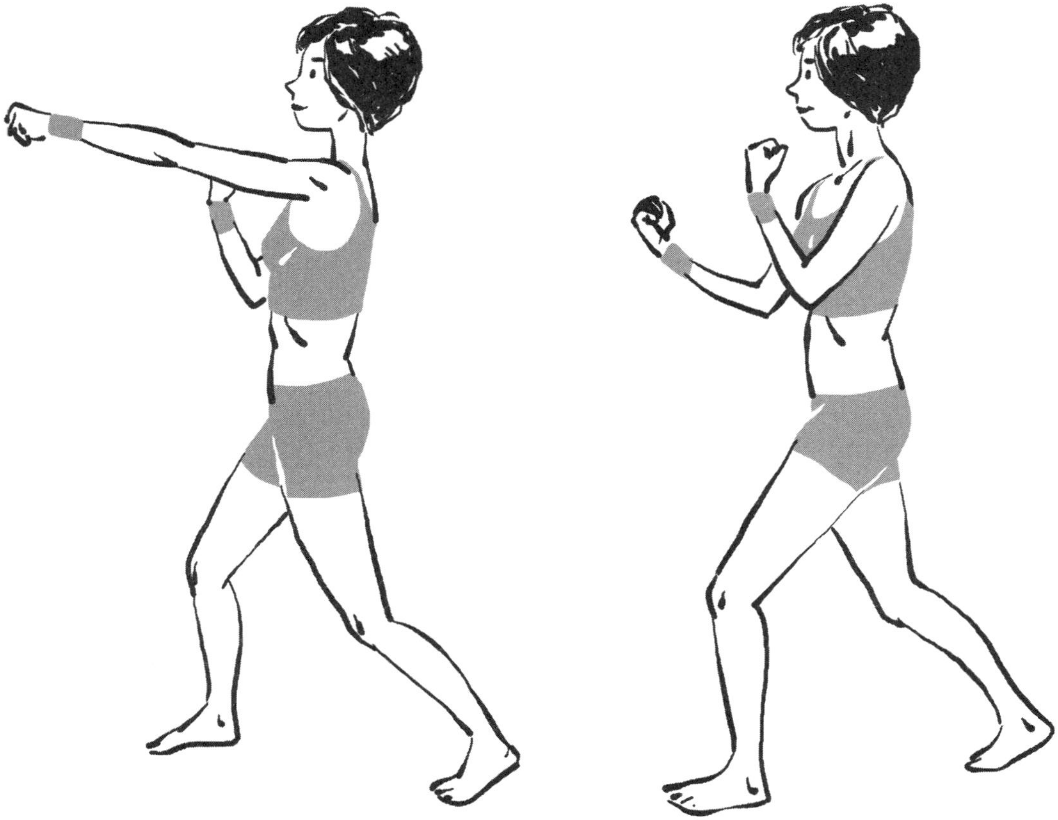

MA TISANE MAGIQUE

Infusion de lavande

DÉJEUNER

- Soupe de potiron
- Pavé de saumon grillé ou cuit au four, épinards à la crème
- Verveine gourmande : infusion de verveine, 1 carré de chocolat noir

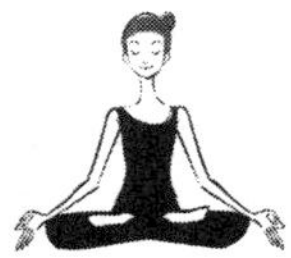

1 minute de pause magique

Fermez les yeux pour vous extraire à la fois de l'espace et du temps, et respirez profondément, tranquillement. Forcez-vous absolument à ne penser à RIEN. Laissez venir une idée ou une intuition si elle vient (elle n'a aucune chance si vous restez tendu comme une arbalète face à l'événement anxiogène). Sinon aucune importance, vous aurez au moins pu respirer. Un peu.

COLLATION

- Infusion de verveine ou de lavande
- 6 amandes
- 2 carrés de chocolat noir

DÎNER

- Salade de lentilles tièdes avec jambon de Paris
- Salade d'endives avec brisures de noix, vinaigrette à l'huile de noix
- Quinoa au lait vanillé (comme du riz au lait mais fait avec du quinoa)
- Infusion de fleur d'oranger

ARTHROSE, ARTHRITE, RHUMATISMES

L'assiette influence grandement notre propension à faire, ou non, des inflammations. Les oméga 3, par exemple, sont d'exceptionnels anti-inflammatoires. Tandis que d'autres graisses, moins recommandables, font exactement l'inverse : elles favorisent la production de molécules inflammatoires par l'organisme, aggravant la douleur. Certaines molécules naturellement présentes dans les os sont également bien utiles, comme la glycine, l'arginine, la glutamine et une quantité astronomique de minéraux (vive les bouillons d'os ou de poulet maison !), raison pour laquelle le « bouillon d'os » est très en vogue chez les adeptes de l'alimentation paléo.

Côté activité physique, contrairement aux idées reçues, sport et arthrose sont compatibles et une pratique régulière d'une activité physique permet d'éviter les articulations ankylosées. *Marche*, *natation* et *yoga* sont recommandés pour maintenir la souplesse des articulations atteintes par la maladie et stimuler la réparation des cartilages. Parallèlement, quelques exercices de *stretching* pour étirer vos muscles préserveront la souplesse des articulations. Sauf en cas de crise aiguë, une activité sportive douce et régulière est votre meilleure alliée pour apaiser les symptômes.

VOTRE LISTE DE COURSES (à photocopier et à emporter dans votre poche ou à télécharger, voir p. 360)

Petit-déjeuner	Déjeuner	Dîner	Et bien sûr...
❒ Thé vert	❒ Asperges	❒ Foie de morue	❒ Infusions (cassis, menthe, reine-des-prés)
❒ Muesli	❒ Blanc de poulet	❒ Endives	❒ Chocolat noir
❒ Lait de soja	❒ Ratatouille	❒ Noix	❒ Miel
❒ Poudre de réglisse	❒ Riz basmati	❒ Poire	❒ Huile d'olive
❒ 1 barquette de cassis, groseilles ou autres baies (ou 1 sachet de baies surgelées)	❒ Ananas frais	❒ Infusion de gingembre	❒ Huile de noix
			❒ Vinaigre de vin (ou de cidre)
			❒ Sel
			❒ Poivre
			❒ Curcuma

☺ ALIMENTS CONSEILLÉS

- Fruits et légumes méditerranéens en grande quantité (5 à 10 portions par jour)++++
- Choux, brocoli, chou-fleur, chou de Bruxelles, et tous légumes de la famille des crucifères (poireau, cresson, navet, radis rose ou noir…)
- Ananas, pomme, cassis et tous les petits fruits rouges et noirs (baies)++++
- Raisin, raisins secs
- Amandes, noisettes, noix, noix du Brésil
- Asperge, céleri, persil
- Ortie (soupe, salade…)
- Gingembre (racine fraîche), curcuma, cannelle, clou de girofle, origan, graines de sésame, piment, origan, romarin, réglisse
- Huiles de colza, de noix et d'olive
- Foie de morue + son huile
- Maquereau, saumon, anguille, sardine
- Alimentation à forte dominante végétale et à IG* bas ou modéré. Pour les féculents : riz basmati, quinoa, sarrasin, châtaigne, avoine, haricots secs, lentilles, pois…
- Miel (extrait à froid)
- Vinaigre de cidre
- Viande blanche, poulet, lapin (en quantité raisonnée)
- Os, bouillon d'os (maison ! surtout pas en cube déshydraté)
- Eau en grande quantité (si vous n'aimez pas trop boire de l'eau plate simple, préparez à la maison des eaux infusées amusantes, des bouillons légers de fruits ou de légumes, des infusions sans caféine à base de mélanges de plantes délicieux : cassis, menthe, reine-des-prés…)

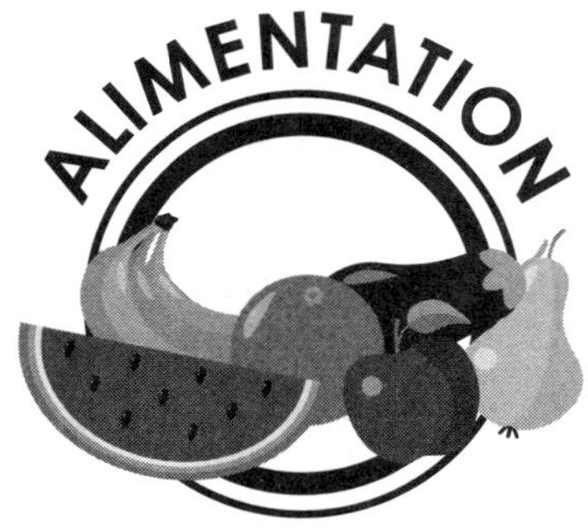

* IG = index glycémique.

☹ ALIMENTS DÉCONSEILLÉS

- Excès de viande rouge
- Viandes travaillées, surtout si de médiocre qualité (notamment porc, bacon et autres charcuteries contenant divers conservateurs)
- Beurre, produits laitiers, fromage : les protéines et graisses animales génèrent des substances qui peuvent provoquer des douleurs
- Graisses trans (partiellement hydrogénées)
- Maïs, blé et autres céréales contenant du gluten (si intolérance et/ou excès)
- Huiles de tournesol, maïs, carthame, pépins de raisin
- Tous les aliments raffinés et/ou à IG élevé : pain blanc, riz blanc, galettes de riz soufflé, biscuits…
- Toutes les sucreries et produits sucrés.
- Alcool
- Boissons sucrées, eaux aromatisées industrielles

LE CONSEIL EN +

Attention au déséquilibre acido-basique : consommez chaque jour de grandes quantités de légumes verts et d'eau, et pédale douce sur les protéines (surtout animales).

LE COACH VOUS RECOMMANDE

Stretching
Aquagym
Marche

LE JOUR PARFAIT

PETIT-DÉJEUNER

- Thé vert
- Muesli au lait de soja avec un peu de poudre de réglisse
- ½ barquette de cassis, groseille ou autres baies (hors saison, décongeler un bol de fruits rouges et noirs)

LE STRETCHING

Si vous n'avez pas le temps ce matin, vous pouvez faire l'exercice le soir avant le dîner.

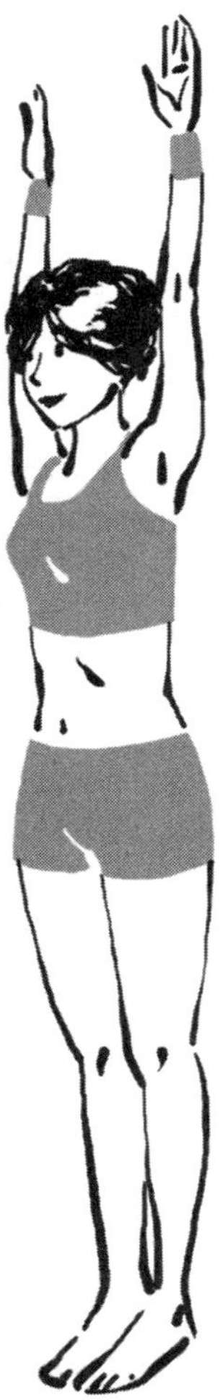

Mouvement n° 1 :

▸ Bras tendus vers le ciel, vous tirez sur vos mains tout en gardant les épaules les plus basses possibles et les talons bien ancrés dans le sol. Maintenez la position pendant 30 secondes.

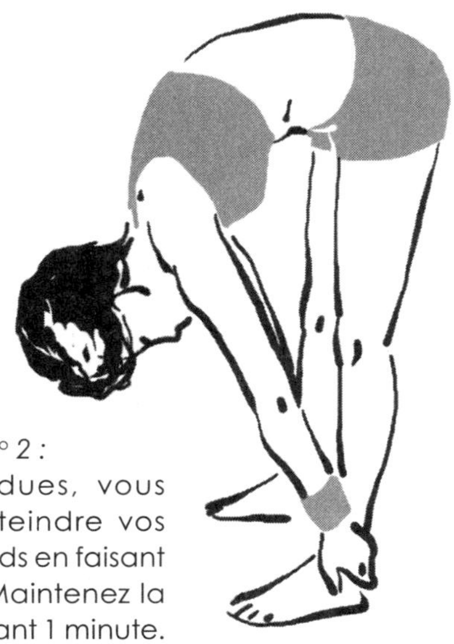

Mouvement n° 2 :

▸ Jambes tendues, vous essayez d'atteindre vos pointes de pieds en faisant le dos rond. Maintenez la position pendant 1 minute.

Mouvement n° 3 :

▸ Faites 5 tours avec votre tête dans un sens puis dans l'autre. Évitez de forcer sur les cervicales par des mouvements trop appuyés vers l'arrière. Conservez les yeux ouverts pour éviter d'être étourdie.

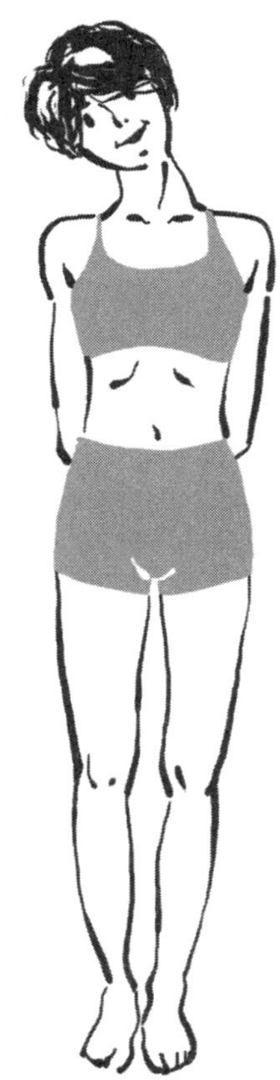

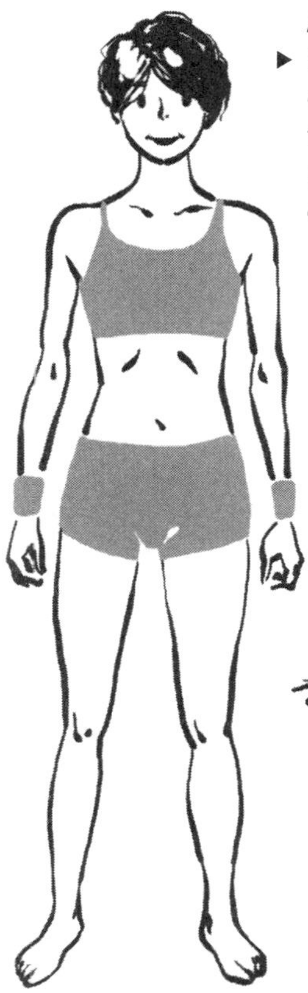

Mouvement n° 4 :

- En conservant les bras le long du corps, vous effectuez des rotations d'épaules dans un sens puis dans l'autre. 10 tours dans chaque sens.

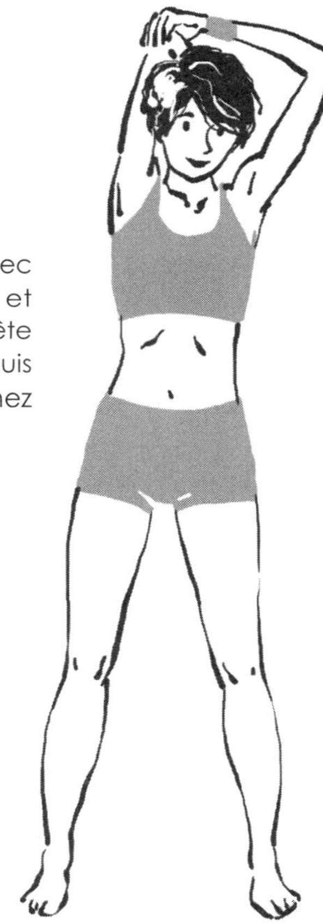

Mouvement n° 5 :

- Attrapez votre coude avec votre main opposée et tirez-le derrière votre tête pendant 30 secondes puis changez de bras et tenez encore 30 secondes.

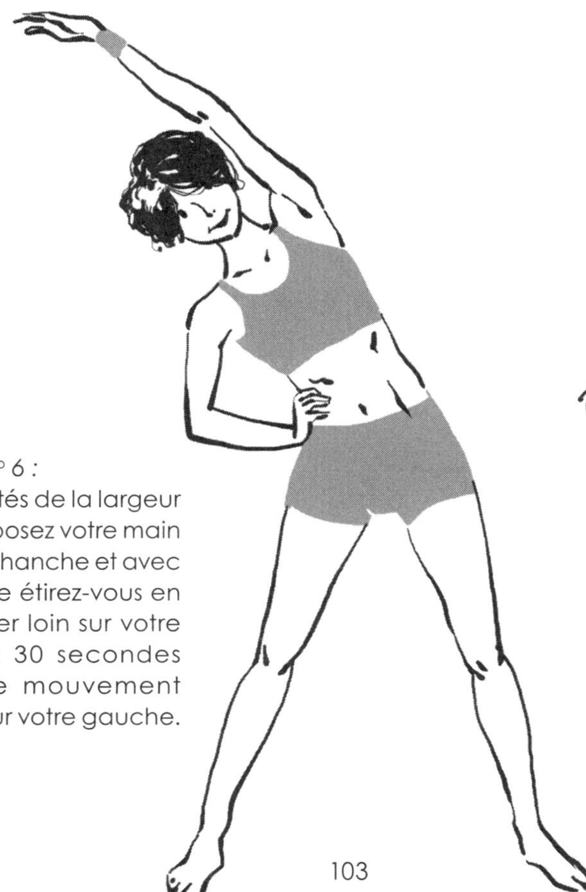

Mouvement n° 6 :

- Les pieds écartés de la largeur des hanches, posez votre main droite sur votre hanche et avec le bras gauche étirez-vous en allant chercher loin sur votre droite. Tenez 30 secondes et répétez le mouvement 30 secondes sur votre gauche.

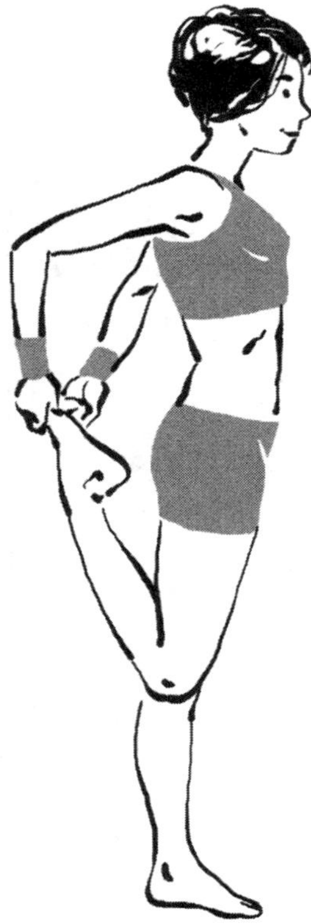

Mouvement n° 7 :

▶ Pliez votre jambe droite en ramenant le talon sur les fesses. Avec vos mains, tirez sur le cou-de-pied pour bien étirer le quadriceps. Tenez-vous à un mur ou à un dossier de chaise pour conserver votre équilibre. Gardez la position 30 secondes par jambe.

Mouvement n° 8 :

▶ Appuyez-vous contre un mur, reculez une jambe en conservant les 2 talons au sol, en particulier sur la jambe arrière. Étirez votre mollet en vous penchant vers l'avant. Tenez la position 30 secondes et changez de jambe.

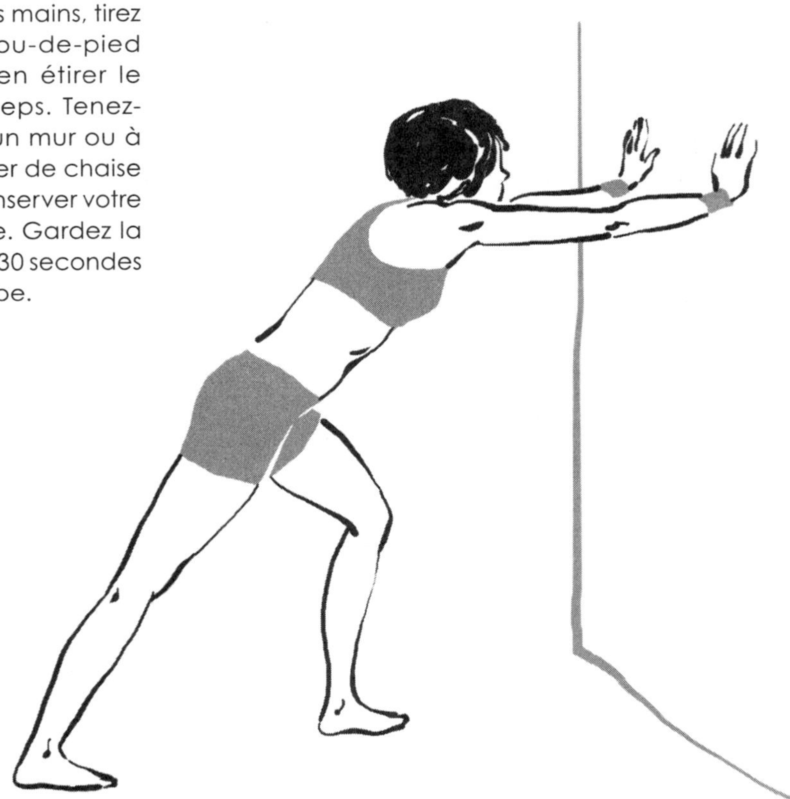

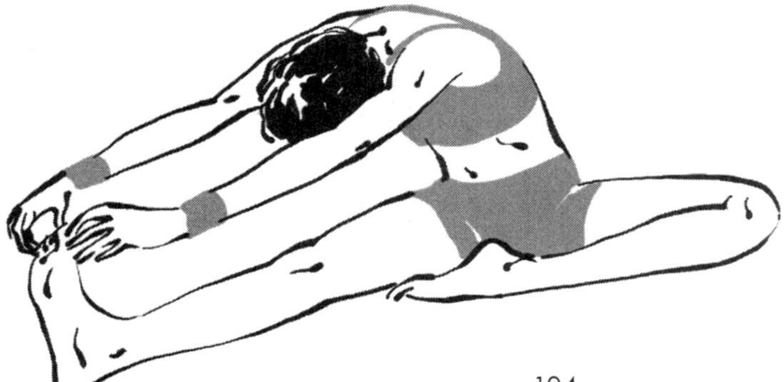

Mouvement n° 9 :

▶ Assis au sol, la première jambe repliée sur l'aine, la seconde tendue devant vous. Avec vos mains attrapez votre pointe de pied. Tenez la position 30 secondes et changez de jambe.

Mouvement n° 10 :

- Assis au sol, la première jambe est tendue devant vous. Votre deuxième jambe croise la première au niveau de genou. Attrapez votre genou et tirez-le vers vous pour étirer votre fessier. Maintenez la position 30 secondes et changez de jambe.

Mouvement n° 11 :

- Reprenez le mouvement n° 10 et effectuez une vrille des épaules pour étirer les hanches d'un côté puis de l'autre, 30 secondes à chaque fois.

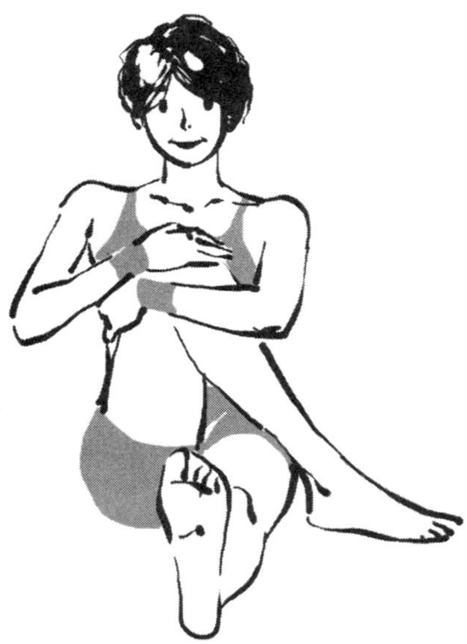

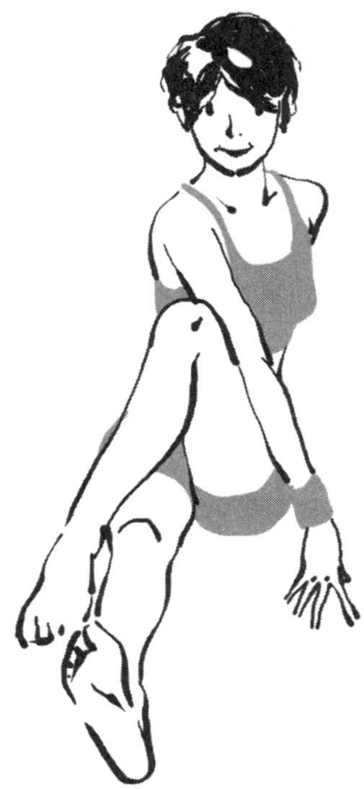

Mouvement n° 12 :

- Face au sol, repliez une jambe sous vous et l'autre tendue derrière. Effectuez une pression avec votre bassin pour étirer le muscle arrière de la cuisse. Maintenez 30 secondes par jambe.

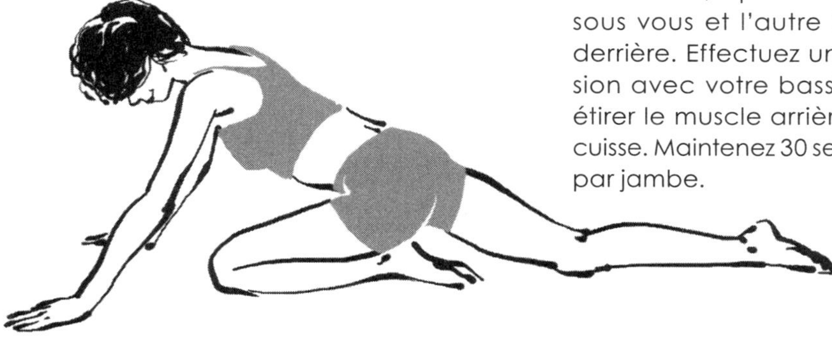

Mouvement n° 13 :

- Effectuez 10 rotations de cheville, dans un sens puis dans l'autre pour chaque cheville.

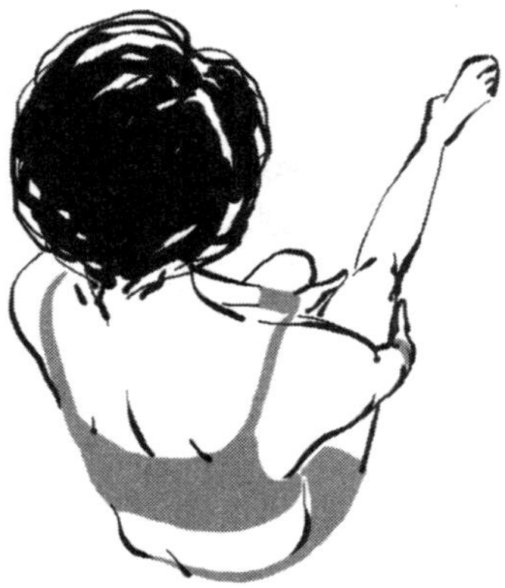

Mouvement n° 14 :

- Allongé sur le dos au sol, tendez une jambe et ramenez la seconde sur votre ventre. Attrapez votre genou avec vos mains et tirez vers vous. Tenez la position 30 secondes et changez de jambe.

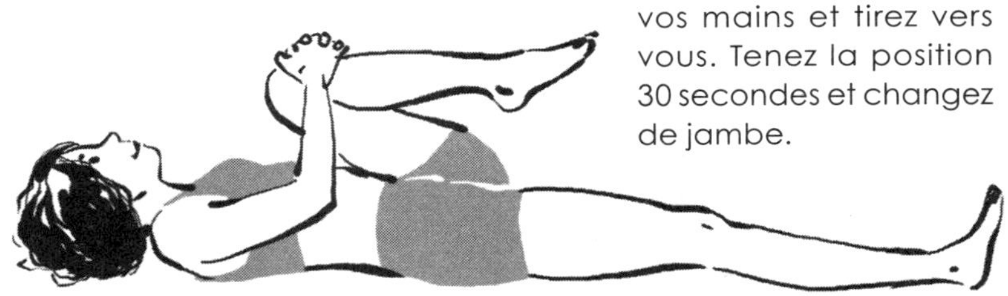

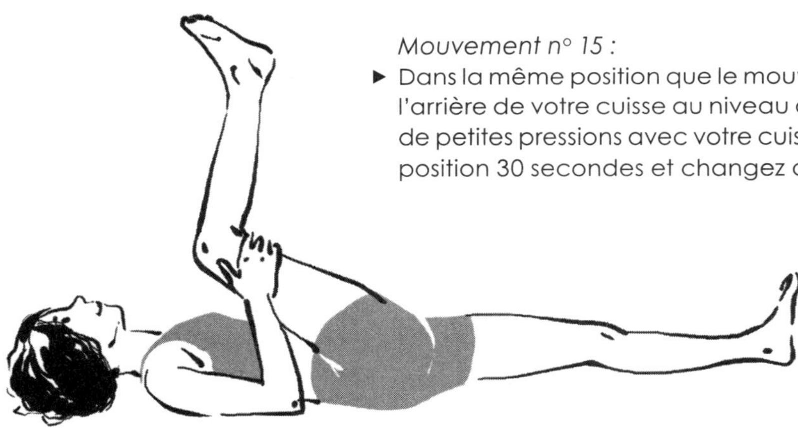

Mouvement n° 15 :

- Dans la même position que le mouvement n° 14, attrapez l'arrière de votre cuisse au niveau du genou et effectuez de petites pressions avec votre cuisse vers le ciel. Tenez la position 30 secondes et changez de jambe.

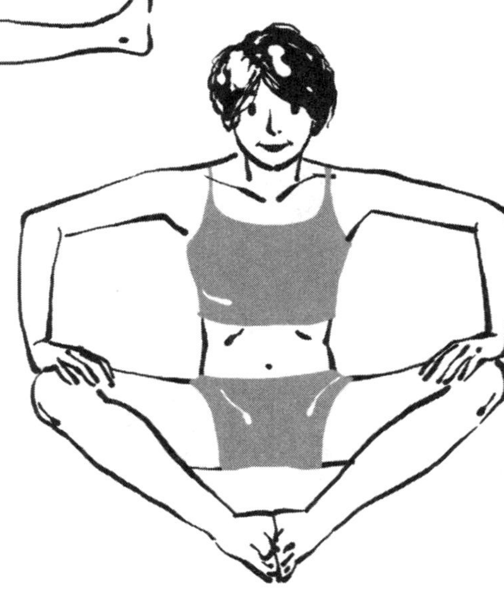

Mouvement n° 16 :

- Assis en tailleur, joignez vos 2 plantes de pied. Avec vos mains, effectuez de petites pressions sur vos genoux pour écarter les cuisses et étirer les adducteurs. Maintenez la position 30 secondes.

MA TISANE MAGIQUE
Infusion de menthe

½ heure avant le repas, mélangez dans un verre 1 c. à c. de vinaigre de cidre et ½ c. à c. de miel, remplissez d'eau.

DÉJEUNER

- Asperges vinaigrette olive/colza
- Poulet au curcuma, ratatouille et riz basmati
- Ananas frais (2 tranches)

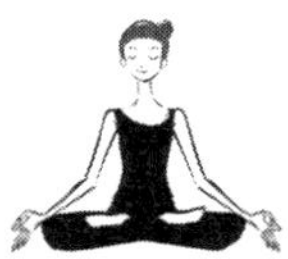

1 minute de pause magique

Fermez les yeux pour vous extraire à la fois de l'espace et du temps, et respirez profondément, tranquillement.

COLLATION

- Infusion de cassis
- 3 amandes
- 3 noix

½ heure avant le repas, mélangez dans un verre 1 c. à c. de vinaigre de cidre et ½ c. à c. de miel, remplissez d'eau.

DÎNER

- Tartine de foie de morue (+ son huile)
- Salade d'endive aux noix
- Poire pochée
- Infusion de reine-des-prés

MASSAGE AROMA

Massez doucement vos articulations douloureuses avec un mélange d'huile végétale + huiles essentielles « spécial arthrose », comme la gaulthérie couchée ou le romarin à camphre.

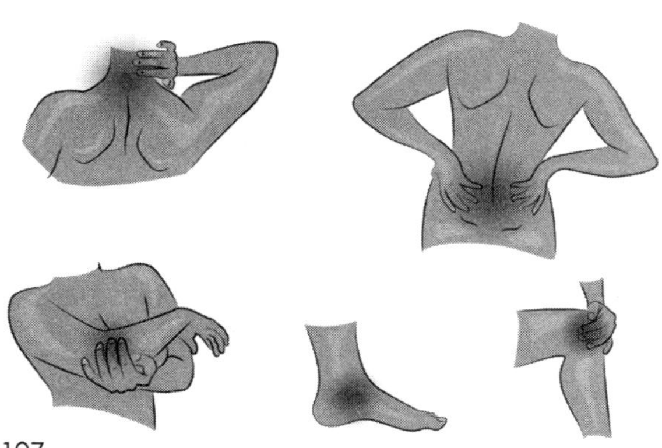

ASTHME

Les asthmatiques ont besoin de beaucoup de vitamine C (moins leurs poumons en renferment, plus ils sont susceptibles de faire une crise) ainsi que d'antioxydants en général, ne serait-ce que pour lutter efficacement contre la pollution atmosphérique. Par ailleurs, les aliments allergisants (y compris certains additifs) sont capables de favoriser une crise. Enfin, la composante inflammatoire est essentielle dans l'asthme : consommer fréquemment des aliments riches en oméga 3 anti-inflammatoires, espace et allège les crises. Maintenant que vous savez tout ou presque, il n'y a plus qu'à remplir judicieusement votre assiette !

Côté activité physique, elle est vivement préconisée aux personnes asthmatiques. Il est néanmoins primordial de connaître son état général de santé et son degré d'asthme afin de mesurer l'effort à fournir et ne pas engendrer de gêne respiratoire. Le médecin recommandera dans certains cas l'inhalation d'un médicament bronchodilatateur quelques minutes avant d'entamer l'activité physique. Afin de ne pas bousculer la fréquence cardiaque et solliciter trop brutalement les fonctions respiratoires, choisissez des sports exigeants sur la durée mais ne provoquant pas de pics cardio. La *marche nordique* ou la *danse classique*, par exemple, permettront de solliciter l'ensemble des muscles et d'accroître l'endurance. À terme, ces activités auront un réel effet bénéfique sur le renforcement des muscles respiratoires. Attention à certains sports comme la natation ou l'équitation : ils peuvent être déconseillés en raison des produits mis dans l'eau (chlore…) ou des poils des chevaux pouvant provoquer des irritations respiratoires. Même chose pour le froid : évitez les sorties running les jours où il fait moins de 0 °C

VOTRE LISTE DE COURSES (à photocopier et à emporter dans votre poche ou à télécharger, voir p. 360)

Petit-déjeuner	Déjeuner	Dîner	Et bien sûr…
❒ Thé (ou café)	❒ Soupe miso	❒ Chili con carne	❒ Infusions (eucalyptus, lierre, lavande, thym)
❒ Pain aux céréales	❒ Sashimi, gingembre, wasabi ou raifort	❒ Salade, noix du Brésil	❒ Chocolat noir
❒ Beurre	❒ Framboises	❒ Crème au chocolat	❒ Huile d'olive
❒ Miel			❒ Huile de noix
❒ Kiwis (ou clémentines)			❒ Vinaigre de vin (ou de cidre)
			❒ Sel
			❒ Poivre

☺ ALIMENTS CONSEILLÉS

- Poissons gras (saumon, maquereau…)
- Noix (surtout du Brésil)
- Poulet
- Fruits de mer
- Fruits et légumes, surtout riche en vitamine C comme le chou (kale+++), le persil, tous les fruits frais, les agrumes, kiwi+++
- Baies (petits fruits rouges et noirs), ananas
- Fruits secs, chocolat noir (2 carrés/jour c'est suffisant !)
- Légumes secs, pain complet, céréales complètes
- Oignon, ail, réglisse
- Anis, fenouil, ortie
- Eau minérale riche en magnésium
- Café fort (en cas de crise, la caféine aide à « ouvrir » les bronches)+++
- Thé, chocolat à boire
- Infusions d'eucalyptus, lierre, lavande, thym

☹ ALIMENTS DÉCONSEILLÉS

- Produits laitiers
- Aliments réputés allergisants ou susceptibles de provoquer des réactions respiratoires (lait, œuf, poisson, noix, chocolat, cola…)

LE CONSEIL EN +

Évitez au maximum les polluants d'une manière générale : bien sûr, ceux que vous respirez (pollution atmosphérique, tabagisme passif ou actif) mais aussi ceux que vous avalez (aliments industriels, notamment emballés dans un packaging en plastique) ou appliquez chaque jour sur votre peau (cosmétiques, gels douches, parfums…).

LE COACH VOUS RECOMMANDE

Marche rapide fractionnée
Ski de fond
Danse classique ou moderne

LE JOUR PARFAIT

PETIT-DÉJEUNER

Thé (ou café)
3 tranches de pain aux céréales, beurre, miel
2 kiwis (ou 2 clémentines)

15 MINUTES — MARCHE RAPIDE FRACTIONNÉE

- Alternez des phases de marche rapide et des phases plus lentes.
- Commencez par marcher d'un bon pas pendant 5 minutes pour augmenter progressivement votre fréquence cardiaque.
- Puis, pendant 3 minutes, accélérez le pas en marchant au moins 2 fois plus vite. Maintenez un rythme régulier pendant ces 3 minutes, puis relâchez votre effort en ralentissant votre rythme de moitié pendant 2 minutes.
- Reprenez ensuite votre marche plus rapide pendant à nouveau 3 minutes avant de faire redescendre votre rythme cardiaque en marchant doucement pendant les 2 dernières minutes.

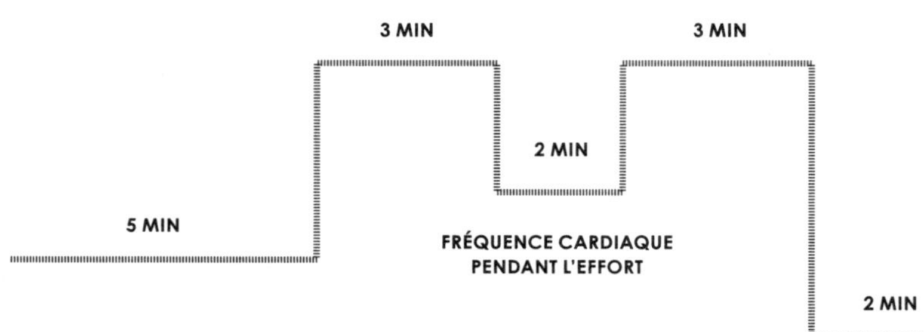

MA TISANE MAGIQUE

Infusion d'eucalyptus

DÉJEUNER

- Soupe miso (ou aux haricots secs)
- Sashimi (poisson cru mariné), gingembre, wasabi ou raifort
- 10 à 15 framboises
- Café

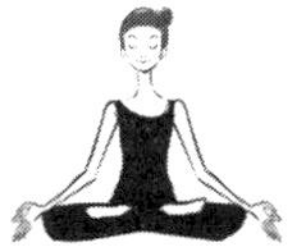

1 minute de pause magique

Fermez les yeux pour vous extraire à la fois de l'espace et du temps, et respirez profondément, tranquillement.

MA TISANE MAGIQUE

Infusion de thym

DÎNER

- Chili con carne
- Salade verte, noix du Brésil
- Crème au chocolat noir
- Infusion de lavande

BALLONNEMENTS

Voir p. 345.

BRAS (TONIFIER)

Côté alimentation, consommation de protéines et masse musculaire sont intimement liées. Mais attention aux carences, il faut avoir une alimentation équilibrée intégrant des protéines d'origines variées. Si la viande rouge est riche en fer, composant essentiel au bon fonctionnement des muscles, les œufs et le fromage blanc apporteront également acides aminés et calcium. Pour que les protéines aient l'effet escompté sur les muscles, il est important de les associer à des glucides à IG bas ou modéré tels que le pain complet, les féculents ou les légumes secs : ils aident à bien assimiler les protéines. Oubliez les régimes dissociés !

Passé le cap de la trentaine, les premiers signes de perte de tonus musculaire apparaissent. La dégradation des fibres d'élastine et de collagène se traduit par une peau moins ferme et nos bras sont les premiers à en pâtir. Ce sont les fameux « bras en drapeau » ou « ailes de chauve-souris » dont les femmes, surtout, ont horreur. Pas de solution miracle, seuls des exercices ciblés vous permettront de combattre le phénomène de la gravité ! Triceps, biceps et épaules peuvent être travaillés indépendamment grâce aux *machines de salles de sport*. En quelques séances, vous noterez déjà des résultats. Des sports plus ludiques peuvent également contribuer à tonifier les bras : *voile, tir à l'arc* ou encore *stand up paddle* vous aideront à garder des bras fermes et galbés. Et surtout, de simples exercices à la maison peuvent déjà raffermir sérieusement la zone et ainsi éviter les « bras en drapeaux ».

VOTRE LISTE DE COURSES (à photocopier et à emporter dans votre poche ou à télécharger, voir p. 360)

Petit-déjeuner	Déjeuner	Dîner	Et bien sûr...
❒ Thé	❒ Chou blanc	❒ Avocat	❒ Infusions (verveine ou rooibos)
❒ Jambon de Paris	❒ Persil	❒ Pot-au-feu	❒ Chocolat noir
❒ Pain aux céréales	❒ Graines de citrouille	❒ Ricotta	❒ Huile d'olive
❒ Yaourt nature ou grec classique	❒ Œufs	❒ Ananas frais	❒ Huile de noix
❒ Framboises	❒ Ratatouille		❒ Vinaigre de vin (ou de cidre)
	❒ Compote de pommes sans sucre ajouté		❒ Sel
			❒ Poivre

☺ ALIMENTS CONSEILLÉS

- Aliments très riches en protéines animales et en zinc – poissons (tous), coquillages et crustacés, les œufs (5 par semaine maxi, avec le jaune surtout), viande (volailles et viande blanche pour le quotidien + 2 plats de viande rouge par semaine) à CHAQUE repas. Recommandés car très riches en créatine (protéines « spécial muscles ») : hareng, porc, bœuf, saumon, thon et morue
- Aliments riches en protéines végétales (pour compléter encore l'apport en protéines) :
  - Céréales : avoine, blé, épeautre, kamut, maïs, millet, orge, quinoa, riz, sarrasin, seigle
  - Légumes secs : coco, dolic, fève, flageolet vert, haricot, lentille, lingot, pois cassé, pois chiche, soja
  - Graines : anis, arachide, citrouille, colza, lin, melon, sésame, soja, tournesol – à grignoter à l'apéritif, comme des cacahuètes, ou à glisser dans les salades, plats, desserts…
  - Oléagineux : amande, cacahuète, noix, noisette, pistache, pignon de pin
  - Autres bonnes graisses : avocat, olive, graines de chia, de sésame, de pavot…
- Eau minérale très riche en magnésium
- Petit-lait (le lait qui surnage sur les yaourts et les fromages blancs)
- Fromage et/ou œuf et/ou jambon au petit-déjeuner
- Fruit frais : 3 par jour, avec une préférence pour les petits fruits très colorés (myrtille, cassis…)
- Légumes verts : accompagnant systématiquement les plats de poisson, viande, etc. (ex : évitez steak/pâtes ou steak/frites, préférez steak/haricots verts)
- Légumes crucifères (principalement toute la famille des choux) : ils réduisent l'action « antitestostérone » des hormones féminines
- Levure de bière, spiruline

☹ ALIMENTS DÉCONSEILLÉS

- Régime drastique ou végétarien mal équilibré en protéines
- Alimentation exclusivement crue (les protéines sont bien mieux assimilées lorsqu'elles sont cuites)

LE CONSEIL EN +

Pas de fabrication de muscle sans testostérone. Le problème n° 1 : ne pas manger suffisamment. Mais attention tout de même : trop de graisses, d'alcool, de sucre mène au surpoids… facteur antitestostérone par excellence. Méfiez-vous de la prise régulière de paracétamol, facteur antitestostérone connu.

LE COACH VOUS RECOMMANDE

Stand-up paddle
Tir à l'arc
TRX

LE JOUR PARFAIT

PETIT-DÉJEUNER

Thé
1 tranche de jambon de Paris
2 tranches de pain aux céréales
1 yaourt nature (consommez le petit-lait qui surnage)
½ barquette de framboises

15 MINUTES

MUSCULATION DES BRAS

Exercice n° 1 : les triceps

- Asseyez-vous sur le bord d'un fauteuil ou d'une chaise, puis posez vos mains de part et d'autre des fesses.
- En resserrant vos omoplates, décollez les fesses du fauteuil et descendez en fléchissant vos coudes au maximum de vos possibilités.
- Remontez en expirant.
- Faites 4 séries de 12 flexions.

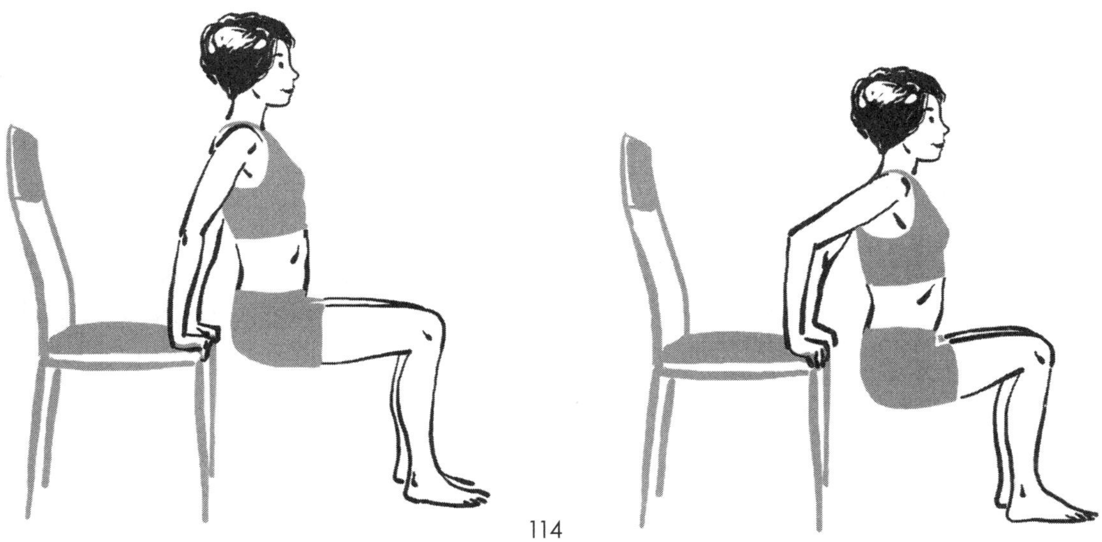

Exercice n° 2 : les biceps

- Vous êtes assis sur une chaise, jambes ouvertes, dos plat. Prenez dans la main droite un haltère de charge légère (environ 1,5 kg). Si vous n'avez pas d'haltère, utilisez une bouteille d'eau pleine de 1,5 litre. Votre bras droit est collé contre l'intérieur de votre cuisse droite. Votre main gauche est posée sur la cuisse gauche pour caler le dos.
- Fléchissez l'avant-bras droit en montant le plus haut possible, lentement, puis redescendez en expirant. Seul le biceps se contracte, l'avant-bras se fléchit.
- Faites 3 séries de 12 mouvements, puis procédez de la même manière pour l'autre bras.

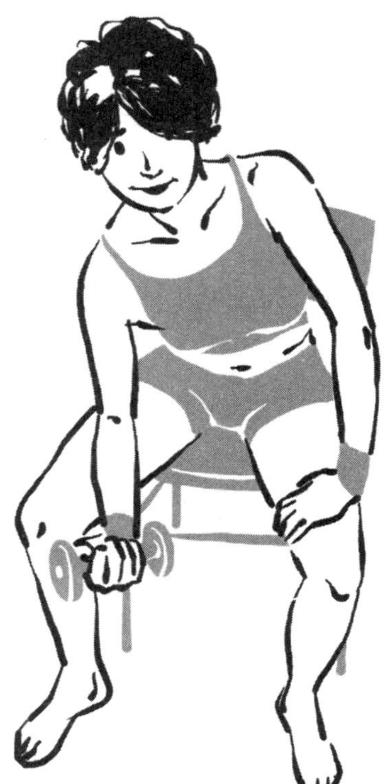

MA TISANE MAGIQUE

Infusion de verveine

DÉJEUNER

- Salade de chou blanc, persil et graines de citrouille
- 2 œufs cassés dans une poêlée de ratatouille
- Yaourt nature
- Compote de pommes sans sucre ajouté

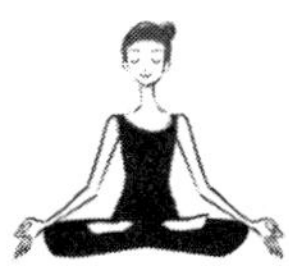

1 minute de pause magique

Fermez les yeux pour vous extraire à la fois de l'espace et du temps, et respirez profondément, tranquillement.

MA TISANE MAGIQUE

Infusion de verveine

DÎNER

- Avocat au poivre
- Pot-au-feu
- Riz au lait
- 1 tranche d'ananas frais
- Infusion de verveine

BRONCHITE

ALIMENTATION

Pourquoi ne pas utiliser la vitamine C (pour renforcer l'immunité), le cuivre (grand classique anti-infectieux), les molécules antiseptiques ou assainissantes des voies respiratoires, puisque tout ce petit monde se trouve en grande quantité dans les aliments ci-dessous ? En revanche, autant éviter ceux qui favorisent la prolifération bactérienne, ce n'est vraiment pas le moment…

SPORT

S'il est généralement conseillé d'arrêter toute activité sportive pendant une bronchite, certains exercices ne sollicitant pas les voies respiratoires peuvent être pratiqués. La *marche*, le *yoga* et le *stretching* permettent de se détendre et de stimuler le corps de manière douce, sans effet néfaste sur la maladie (par exemple sans ajouter de fatigue). Un travail léger sur le souffle pourra en outre soulager l'obstruction des poumons, afin de réduire la toux et l'essoufflement. Une fois les symptômes les plus incommodants passés, une activité physique plus soutenue peut être reprise progressivement afin d'aider l'arbre respiratoire à se débarrasser plus vite des microbes et mucosités.

VOTRE LISTE DE COURSES (à photocopier et à emporter dans votre poche ou à télécharger, voir p. 360)

Petit-déjeuner	Déjeuner	Dîner	Et bien sûr…
❒ Thé vert	❒ Bouillon de légumes	❒ Bouillon de légumes	❒ Thym
❒ Yaourt au bifidus	❒ Maquereau	❒ Moules	❒ Miel
❒ Pain complet	❒ Choux de Bruxelles	❒ Champignons shiitaké	❒ Citron
❒ Beurre	❒ Orange	❒ Gingembre	❒ Cannelle en poudre
❒ Miel	❒ Cannelle		❒ Huile d'olive
❒ Clémentines	❒ Gingembre		❒ Huile de noix
			❒ Vinaigre de vin (ou de cidre)
			❒ Sel
			❒ Poivre

☺ ALIMENTS CONSEILLÉS

Pendant l'épisode très aigu (12 à 24 heures) :
- Beaucoup de boissons chaudes (bouillons maison, soupes de légumes, thé, infusions) et/ou fraîches (eaux infusées, jus verts)

Quand ça commence à aller mieux :
- Ail, échalote, oignon+++
- Algues (paillettes), ortie
- Champignon shiitaké (= lentins du chêne)
- Choux (tous)
- Épices, surtout muscade (immunité+++), gingembre (racine fraîche), cannelle (super-antimicrobes), poivre, raifort, moutarde
- Fruits et légumes frais (surtout colorés en vert ou en orange, et aussi les kiwis et les agrumes) crus et cuits à chaque repas, figues
- Graines germées
- Herbes aromatiques (toutes)
- Légumes secs (lentilles, pois, haricots blancs ou rouges…)
- Poisson gras (saumon, maquereau, hareng…)
- Poisson, viande maigre, volaille, crustacés, coquillages++
- Légumes secs + céréales, soja (tofu). 1 (maxi 2) viande rouge par semaine
- Quinoa, riz complet et autres céréales complètes
- Yaourt nature
- Miel, extrait à froid, de préférence de sapin ou d'eucalyptus
- Thé vert ou au jasmin (2 tasses par jour), infusion de thym
- Infusion d'eucalyptus (ou ajouter 1 goutte d'huile essentielle d'eucalyptus globuleux dans une cuillère de miel, plongée dans une autre infusion)
- Jus de citron + eau chaude + cannelle (= citron chaud)

☹ ALIMENTS DÉCONSEILLÉS

- Produits laitiers (temporairement), sauf yaourt
- Sucre et sucreries (dont sodas) (favorisent la prolifération bactérienne) : supprimez-les totalement le temps de l'épisode aigu
- Alcool en excès (plus de 2 verres de vin par jour)
- Tabac

LE CONSEIL EN +

Des infusions bien chaudes de thym sucrées au miel font un bien fou, surtout le matin (il est tonifiant). C'est mieux que le café, surtout en ce moment !
Pensez aussi au citron chaud et ajoutez 1 pincée de cannelle

LE COACH VOUS RECOMMANDE

Yoga doux
Marche
Monter les marches

LE JOUR PARFAIT

PETIT-DÉJEUNER

Thé vert
1 yaourt au bifidus
3 tranches de pain complet, beurre, miel
2 clémentines

15 MINUTES

YOGA DOUX

Relaxation sur le dos

- Allongé sur le dos, jambes et bras légèrement écartés. Vous respirez profondément et doucement.

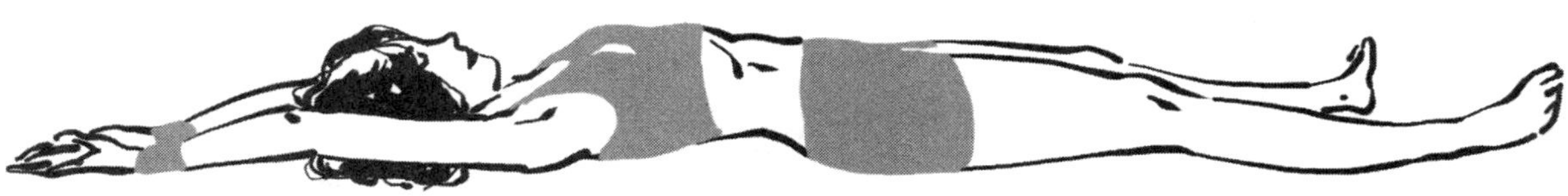

Respiration en mouvement

- Doucement, vous positionnez vos bras en croix en inspirant, puis vous continuez le mouvement en amenant les bras derrière la tête. En expirant, vous montez les bras devant vous et enfin laissez les bras redescendre le long du corps. Répétez le mouvement 10 fois.

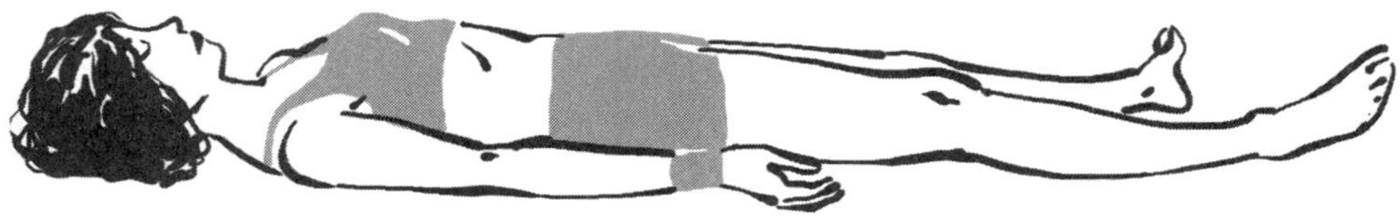

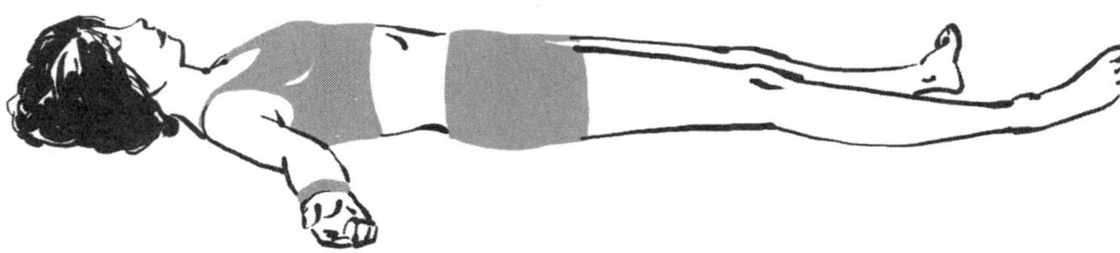

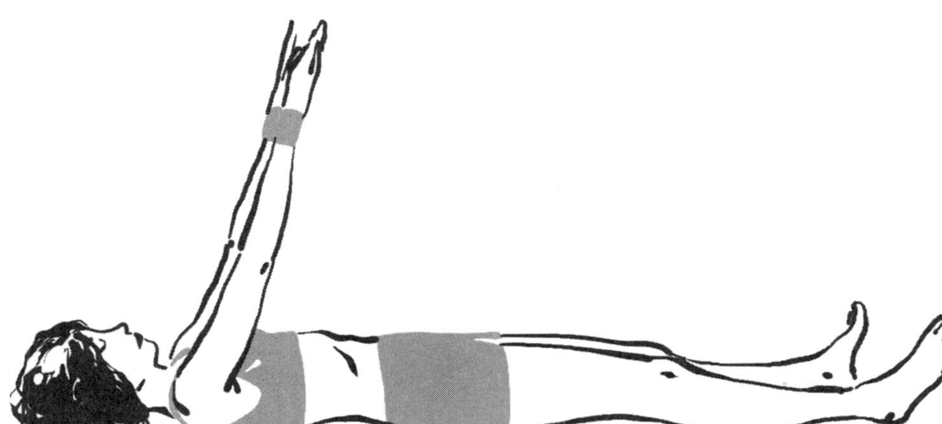

Bascule du bassin

▶ Repliez vos jambes et poussez les pieds dans le sol, contractez les fessiers et montez le bassin et le dos sans le cambrer. Revenez doucement à la position de départ en déposant successivement le haut du dos, le milieu, le bas et enfin le bassin. Répétez le mouvement 10 fois.

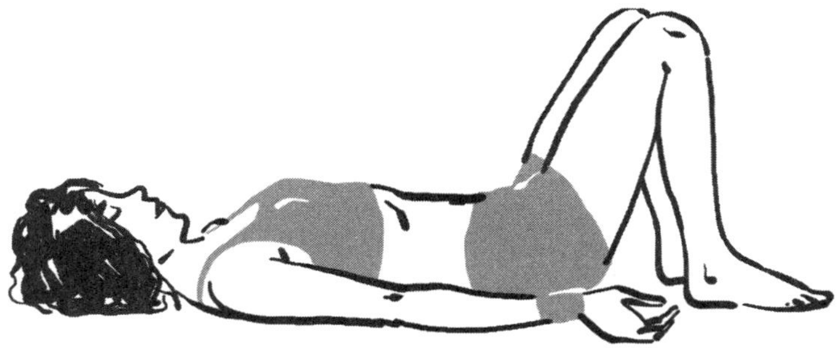

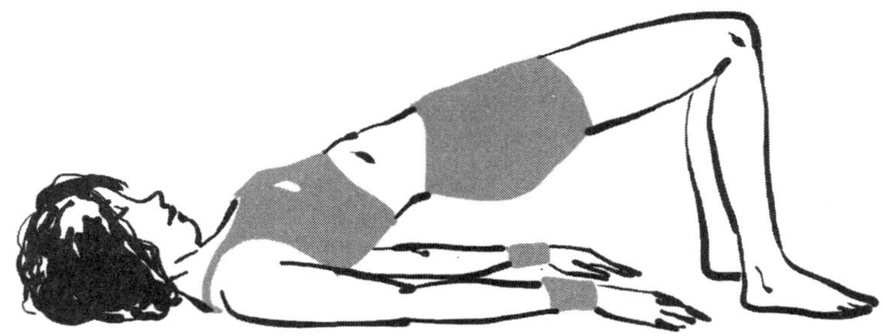

Grand étirement

▶ Bras derrière la tête, attrapez votre poignet gauche et étirez tout le côté gauche. Étirez ensuite le côté droit. Tenez 30 secondes par côté.

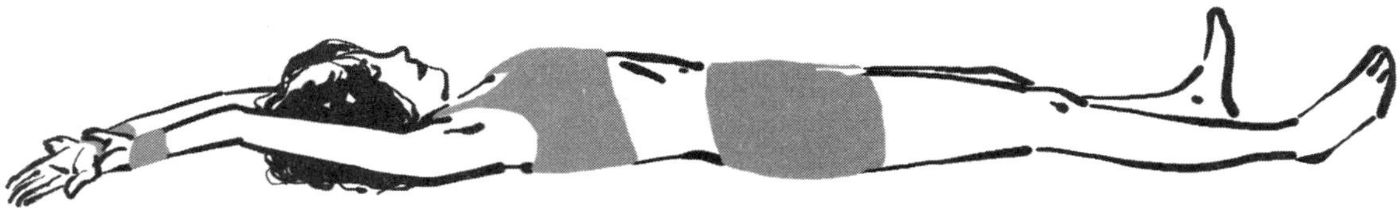

Étirement des lombaires

- Assis sur les talons, mains sur les cuisses sans cambrer le dos, placez vos mains au sol en tendant les bras et en gardant le dos droit. Poussez vos mains dans le sol et votre coccyx sur les talons. Les muscles du dos travaillent en profondeur. Répétez le mouvement 10 fois.

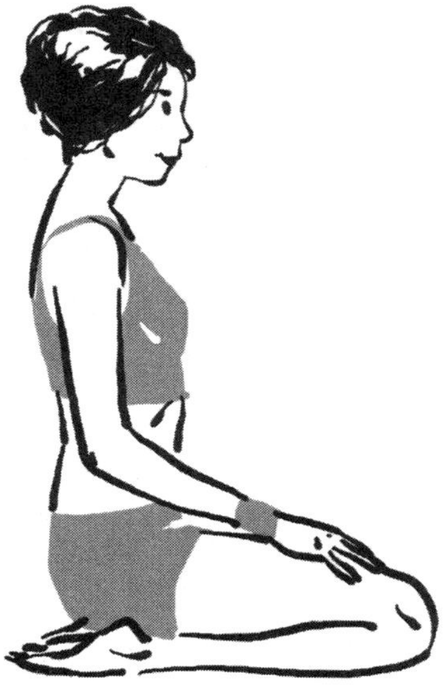

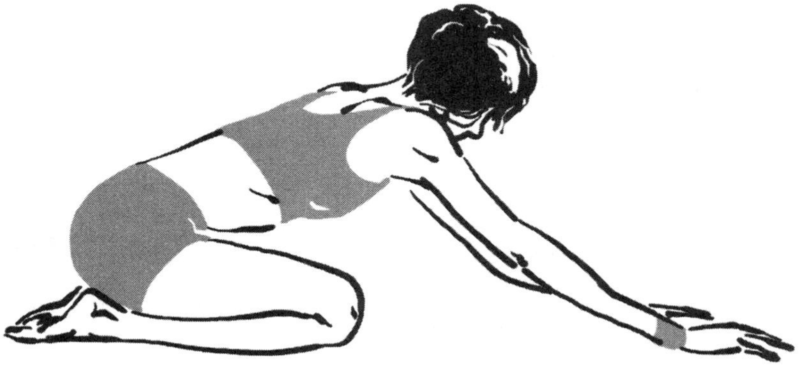

MA TISANE MAGIQUE

Infusion de thym sucrée au miel

DÉJEUNER

- Bouillon ou soupe de légumes
- Maquereau au four et choux de Bruxelles
- Orange épluchée à vif, cannelle
- Infusion de gingembre

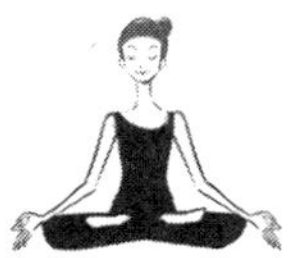

1 minute de pause magique

Fermez les yeux pour vous extraire à la fois de l'espace et du temps, et respirez profondément, tranquillement.

MA TISANE MAGIQUE

Citron chaud : jus de citron + eau chaude + cannelle

DÎNER

- Bouillon ou soupe de légumes
- Poêlée de moules, champignons shiitaké
- Infusion de gingembre frais sucrée au miel

BRÛLE-GRAISSES

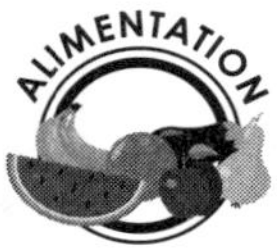

Délocaliser des rondeurs disgracieuses en mangeant, qui n'en a jamais rêvé ? Entre légendes et publicités acharnées, il est parfois difficile d'identifier les « vrais » aliments brûle-graisses, ceux qui accélèrent le métabolisme de base et permettent au corps de consommer plus de calories. Pourtant, ils existent bel et bien ! Attention néanmoins aux prétendues vertus prêtées par la croyance commune : l'ananas est certes riche en fibres et calmera l'appétit, en revanche ses actifs brûle-graisses se logent dans sa tige. Inutile donc d'en consommer à outrance, vous risquez plutôt l'overdose de sucre. Une alimentation équilibrée, en renforçant l'apport en protéines et en diminuant celui des glucides (sucres), conjuguée à des exercices physiques ciblés reste votre plus grand atout dans la quête d'une silhouette affinée.

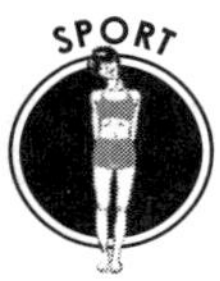

Pour éliminer les bourrelets superflus, un programme alimentaire adapté est nécessaire mais ne suffit pas. Selon la zone où se stockent vos amas graisseux, les exercices physiques seront à adapter. Cuisses, fessiers, ventre, bras, chaque zone peut être travaillée indépendamment pour une action ciblée. Cependant, pour accélérer la fonte des graisses, rien de tel qu'une activité cardio ! *Basket, course à pied, vélo, corde à sauter* ou encore *zumba*, privilégiez les efforts physiques continus, ceux qui iront puiser dans les réserves de graisses pour un effet déstockage rapide. Et qui vous laissent les joues rouges et le corps transpirant. À vos baskets ! L'objectif est de transpirer au moins deux fois par semaine sur un laps de temps d'au moins 40 minutes… sans s'arrêter. Avec un programme alimentaire adapté, les résultats seront visibles dès les premières semaines. Grosso modo, pour obtenir un résultat, gardez ce ratio en tête : brûler les graisses, c'est 80 % d'alimentation et 20 % d'exercice.

VOTRE LISTE DE COURSES (à photocopier et à emporter dans votre poche ou à télécharger, voir p. 360)

Petit-déjeuner	Déjeuner	Dîner	Et bien sûr…
❐ Thé ou café ou chicorée	❐ Radis	❐ Potage légumes verts	❐ Infusions (maté, thé vert, hibiscus)
❐ Lait demi-écrémé	❐ Blanc de poulet	❐ Œuf en gelée	❐ Chocolat noir
❐ Muesli sans sucre ajouté	❐ Riz basmati	❐ Roquette	❐ Huile d'olive
❐ Orange	❐ Brocoli	❐ Pignons	❐ Huile de noix
	❐ Fruits rouges/noirs (frais ou surgelés)	❐ Parmesan	❐ Vinaigre de vin (ou de cidre)
	❐ Thé vert	❐ Fromage blanc	❐ Sel
		❐ Mangue	❐ Poivre

☺ ALIMENTS CONSEILLÉS

- Ail
- Amandes et noix
- Citron, pamplemousse, framboise, pastèque, pomme
- Aubergine, brocoli, carotte, céleri, champignon shiitaké, choux, coeur d'artichaut, courgette, endive, persil, épinard, haricots verts, jaunes et haricots plats, poivron, radis, salade verte
- Haricots secs, lentilles, pois chiche, quinoa
- Poulet, dinde, jambon, boeuf (rumsteck/faux-filet/viande des Grisons), foie
- Cabillaud, saumon bio, maquereau, sardine, thon, Saint-Jacques et noix de pétoncle
- Œufs (riches en oméga 3)
- Son d'avoine ou de blé
- Tofu
- Fromage frais ou fromage blanc
- Piment rouge en poudre
- Cacao, cannelle
- Café, thé

☹ ALIMENTS DÉCONSEILLÉS

- Mayonnaise
- Croissant aux amandes
- Croquettes panées
- Saucisses
- Fritures
- Barres chocolatées
- Tarama
- Crème brûlée
- Quiches
- Crèmes glacées
- Alcool (pire : alcool + sucre, comme le kir)

= tout ce qui est gras et sucré, gras et salé

LES CONSEILS EN +

> Mieux manger et bouger plus, c'est bien (c'est même indispensable), mais d'autres choses doivent aussi être améliorées si nécessaire : le sommeil, le stress, la gestion des émotions, le grignotage…
> Inscrivez-vous à notre Défi brûle-graisses :
https://www.facebook.com/30joursbrulegraisses
> Côté alimentation, faites une fixation sur :
1. *les fibres* (donc les légumes verts et secs, principalement) ;
2. *les acides aminés branchés* (AABC) : leucine, isoleucine, valine, présents surtout dans la viande et les produits laitiers (maigres) ; ils sont au taquet pour brûler les graisses et favoriser l'efficacité minceur de l'exercice physique.

LE COACH VOUS RECOMMANDE

Course à pied fractionnée
Zumba
Tennis

LE JOUR PARFAIT

PETIT-DÉJEUNER

Thé ou café ou chicorée (sans sucre)
Lait demi-écrémé, muesli sans sucre ajouté
1 orange

COURSE À PIED FRACTIONNÉE

15 MINUTES

Vous allez alterner des phases de course rapide et des phases plus lentes.

- Commencez par courir à allure moyenne pendant 5 minutes pour augmenter progressivement mais légèrement votre fréquence cardiaque.
- Puis, pendant 3 minutes, accélérez en courant au moins 2 fois plus vite. Tenez le rythme pendant ces 3 minutes, puis relâchez votre effort en ralentissant votre rythme de moitié pendant 2 minutes.
- Reprenez ensuite votre course plus rapide pendant à nouveau 3 minutes avant de faire redescendre votre rythme cardiaque en marchant pendant les 2 dernières minutes.

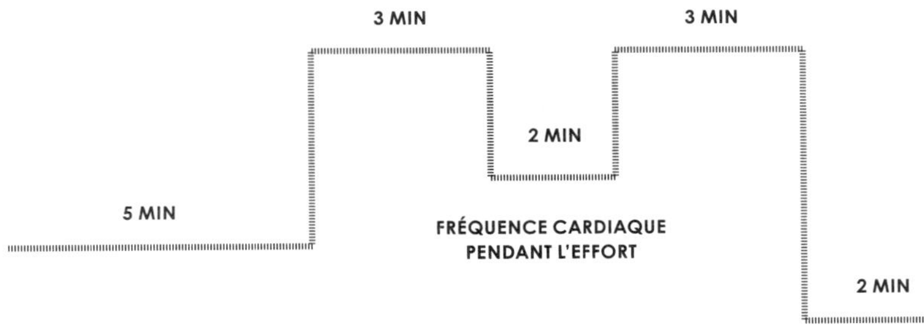

MA TISANE MAGIQUE

Infusion de maté ou thé vert

DÉJEUNER

- Radis à la croque au poivre
- Blanc de poulet, riz basmati, brocoli
- 1 petite barquette de fruits rouges/noirs (hors saison, 1 bol de fruits rouges décongelés)
- Thé vert (sans sucre), 1 carré de chocolat noir

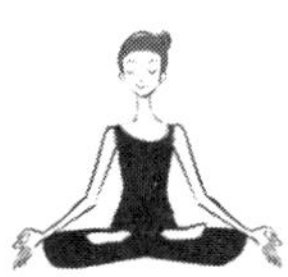

1 minute de pause magique

Fermez les yeux pour vous extraire à la fois de l'espace et du temps, et respirez profondément, tranquillement.

MA TISANE MAGIQUE

Infusion d'hibiscus

- Quelques amandes

DÎNER

- Potage de légumes verts
- Œuf en gelée (jambon)
- Salade de roquette, pignons, parmesan
- Coupe de fromage blanc aux morceaux de mangue
- Tisane au choix (nature)
- 1 carré de chocolat noir

CANCER (PRÉVENTION)

Le cancer n'est pas (toujours) une fatalité. La composante génétique entre certes en jeu, mais pour environ 15 % des cas seulement ; l'environnement – tabac, alcool, alimentation, exposition aux polluants (benzène, amiante, cadmium et autres métaux lourds, alcool, formaldéhyde, tabac, dioxines...), rayons solaires... – « compte » donc bien plus encore. Pour le réseau Nacre (Réseau national alimentation cancer recherche), la majorité des facteurs favorisant le développement d'un cancer se trouve entre nos mains. Alimentation en tête ! En France, les cancers les plus fréquents sont ceux du sein, du côlon, de la prostate et du poumon. Il se trouve que ce sont les plus influençables par l'alimentation, autrement dit, en mangeant mieux on pourrait les faire reculer ! Si l'on ne fournit pas un terrain propice au développement du cancer, il y a moins de risques qu'il se développe, c'est logique. Concrètement, de meilleures habitudes alimentaires diminueraient en moyenne de 30 à 40 % le risque de cancer – un chiffre déjà colossal – et même jusqu'à 50 % celui du sein, 70 % celui du côlon, 30 % celui du poumon. Un petit effort à fournir pour modifier ses menus quotidiens, une immense récompense pour le couronner !

Côté mouvement, le sport en général est un facteur de prévention anticancer reconnu : les sportifs font moins de cancers que les autres (ne parlons pas ici de sport de haut niveau ni de dopage aux effets catastrophiques). En effet, il faut savoir que l'activité physique aide le corps dans son action détox quotidienne, celle qui permet à notre ADN de contrôler le développement de nos cellules (lorsque celui-ci se dérègle, les cellules prolifèrent de façon anarchique). Il permet d'éliminer de nombreux polluants, ainsi que les radicaux libres à l'origine du vieillissement prématuré et de la dégénération cellulaire. Peu importe l'exercice, il faut en faire ! Nous vous conseillons en particulier les exercices de cardio ou d'endurance comme la *marche* ou la *course fractionnée* qui peuvent se pratiquer régulièrement sans grande contrainte. Il est aussi intéressant de varier les exercices et ce afin de faire travailler différents groupes musculaires. Vous pouvez donc alterner exercice de cardio et exercice de renforcement musculaire.

Et si j'ai un cancer et que je suis sous traitement ?

La pratique d'une activité physique n'est pas toujours évidente pendant le traitement d'un cancer. Les réactions face au traitement sont propres à chacun. Certaines personnes subissent des effets très limités et apprécient énormément de se retrouver – par exemple entre deux chimios – avec un groupe de patients pour une activité physique sur mesure, nous en avons rencontré à l'aviron, par exemple. Alors que d'autres endurent des effets démultipliés et une insondable fatigue. L'objectif est bien entendu d'adapter l'activité à sa condition physique, qui peut évoluer d'un jour à l'autre. Essayez de sortir de chez vous et de marcher un peu pour vous oxygéner. Cela permet d'une part d'activer la circulation sanguine et d'autre part de drainer et éliminer plus rapidement les traitements. Adaptez toujours l'exercice, la durée, les mouvements à votre capacité. Ne forcez jamais et pensez à vous reposer si le besoin se fait ressentir pendant l'effort.

VOTRE LISTE DE COURSES (à photocopier et à emporter dans votre poche ou à télécharger, voir p. 360)

Petit-déjeuner	Déjeuner	Dîner	Et bien sûr…
❒ Thé vert	❒ Crudités	❒ Soupe de légumes	❒ Infusions (menthe, basilic)
❒ Pain aux céréales	❒ Oignon	❒ Légumes verts	❒ Chocolat noir
❒ Beurre	❒ Fines herbes	❒ Légumineuses	❒ Huile d'olive
❒ Miel	❒ Pavé de saumon bio	❒ Céréales	❒ Vinaigre de vin (ou de cidre)
❒ Mandarines (ou autres agrumes) ou fruits rouges	❒ Haricots verts	❒ Poire	❒ Gingembre
	❒ Pomme		❒ Sel
			❒ Poivre

☺ ALIMENTS CONSEILLÉS

- Fruits et légumes frais+++ (bio)
- Jus de légumes maison : carotte, tomate, herbes…
- Jus de grenade (homme)
- Ail, oignon, ciboulette + les fruits et légumes très colorés (oranges ou verts), choux, brocoli, tomate, carotte+++
- Curcuma+++ (associez-le avec du poivre et un peu d'huile), curry
- Poissons gras (saumon, maquereau, hareng…), si possible bio
- Viandes de bonne qualité, labellisées, notamment bio
- Céréales complètes, si possible bio
- Pruneau, fruits oléagineux (amande, noix) et secs (raisin, datte, figue)
- Légumineuses

- Soja et produits dérivés (tofu)
- Huiles de noix, d'olive, de lin
- Cacao/chocolat noir
- Thé vert
- Thé oolong ou Earl Grey (mais le thé vert est préférable)
- Infusion de gingembre, de menthe, de basilic
- Vin rouge (uniquement si vous en buvez déjà. Ne pas dépasser 2 verres par jour pour un homme et 1 verre pour une femme en respectant 2 jours sans alcool par semaine)
- Eaux détox et bouillons maison*

ALIMENTS DÉCONSEILLÉS

- Alcool, à l'exception du vin rouge comme vu ci-avant)
- Sucre raffiné, sucreries : mangez le moins sucré possible
- Produits industriels regorgeant d'additifs (certains sont des cancérigènes reconnus, d'autres seulement « probables ». Certains additifs considérés comme « douteux », très largement utilisés dans des produits aussi divers que des sodas, des spécialités fromagères et autres sauces. Pour plus de précisions, voir p. XXX)
- Liquides bouillants (thé ou soupe tièdes de préférence pour éviter les micro-dommages sur les muqueuses)
- Excès de sel, charcuterie (et autres aliments conservés par salaison)
- Excès de viande (surtout rouge), viande de mauvaise qualité (viande hachée de supermarché, boulettes et hachis industriels, sauce bolo industrielle…)
- Cuisson agressive, partie carbonisée des viandes
- Excès de produits laitiers, surtout desserts très sucrés – mousse, crème, mais aussi yaourt nature tout simple (corrélé à l'élévation du risque de cancer de la prostate) !
- Abus de pâtisseries, viennoiseries
- Farine de blé raffinée (et pain blanc, pâtes blanches)
- Nitrates (présents dans les végétaux de régions polluées, surtout carotte, épinard, radis, salade)
- Alimentation pauvre en fruits et légumes
- Surpoids, excès calorique – même sans surpoids
- Tabac

LES CONSEILS EN +

> Plus vous mangez propre, naturel, végétal et « sain » (bio…), mieux vous vous protégez. Mais n'oubliez pas que l'alimentation ne fait évidemment pas tout. Un choc psychologique, une anxiété permanente, un stress violent… peuvent contribuer à une désorganisation du

* Lire *Eaux détox et petits bouillons magiques*, Leduc.s Éditions.

système immunitaire. De même que la prise de médicaments, bien sûr. Le cancer, c'est très compliqué !

> Faites mariner vos viandes dans un mélange huile d'olive, ail, citron avant de les poser sur la grille du barbecue (= 90 % de molécules carcinogènes en moins).

> Faites cuire vos légumes à la vapeur ou l'étouffée plutôt qu'à l'eau, pour conserver le maximum de molécules protectrices (notamment les caroténoïdes).

> Selon une étude récente de l'Université de Montréal, 23 fruits et légumes différents par semaine = 73 % de réduction de risque de cancer, même si vous êtes génétiquement plus susceptible d'en développer un. Une grande variété de légumes et de fruits aide donc à réparer l'ADN.

LE COACH VOUS RECOMMANDE

Marche rapide fractionnée
Qi gong
Stretching

LE JOUR PARFAIT

PETIT-DÉJEUNER

Thé vert
3 tranches de pain aux céréales (boulanger), beurre, miel
2 mandarines (ou autres fruits frais, pas de jus)

15 MINUTES

MARCHE RAPIDE FRACTIONNÉE

- Alternez des phases de marche rapide et des phases plus lentes.
- Commencez par marcher d'un bon pas pendant 5 minutes pour augmenter progressivement votre fréquence cardiaque.
- Puis, pendant 3 minutes, accélérez le pas en marchant au moins 2 fois plus vite. Maintenez un rythme régulier pendant ces 3 minutes, puis relâchez votre effort en ralentissant votre rythme de moitié pendant 2 minutes.
- Reprenez ensuite votre marche plus rapide pendant à nouveau 3 minutes avant de faire redescendre votre rythme cardiaque en marchant doucement pendant les 2 dernières minutes.

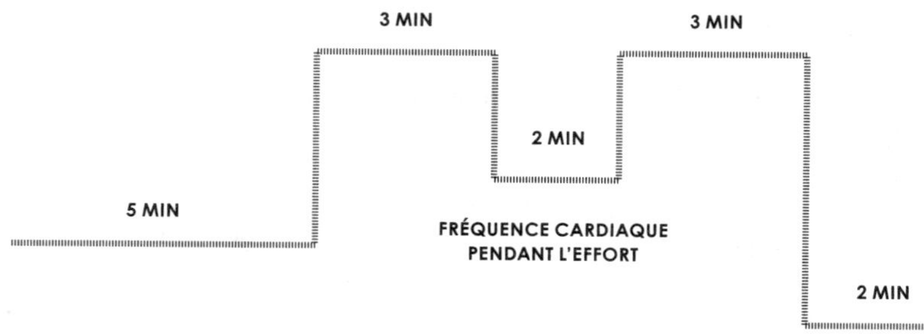

MA TISANE MAGIQUE

Infusion de gingembre frais

DÉJEUNER

- Assiette de crudités, oignon, fines herbes
- Saumon, haricots verts vapeur, huile d'olive
- Pomme cuite

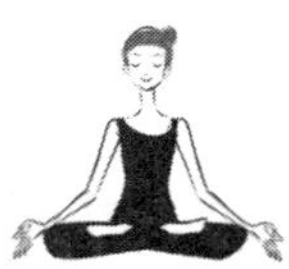

1 minute de pause magique

Fermez les yeux pour vous extraire à la fois de l'espace et du temps, et respirez profondément, tranquillement.

MA TISANE MAGIQUE

Infusion de gingembre frais

DÎNER

- Soupe de légumes de saison (faite maison)
- Grande assiette végétarienne : légumes verts cuits, légumineuses, céréales
- Poire au chocolat noir (faire fondre 3 carrés)
- Infusion de gingembre frais

CELLULITE

ALIMENTATION

La cellulite résulte d'une mauvaise circulation (sanguine, lymphatique) associée à un déséquilibre hormonal, ce qui explique que les femmes en soient les victimes quasi exclusives. Le surpoids et les amas graisseux n'aident en rien, même si l'on peut parfaitement avoir de la cellulite tout en étant mince, voire maigre. Notez que la plupart des femmes sportives n'en souffrent pas. Il est donc bien possible de prévenir et d'atténuer le problème, quelle que soit votre situation. L'impact de l'alimentation est également réel : par exemple un manque chronique de protéines affaiblit les parois veineuses et conduit directement à la cellulite : c'est le cas typique des femmes ayant suivi des régimes déséquilibrés (ananas, 100 % soupes…) pauvres en protéines, et qui le payent cher un jour ou l'autre sur le plan cellulite, entre autres. Par ailleurs, tout ce qui favorise la rétention d'eau, comme le sucre et le sel, doit être contrôlé avec grande fermeté.

SPORT

Mais ce qui est absolument certain c'est que jamais vous ne vous débarrasserez de votre cellulite si vous ne l'attaquez pas localement, principalement par le biais d'exercices physiques très ciblés. Le plus efficace : *bouger dans l'eau !* Courir, pédaler, danser… avec de l'eau jusqu'à la poitrine (piscine, mer) est votre meilleur atout anticellulite. La *nage avec palmes* aussi, c'est génial. Résultats garantis… à condition d'y aller au moins 2 fois 30 minutes par semaine et de vraiment « bosser » (si c'est pour papoter avec une copine en esquissant de vagues mouvements, oubliez). L'une des causes de la cellulite est la rétention d'eau qui se produit lorsque l'organisme emmagasine davantage de liquide qu'il n'en élimine. Le corps d'une personne faisant de la rétention d'eau contiendra plus de 65 % d'eau, alors qu'une personne qui n'en souffre pas en contiendra 50 ou 60 %. Pour lutter contre la rétention d'eau, certains étirements sont recommandés car ils permettent de drainer les liquides corporels.

VOTRE LISTE DE COURSES (à photocopier et à emporter dans votre poche ou à télécharger, voir p. 360)

Petit-déjeuner	Déjeuner	Dîner	Et bien sûr…
❒ Thé	❒ Endive	❒ Germes de soja	❒ Infusions (artichaut, chiendent, ortie, reine-des-prés)
❒ Muesli sans sucre ajouté	❒ Noix	❒ Champignons	❒ Chocolat noir
❒ Lait d'amande	❒ Ciboulette	❒ Aiguillettes de canard	❒ Huile d'olive
	❒ Citron	❒ Haricots blancs	❒ Huile de noix
	❒ Pavé de cabillaud	❒ Yaourt nature	❒ Vinaigre de vin (ou de cidre)
	❒ Riz complet	❒ Ananas frais	❒ Sel
	❒ Tomate		❒ Poivre
	❒ Pomme		
	❒ Cannelle		

☺ ALIMENTS CONSEILLÉS

- Pâtes complètes, riz brun, céréales complètes diverses, graines (protéines végétales)
- Œuf (coque, mollet), poisson (tous, nature)
- Avoine (flocons, si possible complets)
- Orange, pamplemousse, citron, pomme, raisin
- Steak et viande maigre (rouge ou blanche) : blanc de poulet, de dinde, jambon cuit allégé en sel…
- Haricots blancs, lentilles
- Pain complet
- Fromage frais (peu salé), yaourt nature
- Soja (germes = salade), soja (graines et produits dérivés = tofu…)
- Tomate, aubergine, champignons
- Fruits et légumes frais ou surgelés mais nature, c'est-à-dire non cuisinés
- Chocolat noir (2 carrés/jour maxi !)
- Spiruline (ajout protéique)
- Eau minérale riche en magnésium

☹ ALIMENTS DÉCONSEILLÉS

- Sel, produits industriels salés (soupe déshydratée et concentré de bouillon, viandes et poissons salés – compris jambon « classique », graines et noix salées, bretzel, olive, sauce, soda, fromage, pâtisserie industrielle, pain trop salé…)
- Sucre, boissons sucrées (toutes sont à éviter, y compris les jus de fruits)
- Graisses saturées et/ou cachées (viandes grasses, charcuterie, fromages en général, viennoiserie, lait entier, cacahuète, macaron, glace…)
- Aliments riches en calories vides (biscuit salé ou sucré, pâtisserie, pizza et plat industriel…)
- Insuffisance en protéines OU excès (certaines personnes réagissent de façon paradoxale à la diète protéinée)
- Aliments à index glycémique élevé (sucreries en général – sauf chocolat noir –, céréales raffinées, la majorité des pommes de terre sauf si cuites à la vapeur + huile d'olive, purée, riz blanc, pain blanc…).
- Alcool
- Produits allégés (en sucre, en gras…), substituts de repas
- Aliments sans saveur aromatisés et bourrés d'additifs (type « jambon de poulet »)
- Régimes drastiques responsables de reprise de poids et, à terme, d'obésité (diète « salade verte sans sauce + ananas » par exemple). Régimes farfelus qui « dérèglent » tout

LE CONSEIL EN +

L'eau chasse l'eau : buvez, buvez, buvez ! (de l'eau, des infusions bonnes pour les veines vendues sous l'appellation « circulation » ou « jambes légères » par exemple).

LE COACH VOUS RECOMMANDE

Aquagym
Vélo elliptique
Nage avec palmes

LE JOUR PARFAIT

PETIT-DÉJEUNER

Thé
Muesli
Lait d'amande

15 MINUTES

ÉTIRER, TONIFIER, MUSCLER

Commencez par 5 minutes d'étirement des cuisses et des fesses. Asseyez-vous par terre, jambes tendues et allez saisir les orteils avec les mains. Ensuite, écartez les jambes au maximum de façon à étirer l'intérieur de la cuisse.
Activez les muscles du bas du corps pour aider le système lymphatique (= vaisseaux permettant l'écoulement des déchets toxiques) et favoriser l'oxygénation, deux problèmes des régions ciblées par la cellulite. Pour redessiner la silhouette et raffermir, vos 2 exercices :

Tonifier les fesses

- Placez-vous à quatre pattes au sol puis, en alternance, soulevez une jambe en pointant le talon vers le plafond. L'exercice doit être effectué 2 fois à raison de 15 répétitions par jambe.

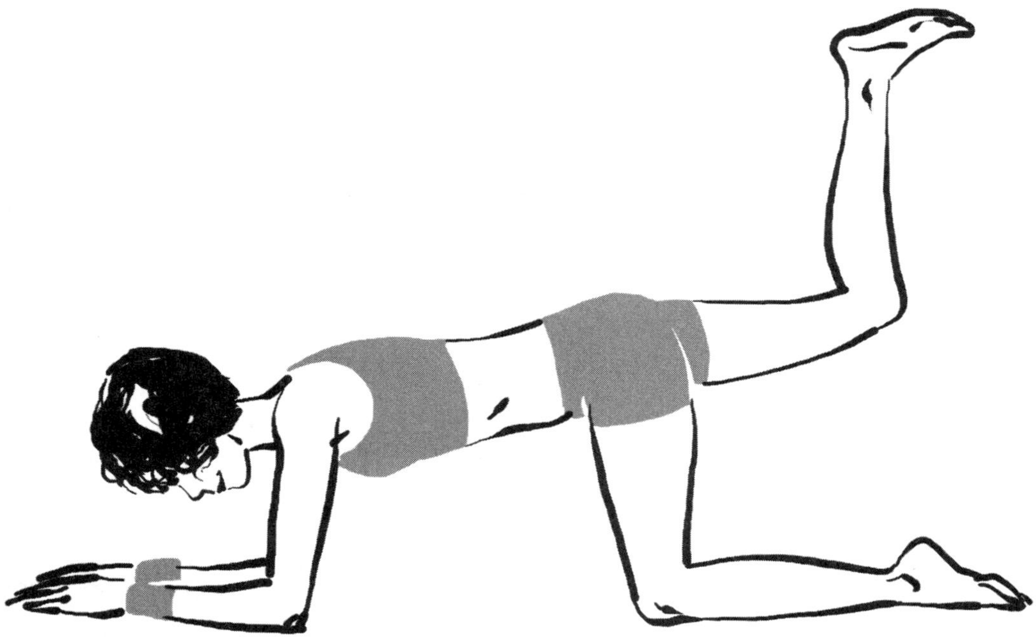

Muscler les jambes

- Au départ, tenez-vous debout puis descendez les fesses comme si vous vouliez vous asseoir sur une chaise basse. Ensuite, remontez en effectuant un saut. L'action de sauter favorisera la circulation du système lymphatique. L'exercice doit être effectué 2 fois à raison de 15 répétitions.

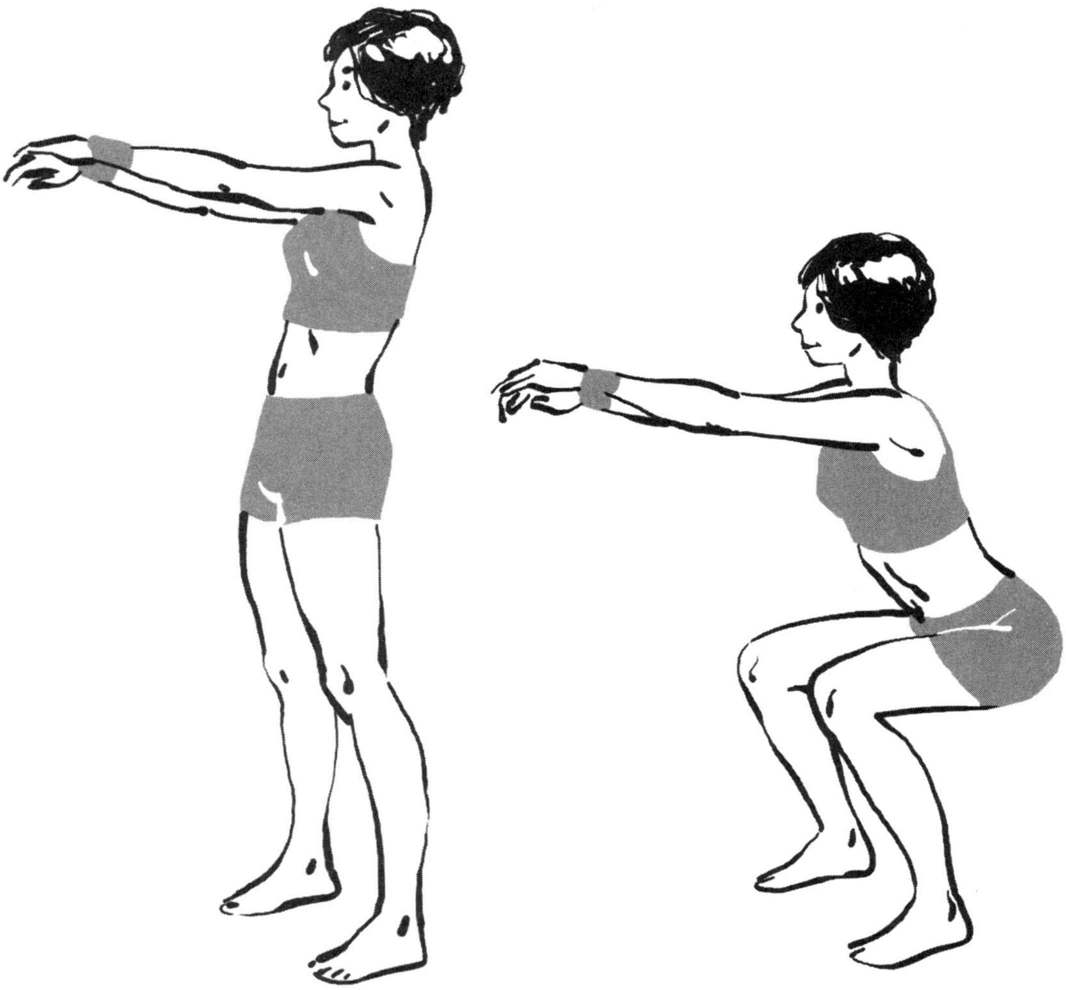

▸ Enfin, la cellulite étant localisée dans la partie supérieure de la peau, les massages drainants activent la circulation et réduisent ainsi la cellulite. Vous pouvez agir sous votre douche ! Avec la douchette (si possible réglée sur le gros jet) et de l'eau froide, réalisez des petits mouvements circulaires sur les cuisses et les fesses. 5 minutes tous les jours sous la douche et les résultats seront rapidement visibles !

MA TISANE MAGIQUE

Infusion au choix : artichaut, chiendent, ortie, reine-des-prés

DÉJEUNER

- Endive aux noix, ciboulette, filet de citron
- Pavé de cabillaud, riz complet, tomate poêlée
- Pomme râpée à la cannelle

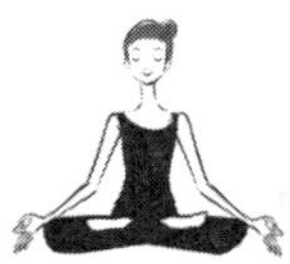

1 minute de pause magique

Fermez les yeux pour vous extraire à la fois de l'espace et du temps, et respirez profondément, tranquillement.

MA TISANE MAGIQUE

Infusion au choix : artichaut, chiendent, ortie, reine-des-prés

DÎNER

- Salade de soja et champignons, huile d'olive, vinaigre
- Aiguillettes de canard, haricots blancs
- Yaourt nature avec tranche d'ananas coupée par vous-même (pas de yaourt aux fruits tout prêt)
- Infusion au choix : artichaut, chiendent, ortie, reine-des-prés

MASSAGE AROMA

Mélangez 5 gouttes d'huile essentielle de cyprès de Provence, 5 gouttes de cèdre de l'Atlas et 5 gouttes de genévrier dans 10 ml d'huile végétale, de préférence de macadamia.

- Le cyprès de Provence. La « star » anticellulite. Il draine, déstocke, fait dégonfler, est antiœdème, favorise la circulation – notamment veineuse.
- Le cèdre de l'Atlas. Il déstocke les graisses et favorise le drainage.
- Le genévrier. Diurétique, c'est un excellent décongestionnant veineux.

- ***Femmes adultes.*** Appliquez chaque matin avant la douche sur les zones concernées les 2 dernières semaines du cycle menstruel (rappel : le 1er jour du cycle correspond au 1er jour des règles). Renouvelez tous les mois.
- ***Après la ménopause.*** Appliquez localement 2 fois par jour pendant 30 jours. Renouvelez autant de fois que nécessaire.

CERVEAU (PROTECTION, FONCTIONNEMENT OPTIMAL, MÉMOIRE AU TOP)

Il s'en passe des choses, là-haut ! Émotions, sensations, souvenirs, apprentissage, langage, poste de direction du corps, QG de notre humeur, etc. Pour que la machine tourne à plein régime, que les synapses fassent leur travail, que les neurotransmetteurs distillent joie et bonne humeur, que le cerveau se protège du vieillissement et des nombreux toxiques qui nous entourent, des matériaux de première qualité s'imposent. Ils ne se trouvent pas ailleurs que dans votre assiette ! Le cerveau est un gourmand. Un goulu, même. Vitamines, minéraux, glucides, acides aminés, acides gras… il se sert en priorité, et en larges quantités ! À condition qu'il trouve ce dont il a besoin. Sinon… il fait sans, et vous aussi : ses performances sont en rapport direct avec la qualité des carburants que vous daignez lui fournir.

Le cerveau se nourrit aussi d'amour, d'eau fraîche, d'air pur, d'activité physique. Vous vous en souviendrez ?

VOTRE LISTE DE COURSES (à photocopier et à emporter dans votre poche ou à télécharger, voir p. 360)

Petit-déjeuner	Déjeuner	Dîner	Et bien sûr…
❒ Thé vert	❒ Brocoli	❒ Velouté de cresson	❒ Infusions (romarin, thé au ginkgo biloba)
❒ Pain aux céréales	❒ Persil	❒ Œufs	❒ Chocolat noir
❒ Beurre	❒ Gambas	❒ Riz basmati	❒ Huile d'olive
❒ Confiture de myrtilles	❒ Ratatouille	❒ Curcuma	❒ Huile de noix
❒ Miel	❒ Yaourt nature	❒ Fruits rouges et noirs	❒ Vinaigre de vin (ou de cidre)
❒ Pamplemousse	❒ Kiwi	❒ Gingembre frais	❒ Poivre, aromates
		❒ Miel	

☺ ALIMENTS CONSEILLÉS

- Œufs
- Protéines animales : poisson, crustacés, coquillages+++, viande (rouge ou blanche) maigre, volaille, jambon, fromage, foie
- Céréales complètes + légumes secs (pois+++)
- Pain aux céréales
- Légumes verts (tous, surtout très colorés comme les épinards, l'oseille… et aussi choux, chou kale, brocoli)
- Cresson, pourpier, roquette+++
- Tomate, sauce tomate (maison)
- Fruits (tous, surtout agrumes, ananas, pomme, mangue, poire, pêche, raisin et fruits très colorés : myrtille, cassis, groseille…)
- Persil, marjolaine, sarriette, thym
- Plantes fraîches : utiliser jeunes pousses en salade et grandes feuilles à faire fondre à l'étuvée comme des épinards (ortie, pissenlit, basilic, amarante)
- Ail, curcuma, gingembre
- Germe de blé
- Yaourt nature
- Graines germées
- Huiles d'olive, de colza, de noix
- Levure de bière (dans une boisson, une soupe, sur la salade, un plat…)
- Noix
- Chocolat noir
- Eau minérale riche en magnésium
- Café, thé : raisonnablement (1 à 2 tasses par jour)
- Infusion de ginkgo biloba (ou thé au ginkgo), de romarin (concentration++)
- Vin rouge (uniquement si vous en buvez déjà. Ne pas dépasser 2 verres par jour pour un homme et 1 verre par jour pour une femme, en respectant 2 jours sans alcool par semaine)

☹ ALIMENTS DÉCONSEILLÉS

- Produits industriels en général : plats préparés, déshydratés, biscuits, salades traiteur, boulettes…
- Glutamate (E621 et suivants) un additif qui accompagne et/ou remplace le sel dans de très nombreux produits industriels
- Aspartame et autres « faux sucres »
- Sucre et sucreries (1 à 2 tolérés si personne âgée très attirée par les douceurs)
- Produits laitiers de médiocre qualité
- Café au-delà de 2 tasses/jour (brutalise les neurones)
- Alcool au-delà de 1 à 2 verres de vin rouge/jour. Attention : même en faible quantité, il peut abîmer les cellules responsables de la mémoire chez certaines personnes
- Attention à l'aluminium, de nombreux produits industriels en renferment, y compris sous forme d'additif.

Spécifique maladie d'Alzheimer

- Papillotes en papier-alu non recouvert d'une pellicule plastifiée, surtout si aliments acides (citron, tomate) car migration possible d'une faible quantité d'aluminium dans les denrées
- Cannette de boisson gazeuse (toutes, surtout soda, colas) : une seule d'entre elles peut fournir jusqu'à 4 mg d'aluminium alors que le seuil de toxicité est fixé à 3 mg par jour.
- Eau du robinet dans certaines régions (si trop polluée, notamment si taux excessif d'aluminium et autres métaux lourds)
- Café dans cafetière alu
- Régime drastique, surtout si insuffisant en protéines

LE CONSEIL EN +

Accordez chaque jour à votre cerveau des plages calmes (pas de télé, pas de musique, pas de radio : le vrai calme !) et libres de toute pensée (pas de fixation, de rumination…), laissez-le en roue libre vagabonder, regardez les arbres, les pucerons, les pavés sur le sol, c'est tout.

LE COACH VOUS RECOMMANDE

Marche rapide
Tennis
Tir à l'arc

LE JOUR PARFAIT

PETIT-DÉJEUNER

- Thé vert
- Pain aux céréales, beurre, confiture de myrtilles, miel
- ½ pamplemousse

15 MINUTES

MARCHE RAPIDE

Le cerveau est un muscle « comme un autre » qu'il est nécessaire de faire travailler si vous voulez éviter qu'il ne s'atrophie. D'après plusieurs études, il a été prouvé qu'il était possible de prévenir l'apparition de la maladie d'Alzheimer par la stimulation du cerveau. Encore une fois, il faut agir de plusieurs façons. Commencer par bien irriguer son cerveau et ce, grâce à une activité physique régulière.

- La marche rapide vous permettra d'augmenter votre rythme cardiaque et ainsi d'accélérer la circulation sanguine qui oxygénera votre cerveau.

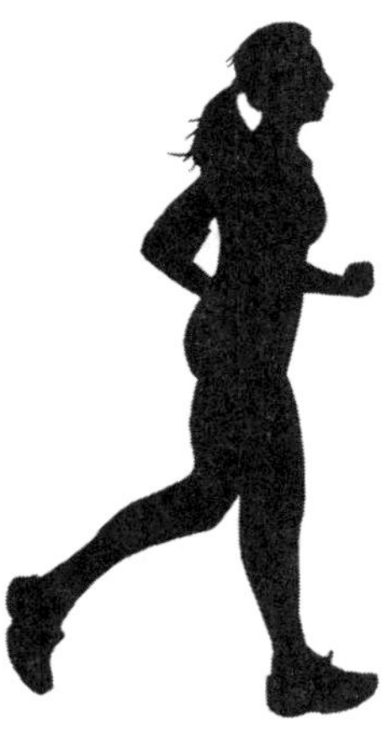

Dans un deuxième temps, il faut pratiquer des exercices stimulant directement le cerveau. Faire des mots croisés, des sudokus, des mots cachés ou des exercices de calculs mentaux activera la fonction neuronale. Il ne faut pas oublier les exercices de mémorisation. Apprendre un poème comme le font les enfants et le réciter régulièrement stimulera cette zone du cerveau souvent mise à mal par nos gadgets informatiques qui nous facilitent la tâche au quotidien.

OU

EXERCICE DE MÉMOIRE

À la pêche aux péchés

▶ Retrouvez les 7 péchés capitaux insidieusement glissés dans la grille suivante. Attention, ils peuvent se cacher horizontalement, verticalement, en diagonale et cela dans un sens ou dans l'autre.

R	S	C	L	E	S	M	A	Z	O	G
H	R	A	V	A	R	I	C	E	O	P
T	J	S	V	A	F	B	Q	U	A	E
O	E	B	I	M	A	E	R	R	K	R
S	X	N	U	U	I	M	E	R	Q	U
I	R	X	Y	V	A	S	J	M	L	X
V	D	C	N	N	S	C	T	Z	S	U
Z	V	E	D	E	X	K	J	P	C	L
A	F	I	C	O	L	E	R	E	X	K
C	S	M	L	I	E	U	G	R	O	H
E	S	D	P	L	G	O	I	U	T	T

Solution : Luxure, envie, gourmandise, colère, orgueil, avarice, paresse

Pour résumer : on alterne un jour sur deux, 15 minutes de marche rapide avec 15 minutes d'exercices mentaux.

MA TISANE MAGIQUE

Infusion de romarin

DÉJEUNER

- Taboulé de brocoli râpé au persil
- Gambas, ratatouille
- 1 yaourt nature
- 1 kiwi
- 1 thé vert
- 1 carré de chocolat noir

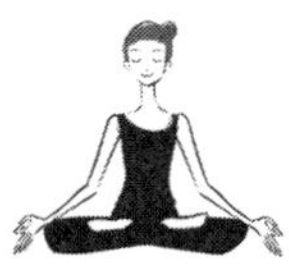

1 minute de pause magique

Fermez les yeux pour vous extraire à la fois de l'espace et du temps, et respirez profondément, tranquillement.

MA TISANE MAGIQUE

Infusion de romarin

ÇA ALORS !

> Tous les marcheurs savent que se balader d'un bon pas « donne des idées » et facilite la réflexion. Même Sherlock Holmes ne cessait de marcher pour résoudre les énigmes, tout comme son digne successeur dans la série *Elementary*. Mais le rapport entre « activité physique » et « idées claires » va bien plus loin. On a longtemps cru que le sport ne faisait « que libérer des endorphines », molécules du bien-être (ce qui est déjà très bien !). En réalité, l'activité physique aurait des vertus bien plus « intellectuelles » et complexes qu'un simple bonus antistress. Une étude très récente conclut que lorsque vous courez sur une longue distance (marathon par exemple, mais ça marche aussi pour plus court rassurez-vous !), les processus qui se mettent en place pour vous permettre d'accomplir votre effort sont les mêmes que pour apprendre ou mémoriser. Une histoire de protéine activée au tréfonds des muscles, très brûle-graisses au passage car elle permet de transformer sucre et graisses en énergie longue durée… et il en faut quand on court aussi longtemps. Quel rapport ? C'est la même chose pour faire fonctionner le cerveau, l'énergie emprunte les mêmes voies. Autrement dit, quand vous avez besoin de mémoriser quelque chose, d'apprendre, de comprendre… enfilez vos baskets ! Au retour, votre cerveau sera nettement plus performant.

DÎNER

- Velouté de cresson
- 2 œufs au plat, riz basmati au curcuma
- Salade de petits fruits rouges et noirs
- Infusion de gingembre frais sucrée au miel

CHOLESTÉROL

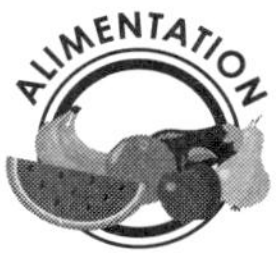

« Avant », on croyait que le cholestérol s'accumulait dans les vaisseaux sanguins, puis les bouchait, ce qui aboutissait à des infarctus. C'est un peu vrai, mais beaucoup plus compliqué que cela : en fait, seul le mauvais cholestérol joue les trouble-fête (et encore, seulement sous certaines conditions) car le bon, au contraire, « nettoie » les artères. Le cholestérol, graisse naturellement présente dans notre sang, n'est donc pas la « bête noire » que l'on a longtemps cru. Il reste cependant un indicateur de votre hygiène de vie en général, et notamment de votre santé cardiaque, même si cette dernière dépend de bien d'autres facteurs largement aussi importants. Avoir un taux de cholestérol équilibré, avec suffisamment de « bon » cholestérol (HDL), est plus essentiel encore que de ne pas avoir trop de « mauvais » cholestérol (LDL). Son taux dépend en majeure partie de l'alimentation quotidienne.

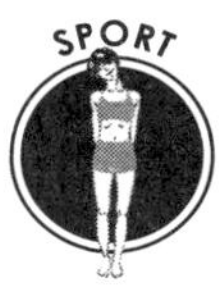

Le cholestérol circulant dans notre organisme est produit à raison de 2/3 par notre corps lui-même ! Seulement 1/3 est apporté par l'alimentation. Certes il est nécessaire de contrôler ses apports d'aliments riches en cholestérol (et autres graisses, et sucres) mais il faut surtout faire en sorte que notre organisme en produise moins. Pour cela il est indispensable de maîtriser son poids : plus il augmente, plus le corps produit du cholestérol. C'est particulièrement vrai pour les personnes à forte hérédité. Pour maintenir son poids de forme, une activité physique quotidienne est essentielle, et la pratique d'un sport une à deux fois par semaine fortement conseillée (surtout si vous devez perdre du poids).De préférence une activité de cardio comme la marche rapide, la course à pied ou la natation. L'important n'est pas tellement le sport que vous pratiquerez mais la régularité à laquelle vous le réaliserez.

VOTRE LISTE DE COURSES (à photocopier et à emporter dans votre poche ou à télécharger, voir p. 360)

Petit-déjeuner	Déjeuner	Dîner	Et bien sûr...
❒ Thé	❒ Avocat	❒ Escalope de veau	❒ Infusions (bardane, fenouil, aubier de tilleul, pissenlit, fenugrec (si manque d'appétit), psyllium (si constipation))
❒ Flocons d'avoine	❒ Crevettes	❒ Poivrons	❒ Chocolat noir
❒ Lait d'amande	❒ Filet de colin	❒ Aubergine	❒ Huile d'olive
❒ Miel	❒ Curcuma	❒ Ail	❒ Huile de noix
❒ Cannelle	❒ Orge	❒ Pomme	❒ Vinaigre de vin (ou de cidre)
❒ Orange	❒ Brocoli	❒ Noix	❒ Sel
	❒ Figues	❒ Miel	❒ Poivre
	❒ Poudre d'amande		❒ Agar-agar

☺ ALIMENTS CONSEILLÉS

- Ail, avocat, champignons (dont shiitaké++), légumes verts en grande quantité, notamment artichaut, céleri, carotte, poivron, brocoli et autres choux, concombre, asperge, épinard, courges (courgette, potiron...), radis, tomate, oignon (cru)
- Légumes secs, surtout haricot sec
- Orange et autres agrumes, figue, fraise, baies, abricot, pomme
- Avoine (flocons, de préférence complets, biscuits à l'avoine), céréales complètes,orge, son de riz
- Viandes maigres
- Huître, moule et autres coquillages (nature, crus), poissons (tous), algues
- Soja (tofu)
- Œuf (coque, poché)
- Lait écrémé, yaourt maigre
- Amande, noix, graines de sésame, graines de tournesol
- Curcuma, gingembre
- Infusions de bardane, fenouil, aubier de tilleul, pissenlit, fenugrec (si manque d'appétit), psyllium (si constipation), thé vert, thé pu-erh (type Ha Ling)
- Huile d'olive
- Chocolat noir (avec modération)
- Miel
- Vin rouge (2 verres maxi par jour)
- E 410 et E 412 (farine de caroube et de gomme guar), un additif qui participe peut-être à la réduction du taux de cholestérol. Il en va de même pour l'agar-agar (E406) et le konjac (E425) mais à l'état simple (poudre d'agar-agar, au rayon pâtisserie, et shirataki : « pâtes » de konjac, dans certaines grandes surfaces ou en épicerie asiatique)… en tant qu'additifs, tout dépend des aliments qui les hébergent !

☹ ALIMENTS DÉCONSEILLÉS

- Alcool
- Aliments préparés industriels : biscuits, plats préparés, pizzas…
- Sucre, sucreries, aliments sucrés, boissons sucrées, sodas
- Café bouilli, décaféiné
- Huiles de maïs, de carthame
- Lait, produits laitiers, fromage, beurre (si excès : 1 à 2 par jour suffisent amplement)
- Viande grasse, sauces, charcuterie grasse
- Régime trop pauvre en graisses

LE CONSEIL EN +

Oui, vous pouvez manger des œufs. Non, ils ne font pas grimper le taux de cholestérol. Mieux vaut se méfier des fromages très gras, de la charcuterie et autres viandes en sauces. Paradoxalement, si vous ne mangez pas assez de graisses, votre taux de cholestérol, le mauvais en plus, va monter car cotre corps en fabriquera davantage pour compenser.

LE COACH VOUS RECOMMANDE

Marche rapide
Course à pied
Natation

LE JOUR PARFAIT

PETIT-DÉJEUNER

Thé
Flocons d'avoine au lait d'amande sucré au miel, cannelle
1 orange

15 MINUTES

MARCHE RAPIDE FRACTIONNÉE

- Alternez des phases de marche rapide et des phases plus lentes.
- Commencez par marcher d'un bon pas pendant 5 minutes pour augmenter progressivement votre fréquence cardiaque.
- Puis, pendant 3 minutes, accélérez le pas en marchant au moins 2 fois plus vite. Maintenez un rythme régulier pendant ces 3 minutes, puis relâchez votre effort en ralentissant votre rythme de moitié pendant 2 minutes.
- Reprenez ensuite votre marche plus rapide pendant à nouveau 3 minutes avant de faire redescendre votre rythme cardiaque en marchant doucement pendant les 2 dernières minutes.

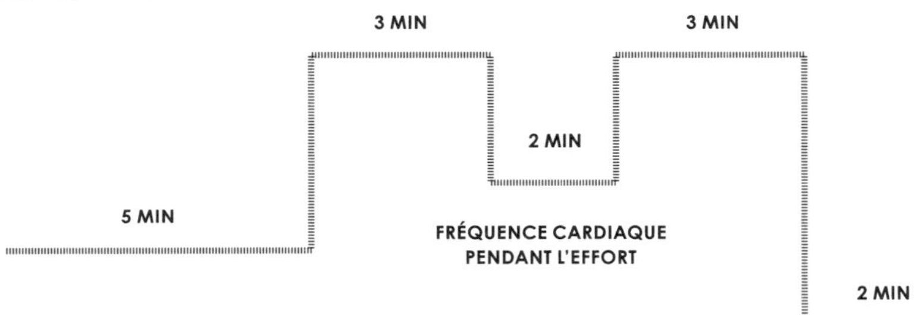

MA TISANE MAGIQUE

Infusion au choix : bardane, fenouil, aubier de tilleul, pissenlit, fenugrec (si manque d'appétit), psyllium (si constipation)

DÉJEUNER

- Avocat aux crevettes
- Filet de colin au curcuma, orge, brocoli
- Figues saupoudrées de poudre d'amande et poêlées (ou flan à l'agar-agar et au lait d'amande)

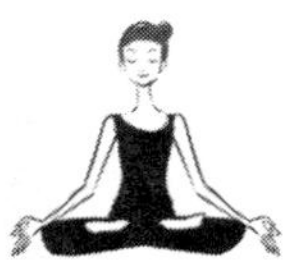

1 minute de pause magique

Fermez les yeux pour vous extraire à la fois de l'espace et du temps, et respirez profondément, tranquillement.

MA TISANE MAGIQUE

Infusion au choix : bardane, fenouil, aubier de tilleul, pissenlit, fenugrec (si manque d'appétit), psyllium (si constipation)

DÎNER

- Escalope aux poivrons, aubergine et ail
- Pomme au four fourrée de noix et de miel
- Infusion de bardane

CŒUR (PRÉVENTION)

ALIMENTATION

Le régime Dash* a été reconnu meilleur protecteur cardiaque du monde depuis six ans maintenant, et ce par un groupe d'experts indépendants. Intégrez-y des aliments aux vertus cardiaques et/ou anti-inflammatoires reconnues, piochés à droite et à gauche sur la planète. Le gingembre, par exemple, ou le piment. Pourquoi s'en priver ?

SPORT

Prévention de l'accident cardiaque. Le cœur est un muscle comme un autre qu'il est nécessaire d'entretenir quotidiennement pour qu'il puisse bien fonctionner. Préserver sa fonction cardiaque, c'est d'abord éviter qu'il ne s'engraisse. Comme pour le cholestérol, le maintien d'un poids de forme est essentiel. Pour cela, pratiquez régulièrement une activité physique cardio. Pour entretenir son cœur, il faut aussi faire évoluer le rythme cardiaque. En effet, le muscle cardiaque doit être capable de répondre à une forte sollicitation : lorsque vous pratiquez une activité physique, il doit être en mesure d'augmenter brusquement son rythme pour envoyer plus de sang dans les organes du corps et ainsi véhiculer un maximum d'oxygène.

Après un accident cardiaque, il est nécessaire de rééduquer son cœur. Le travail est souvent long mais doit être régulier. Cette rééducation dépendra de l'étendue des lésions subies. Pour certaines personnes ayant été victimes d'une petite alerte sans gravité, la reprise de l'activité pourra être plus rapide. En revanche en cas d'atteinte lourde, il faudra être plus patient. Dans tous les cas, il faut reprendre par une activité douce avec une fréquence cardiaque basse, c'est-à-dire, une activité qui ne fera pas augmenter de manière trop rapide ou trop forte vos pulsations cardiaques.

VOTRE LISTE DE COURSES (à photocopier et à emporter dans votre poche ou à télécharger, voir p. 360)

Petit-déjeuner	Déjeuner	Dîner	Et bien sûr...
❒ Thé	❒ Salade verte	❒ Tomates	❒ Infusions (aubépine, hibiscus)
❒ Flocons d'avoine	❒ Graines germées	❒ Ail	❒ Chocolat noir
❒ Lait d'amande	❒ Blanc de poulet	❒ Pavé de saumon bio	❒ Huile d'olive
❒ Cannelle	❒ Champignons noirs	❒ Petits légumes	❒ Huile de noix
❒ Abricots ou clémentines	❒ Pomme	❒ Quinoa	❒ Vinaigre de vin (ou de cidre)
	❒ Miel	❒ Piments	❒ Sel
	❒ Amandes effilées	❒ 2 kiwis	❒ Poivre

* Lire *Le meilleur régime du monde*, Leduc.s Éditions.

☺ ALIMENTS CONSEILLÉS

- Ail
- Avoine
- Champignons noirs (anticoagulants)
- Épices+++ (gingembre, clou de girofle)
- Fruits et légumes, surtout riches en vitamine C (chou, agrumes, kiwi) et/ou très colorés, et/ou très riches en potassium (abricot, banane, légumes et fruits secs, lentille, tomate, pomme de terre, fenouil, persil)
- Herbes aromatiques
- Huiles d'olive et de colza
- Noix, amande (bons gras)
- Graines germées, amande, graines de tournesol
- Oignon
- Piment fort type chili (anticoagulant)
- Poisson (surtout gras : maquereau, sardine, saumon, anguille, hareng…)
- Pomme
- Mollusques
- Volaille (sans peau)
- Thé
- Vin rouge (2 verres maxi par jour, facultatifs)
- Petit-déjeuner

☹ ALIMENTS DÉCONSEILLÉS

- Absence de petit-déjeuner
- Alcool au-delà des 2 verres de vin préconisés
- Beurre, lait et produits laitiers gras (non écrémés)
- Excès de café (plus de 2 tasses par jour)
- Huile de maïs et autres « mauvaises » graisses
- Sucre et sucreries
- Viandes grasses ou en sauce
- Produits industriels en général

Voir aussi « Cholestérol » (p. 145) et « Hypertension » (p. 270).

LE CONSEIL EN +

Attention à la gestion des émotions, du stress, du sommeil… Tous ces petits détails mis bout à bout favorisent l'hypertension lorsqu'ils ne sont pas sous contrôle.

LE COACH VOUS RECOMMANDE

Course à pied fractionnée
Yoga doux
Marche rapide fractionnée

LE JOUR PARFAIT

PETIT-DÉJEUNER

- Thé
- Flocons d'avoine
- Lait d'amande
- Cannelle
- 2 abricots

15 MINUTES

COURSE À PIED FRACTIONNÉE

Vous allez alterner des phases de course rapide et des phases plus lentes.

- Commencez par courir à allure moyenne pendant 5 minutes pour augmenter progressivement mais légèrement votre fréquence cardiaque.
- Puis, pendant 3 minutes, accélérez en courant au moins 2 fois plus vite. Tenez le rythme pendant ces 3 minutes, puis relâchez votre effort en ralentissant votre rythme de moitié pendant 2 minutes.
- Reprenez ensuite votre course plus rapide pendant à nouveau 3 minutes avant de faire redescendre votre rythme cardiaque en marchant pendant les 2 dernières minutes.

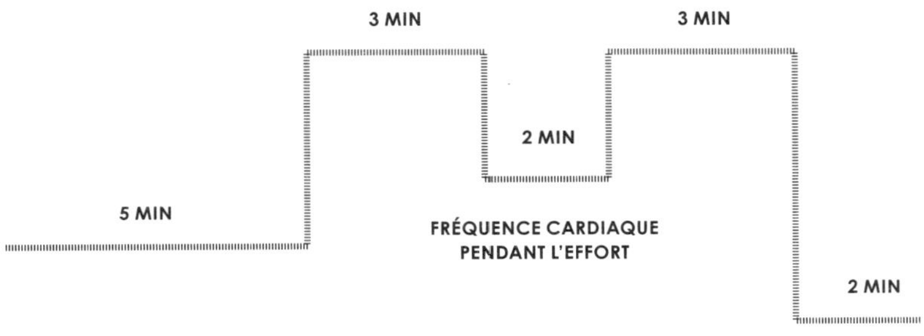

YOGA DOUX

15 MINUTES

Relaxation sur le dos

- Allongé sur le dos, jambes et bras légèrement écartés. Vous respirez profondément et doucement.

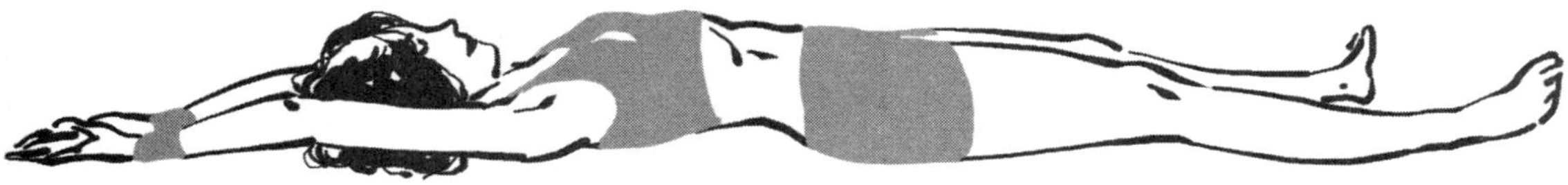

Respiration en mouvement

- Doucement, vous positionnez vos bras en croix en inspirant, puis vous continuez le mouvement en amenant les bras derrière la tête. En expirant, vous montez les bras devant vous et enfin laissez les bras redescendre le long du corps. Répétez le mouvement 10 fois.

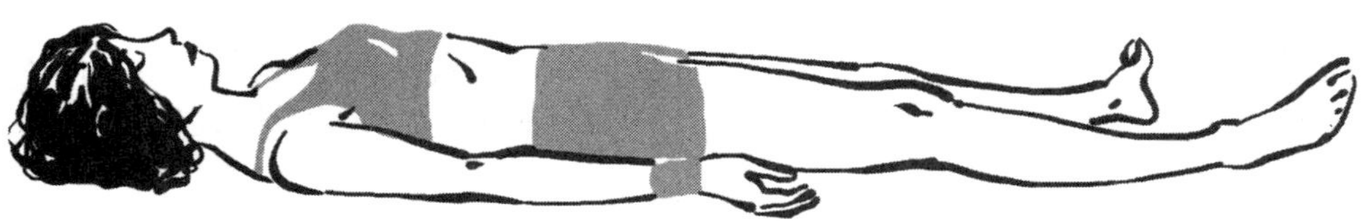

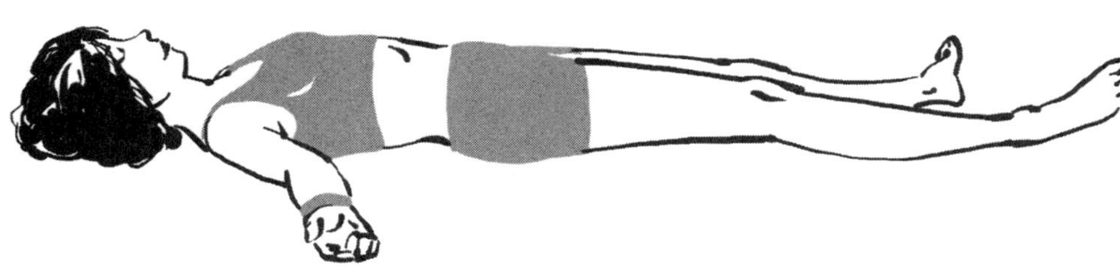

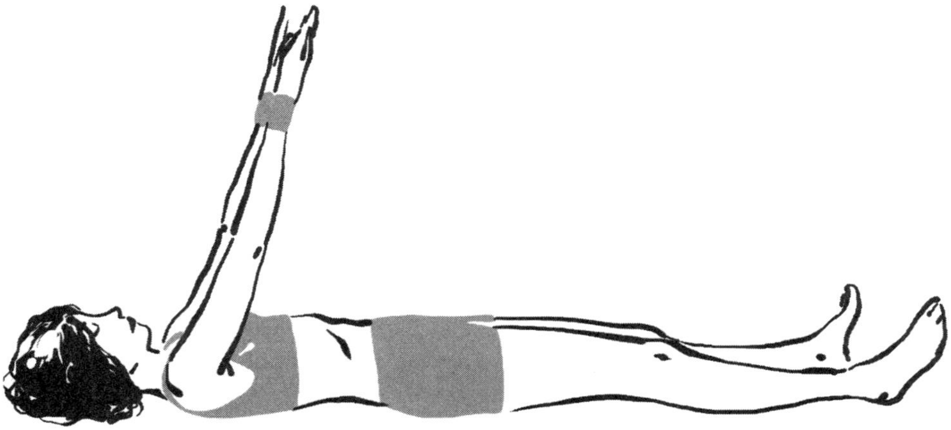

Bascule du bassin

- Repliez vos jambes et poussez les pieds dans le sol, contractez les fessiers et montez le bassin et le dos sans le cambrer. Revenez doucement à la position de départ en déposant successivement le haut du dos, le milieu, le bas et enfin le bassin. Répétez le mouvement 10 fois.

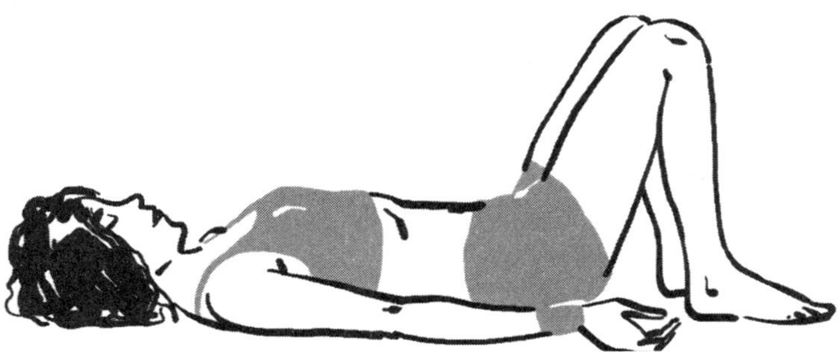

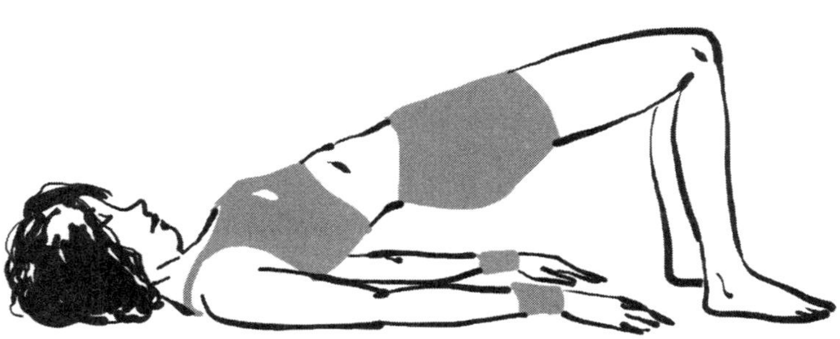

Grand étirement

- Bras derrière la tête, attrapez votre poignet gauche et étirez tout le côté gauche. Étirez ensuite le côté droit. Tenez 30 secondes par côté.

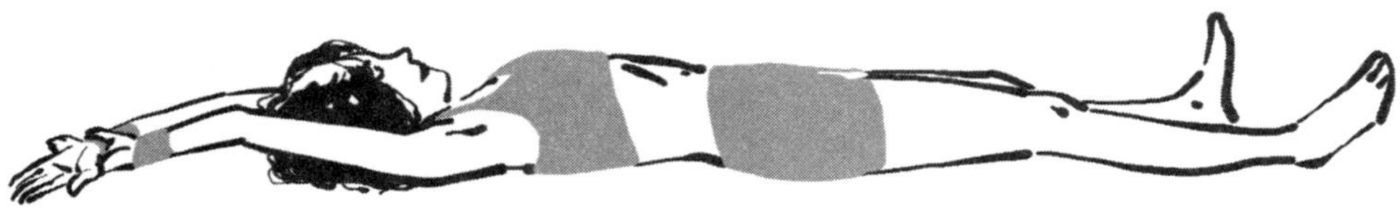

Étirement des lombaires

- Assis sur les talons, mains sur les cuisses sans cambrer le dos, placez vos mains au sol en tendant les bras et en gardant le dos droit. Poussez vos mains dans le sol et votre coccyx sur les talons. Les muscles du dos travaillent en profondeur. Répétez le mouvement 10 fois.

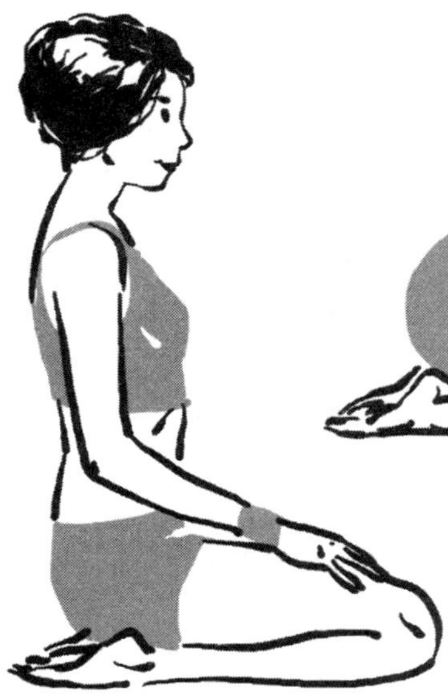

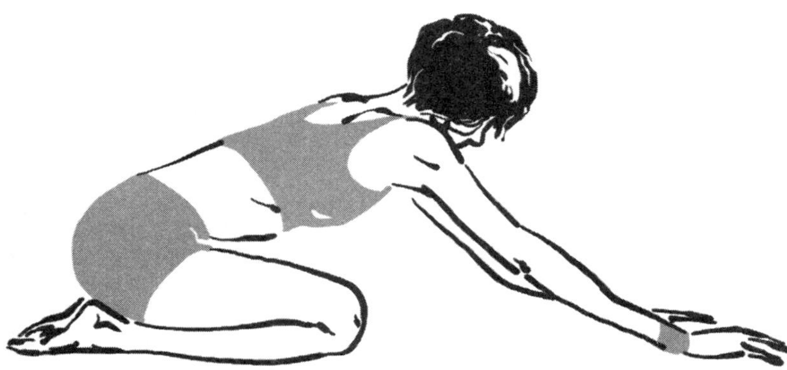

OU

MARCHE RAPIDE FRACTIONNÉE

15 MINUTES

Pour ceux qui ont la possibilité de reprendre par une activité cardio un peu plus soutenue.

- Alternez des phases de marche rapide et des phases plus lentes.

- Commencez par marcher d'un bon pas pendant 5 minutes pour augmenter progressivement votre fréquence cardiaque.
- Puis, pendant 3 minutes, accélérez le pas en marchant au moins 2 fois plus vite. Maintenez un rythme régulier pendant ces 3 minutes, puis relâchez votre effort en ralentissant votre rythme de moitié pendant 2 minutes.
- Reprenez ensuite votre marche plus rapide pendant à nouveau 3 minutes avant de faire redescendre votre rythme cardiaque en marchant doucement pendant les 2 dernières minutes.

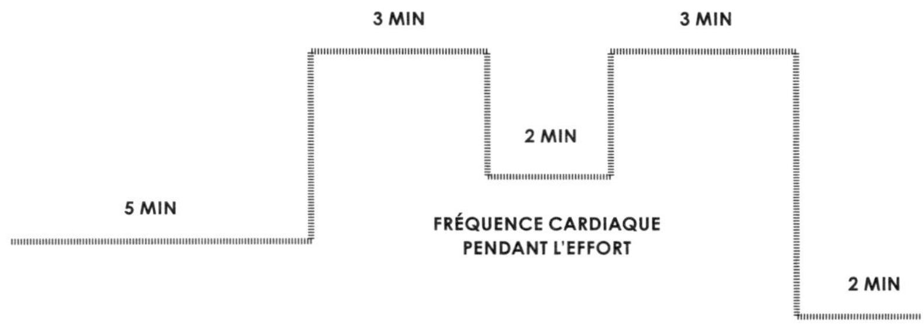

MA TISANE MAGIQUE

Infusion d'aubépine

DÉJEUNER

- Salade verte avec graines germées
- Poulet aux champignons noirs
- Pomme râpée au miel et amandes effilées

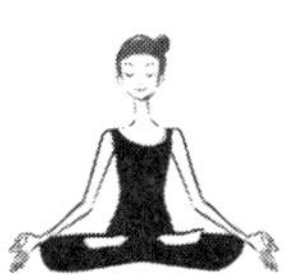

1 minute de pause magique

Fermez les yeux pour vous extraire à la fois de l'espace et du temps, et respirez profondément, tranquillement.

MA TISANE MAGIQUE

Infusion d'hibiscus

DÎNER

- Salade de tomate à l'ail
- Saumon aux petits légumes, quinoa et piments
- 2 kiwis
- Infusion d'aubépine ou d'hibiscus

CONSTIPATION

ALIMENTATION

Près de la totalité des constipations tenaces courantes sont liées à une mauvaise hygiène de vie. Nous ne parlons pas ici des transits digestifs temporairement ralentis à la suite d'un voyage, d'un stress ou d'une opération chirurgicale, trois grands classiques. Mais de la constipation qui dure, parce que la mauvaise hygiène de vie dure aussi ! Prenez vos repas à horaires fixes, pratiquez une activité physique là aussi à des moments réguliers : le transit est facilement perturbé par tout et n'importe quoi. Il a par-dessus tout besoin de calme, de repères, de fibres, d'eau, de massages (marche) et… de fous rires !

SPORT

La pratique d'une activité physique est primordiale dans le contrôle du transit intestinal. C'est en particulier la sangle abdominale qu'il est nécessaire de faire travailler pour réveiller un intestin paresseux. Un bon fou rire peut vous aider à vous muscler le ventre, mais comme il n'est pas tous les jours facile de rire aux larmes, des *exercices d'abdominaux* pourront le remplacer les jours « sans ».

VOTRE LISTE DE COURSES (à photocopier et à emporter dans votre poche ou à télécharger, voir p. 360)

⏱ Petit-déjeuner	⏱ Déjeuner	⏱ Dîner	Et bien sûr…
❐ Citron	❐ Poireaux	❐ Melon	❐ Infusions (romarin, gingembre, psyllium)
❐ Café	❐ Steak	❐ Salade niçoise	❐ Figues sèches
❐ Lait	❐ Haricots blancs	❐ Fromage	❐ Pomme
❐ Muesli sans sucre ajouté	❐ Yaourt bifidus	❐ Miel	❐ Amandes
❐ Cannelle	❐ Pruneaux		❐ Chocolat noir
❐ Graines de lin			❐ Huile d'olive
			❐ Huile de noix
			❐ Vinaigre de vin (ou de cidre)
			❐ Sel
			❐ Poivre

☺ ALIMENTS CONSEILLÉS

- Céréales complètes, notamment pain complet (ou, mieux, intégral), sarrasin, avoine+++
- Fruits, notamment petits fruits rouges et noirs (groseille, mûre, cassis…), rhubarbe, pêche, nectarine, brugnon

- Cure de 1 jour en monodiète : au choix raisin, cerises, prunes, ananas… (à éviter si vous êtes diabétique)
- Fruits secs, surtout datte, figue et pruneau (attention : hyper-sucrés !)
- Amande, pistache, noisette, olive
- Huile d'olive : 1 c. à c. le matin à jeun + jus de citron
- Légumes, dont carotte et épinard, jus de légumes+++ (et jus verts/green smoothies)
- Légumes secs, lentille, soja, fève, pois, haricot sec+++
- Miel
- Riz complet
- Yaourt bifidus
- Gingembre, cannelle+++
- Graines de lin+++
- Son de blé ou de riz
- Agar-agar (gélifiant d'origine marine, au rayon pâtisserie des grandes surfaces)
- Aloe vera (gel comestible, à mélanger à du jus de fruits ou de légumes si le goût nature vous perturbe), psyllium (en boutique bio ou pharmacie)
- Café au lait (temporairement, pour « lever » une constipation passagère)+++
- Eau minérale riche en magnésium, type Hépar ou Contrex, à température de la pièce (surtout pas fraîche) : 1 verre le matin à jeun + 7 autres dans la journée
- Manger suffisamment

ALIMENTS DÉCONSEILLÉS

- Régime hyperprotéiné (beaucoup de « viandes », peu ou pas du tout de céréales, légumes secs)
- Aliments trop gras (viandes grasses, sauces, frites…)
- Aliments très sucrés (notamment excès de chocolat)
- Épices (sauf gingembre et cannelle), condiments, moutarde
- Faux sucres (édulcorants de synthèse), dont aspartame
- Huile de paraffine
- Riz blanc, farine blanche, pain blanc, sucre blanc (tous les aliments quasi dénués de fibres)
- Café noir
- Soda riche en caféine
- Thé en excès
- Manger insuffisamment

LE CONSEIL EN +

Allongé sur le dos, massez votre ventre longuement, assez profondément, d'une main bien à plat qui tourne en rond dans le sens des aiguilles d'une montre (sens du transit intestinal). Une aide mécanique très efficace !

LE COACH VOUS RECOMMANDE

Stand-up paddle
Slack
TRX

LE JOUR PARFAIT

1 verre d'eau à jeun avec 1 c. à c. d'huile d'olive et ½ c. à c. de jus de citron

PETIT-DÉJEUNER

Café au lait
Muesli sans sucre ajouté, lait (vache ou végétal), saupoudré de cannelle et de 1 c. à s. de graines de lin

15 MINUTES

ABDOS

Pour les quatre exercices qui suivent, commencez par vous allonger sur le dos, sur une moquette un peu épaisse ou une serviette pliée pour ne pas vous faire mal au dos sur un sol trop dur.

Exercice n° 1

- Rapprochez vos genoux vers votre ventre afin de former un angle droit.
- Placez vos mains sur vos tempes et non derrière la nuque (pour éviter de tirer sur vos cervicales), décollez les épaules du sol et réalisez de petits mouvements de flexion en relevant votre buste vers vos genoux
- Répétez ce mouvement 20 fois.

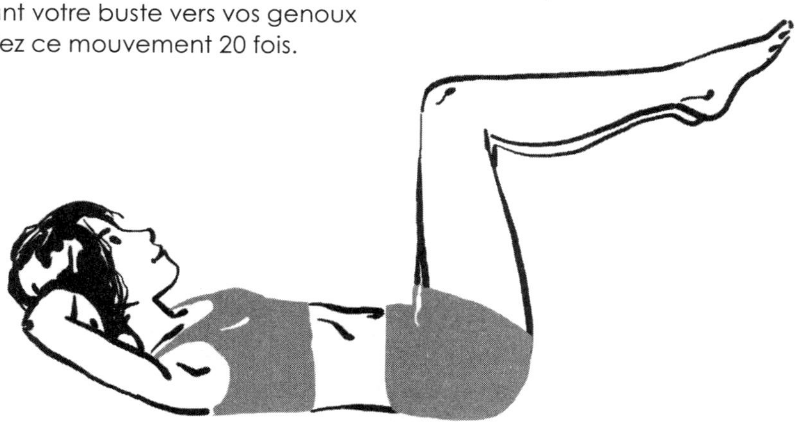

Exercice n° 2

- Allongez-vous sur le dos et tirez vos genoux vers votre ventre.
- Pédalez avec les jambes vers l'avant puis vers l'arrière, en allongeant bien les jambes.
- Répétez ce mouvement 20 fois dans un sens, puis 20 fois dans l'autre.

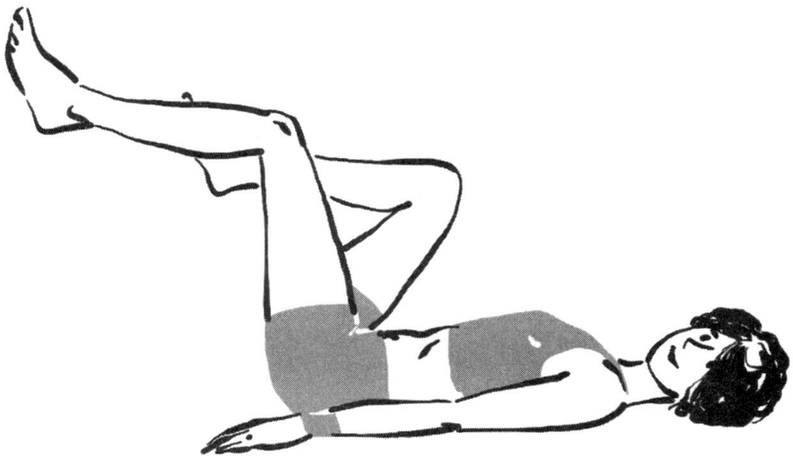

Exercice n° 3

- Soulevez les 2 jambes.
- Croisez les mains sous la tête et posez le talon gauche sur le genou droit en écartant votre genou gauche de manière à ce qu'il pointe vers l'extérieur.
- Soulevez la tête et les épaules, puis faites pivoter le haut du corps vers la gauche, le coude droit pointant vers le genou gauche.
- Répétez ce mouvement 20 fois vers la gauche, puis inversez la position de vos jambes et effectuez-le 20 fois de l'autre côté.

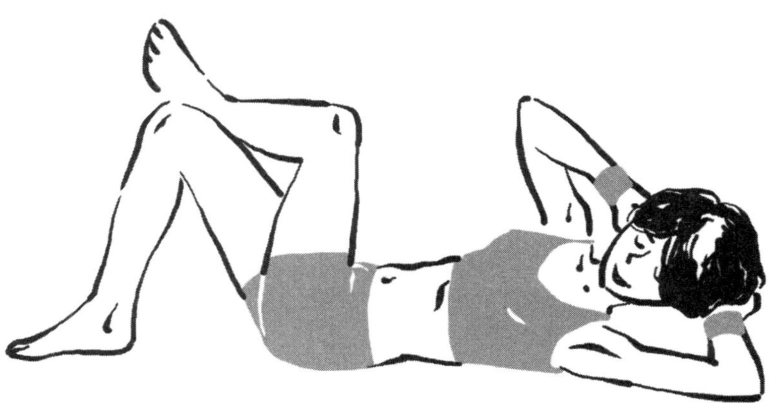

Exercice n° 4 : étirement

- Toujours allongé sur le dos, tendez vos jambes et étirez vos bras loin vers l'arrière.
- Étirez-vous ainsi jusqu'aux pointes de pieds et au bout des doigts.
- Inspirez lentement par le nez en gardant cette position, puis expirez en continu jusqu'à vider vos poumons.
- Étirez-vous ainsi pendant au moins 1 minute.

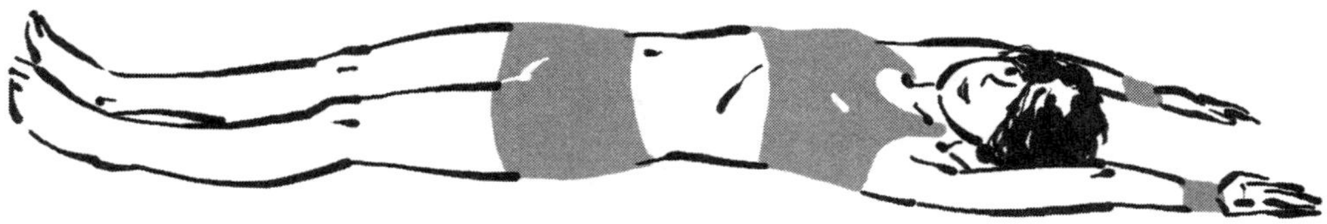

COLLATION

Infusion de romarin
2 figues sèches

DÉJEUNER

Poireaux vinaigrette
Steak, haricots blancs
Yaourt bifidus aux pruneaux avec 1 c. à s. de graines de lin

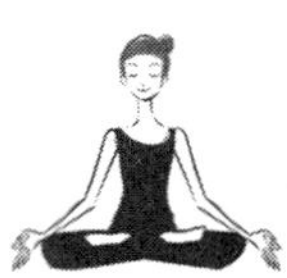

1 minute de pause magique

Fermez les yeux pour vous extraire à la fois de l'espace et du temps, et respirez profondément, tranquillement.

COLLATION

1 pomme
Infusion de romarin

DÎNER

½ melon
Salade niçoise, vinaigrette et 1 c. à s. de graines de lin
1 part de fromage au choix
Infusion de gingembre sucrée au miel

CRAMPES

ALIMENTATION

Lorsque les fibres musculaires se contractent alors que le sang ne les irrigue plus, c'est la crampe. Cette contraction douloureuse survient généralement parce qu'on est déshydraté, que l'on manque de minéraux alcalinisants comme le magnésium ou le potassium (alors les acides prennent le dessus), ou encore que l'on a une mauvaise circulation (crampes dans la nuit). Certaines situations les favorisent : le froid, la prise de médicaments cardiaques ou de bêtabloquants, et même de laxatifs.

SPORT

Pour lutter efficacement contre les crampes, il est nécessaire d'éliminer l'acide qui s'accumule lorsque le muscle est privé d'oxygène. En prévention, pour limiter cette accumulation d'acide lactique, il est primordial de bien s'oxygéner pendant l'effort. Pensez à respirer profondément afin de faire véhiculer les molécules d'oxygène dans l'ensemble de vos muscles. Si vous pratiquez une activité physique de vitesse comme le tennis, le rugby ou le football (avec des accélérations à répétition), pensez à terminer vos entraînements par 5 minutes de *footing* à fréquence basse pour bien oxygéner vos muscles.

L'action pour lutter contre les crampes se poursuit également après l'effort. L'étirement permet au muscle de favoriser la circulation sanguine et ainsi d'oxygéner les muscles.

VOTRE LISTE DE COURSES (à photocopier et à emporter dans votre poche ou à télécharger, voir p. 360)

Petit-déjeuner	Déjeuner	Dîner	Et bien sûr…
❐ Thé	❐ Melon	❐ Pavé de saumon bio	❐ Infusions (aubépine, mélisse, prêle, passiflore, reine-des-prés)
❐ Banane	❐ Jambon de Parme	❐ Poivrons	❐ Chocolat noir
❐ Fruits secs et oléagineux	❐ Pain aux céréales	❐ Ail	❐ Huile d'olive
❐ Fromage frais	❐ Fruits rouges	❐ Pomme	❐ Huile de noix
❐ Pain complet au levain		❐ Miel	❐ Vinaigre de vin (ou de cidre)
		❐ Noisettes effilées	❐ Sel
			❐ Poivre

☺ ALIMENTS CONSEILLÉS

- Fruits et légumes (tous, en grandes quantités)+++, notamment poivron, banane, agrumes, baies (cassis, myrtille, pomme)
- Saumon (bio ou sauvage) et autres poissons (potassium++)
- Dans la journée : eau minérale riche en magnésium et calcium (Contrex, Hépar)+++ ; vous pouvez préparer votre thé et vos tisanes avec
- Juste après un entraînement sportif, une course, une compétition : eau minérale riche en bicarbonates (Vichy Saint-Yorre)+++
- Fruits secs, amande, noix, noisette+++
- Chocolat noir (avec modération !)
- Ail, gingembre, piment

☹ ALIMENTS DÉCONSEILLÉS

- Alcool
- Aspartame (cet édulcorant est responsable de crampes), évitez tous les produits allégés qui en contiennent : soda light…
- Excès de sel, de « mauvaises » graisses (friture)
- Boissons type soda ou jus concentrés trop sucrés pendant le sport
- Alimentation hyperacidifiante (l'équilibre acido-basique est ici au cœur du problème)

LE CONSEIL EN +

De nombreux médicaments (anticholestérol, corticoïdes, laxatifs, bêtabloquants, anti-Alzheimer…) donnent des crampes. C'est aussi le cas de certains résidus de pesticides… vive le bio !

LE COACH VOUS RECOMMANDE

Stretching
Yoga
Danse classique

LE JOUR PARFAIT

PETIT-DÉJEUNER

Thé vert
Banane, fruits secs et oléagineux
Fromage frais si grosse faim, avec 1 tranche de pain

EXERCICES ANTICRAMPES 15 MINUTES

Voici les étirements à pratiquer après chaque effort.

Exercice n° 1

▶ Pliez votre jambe droite en ramenant le talon sur les fesses. Avec vos mains, tirez sur le cou-de-pied pour bien étirer le quadriceps. Tenez-vous à un mur ou à un dossier de chaise pour conserver votre équilibre. Tenez la position 30 secondes et changez de jambe.

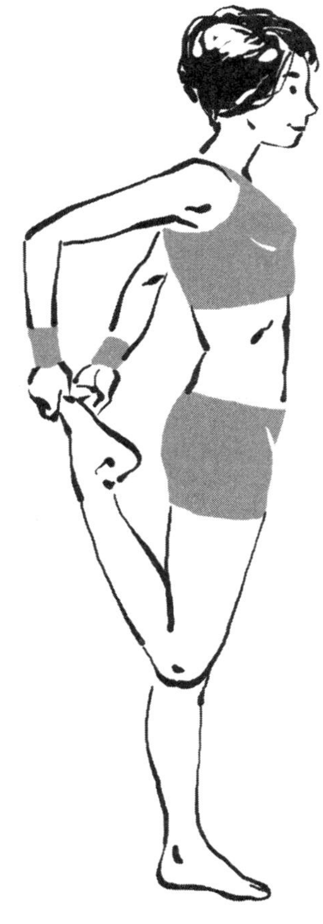

Exercice n° 2

- Appuyez-vous contre un mur, reculez une jambe en conservant les talons au sol, en particulier sur la jambe arrière. Étirez votre mollet en vous penchant vers l'avant. Tenez la position 30 secondes et changez de jambe.

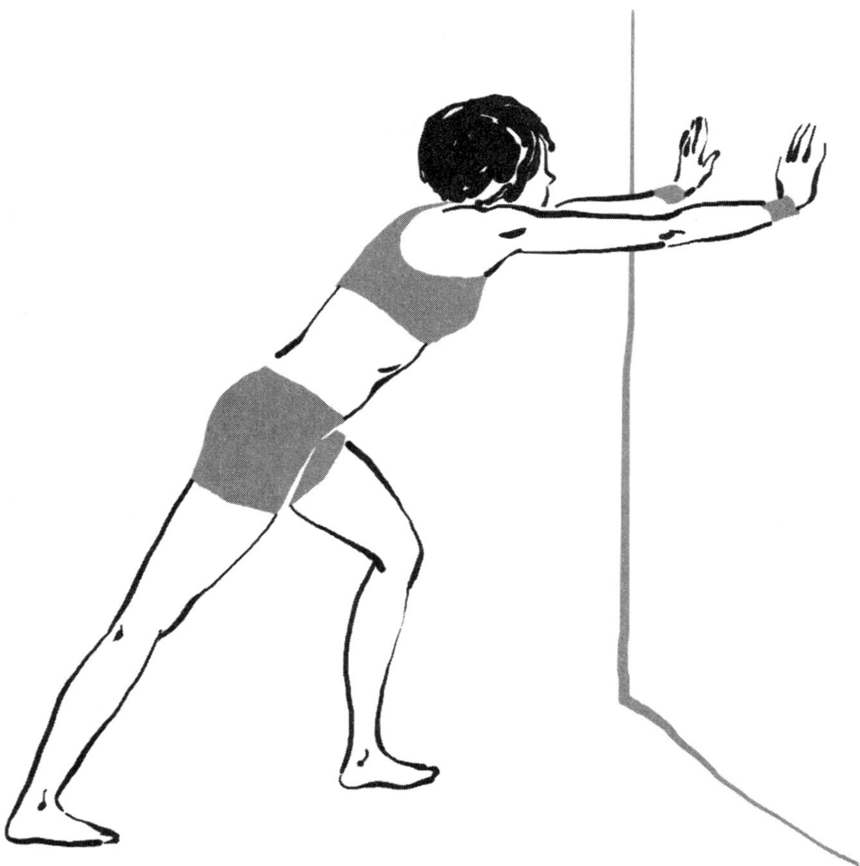

Exercice n° 3

- Assis au sol, une jambe repliée sur l'aine, l'autre tendue devant vous. Avec vos mains attrapez votre pointe de pied. Tenez la position 30 secondes et changez de jambe.

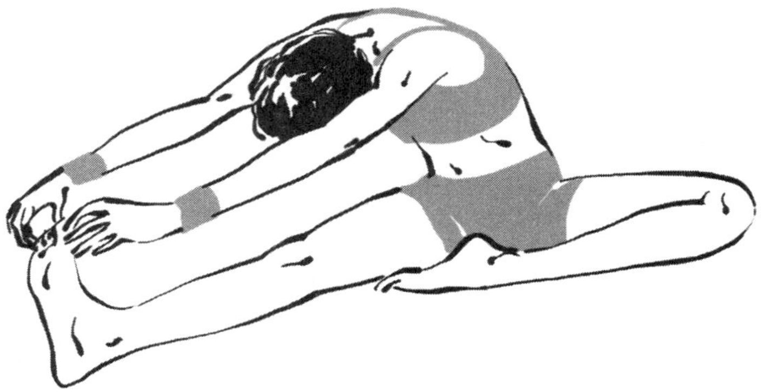

Exercice n° 4

- Assis au sol, une jambe tendue devant vous. La deuxième jambe croise la première au niveau de genou. Attrapez votre genou et tirez-le vers vous pour étirer votre fessier. Vous maintenez la position 30 secondes et changez de jambe.

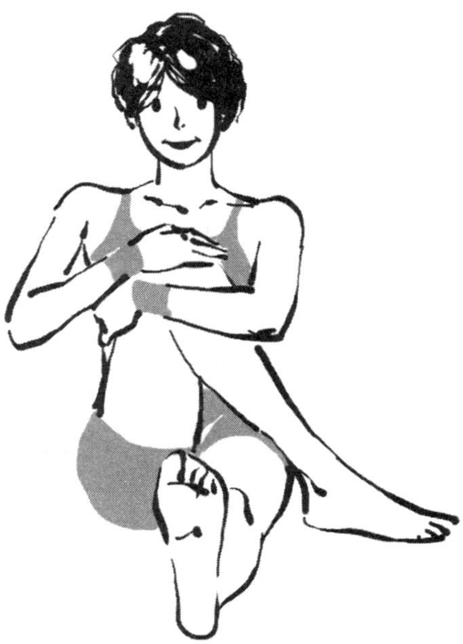

Exercice n° 5

▶ Face au sol, repliez une jambe sous vous et l'autre tendue derrière. Effectuez une pression avec votre bassin pour étirer le muscle arrière de la cuisse. Maintenez 30 secondes par jambe.

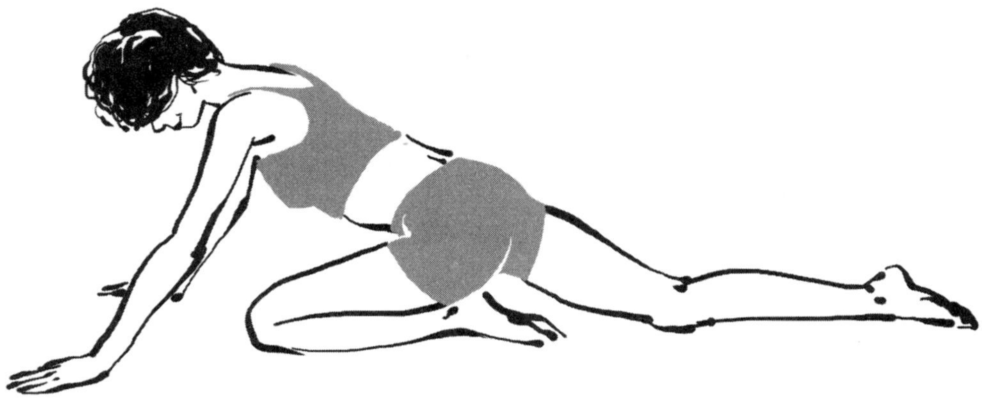

Exercice n° 6

▶ Allongé sur le dos au sol, tendez une jambe et ramenez la seconde sur votre ventre. Attrapez votre genou avec vos mains et tirez vers vous. Tenez la position 30 secondes et changez de jambe.

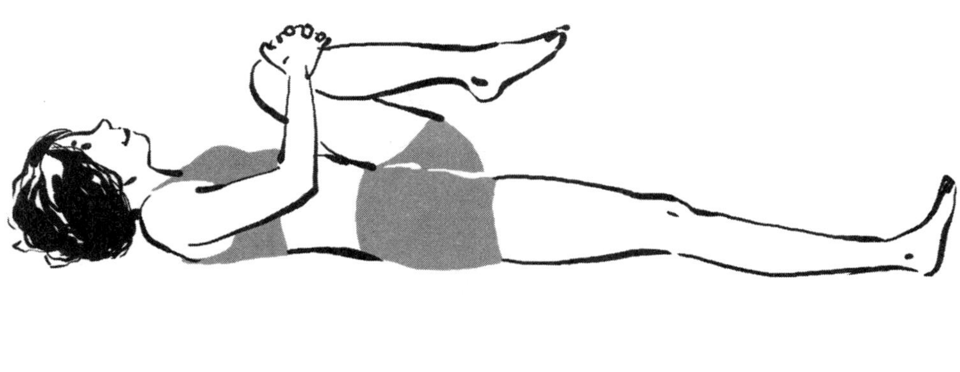

Exercice n° 7

- Dans la même position que l'exercice n° 6, attrapez l'arrière de votre cuisse au niveau du genou et effectuez de petites pressions avec votre cuisse vers le ciel. Tenez la position 30 secondes et changez de jambe.

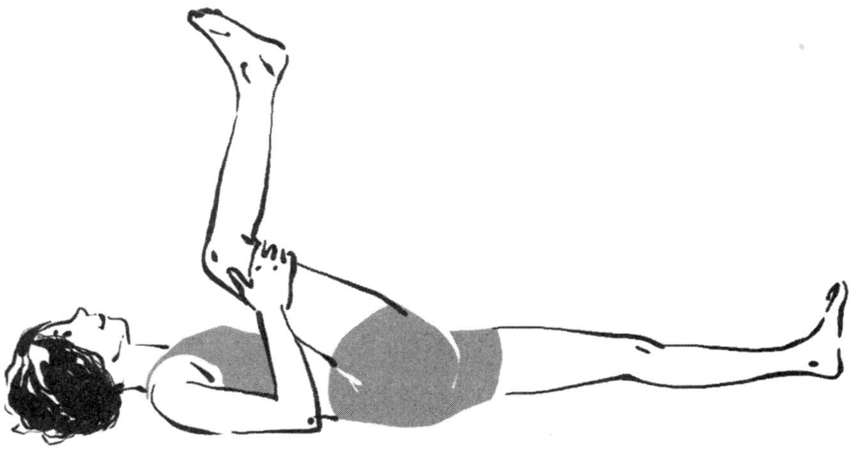

Exercice n° 8

- Assis en tailleur, joignez vos deux plantes de pied. Avec vos mains, effectuez de petites pressions sur vos genoux pour écarter les cuisses et étirer les adducteurs. Maintenez la position 30 secondes.

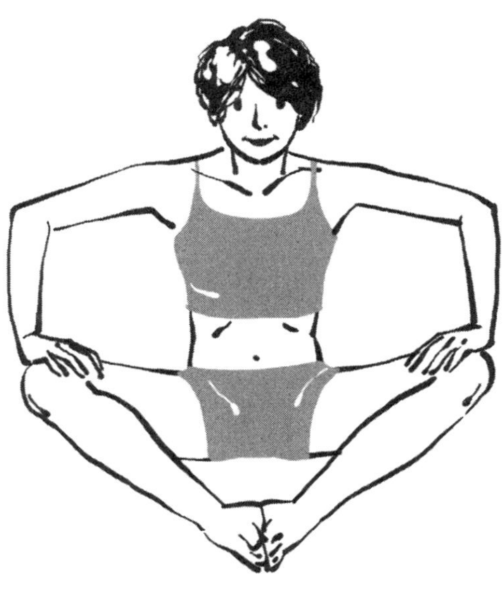

MA TISANE MAGIQUE

Infusion au choix : aubépine, mélisse, prêle, passiflore, reine-des-prés

DÉJEUNER

- Melon de Parme, pain aux céréales
- Fruits rouges
- 4 carrés de chocolat noir

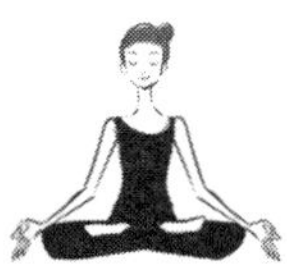

1 minute de pause magique

Fermez les yeux pour vous extraire à la fois de l'espace et du temps, et respirez profondément, tranquillement.

MA TISANE MAGIQUE

Infusion au choix : aubépine, mélisse, prêle, passiflore, reine-des-prés

DÎNER

- Tartare de saumon
- Salade de poivrons marinés dans l'huile d'olive et l'ail
- Pomme râpée au miel et aux noisettes
- Infusion au choix : aubépine, mélisse, prêle, passiflore, reine-des-prés

CUISSES (FAIRE FONDRE ET MUSCLER)

D'un côté, évitez d'apporter de quoi fabriquer des « déchets à mettre au débarras », de l'autre, misez sur les aliments qui favorisent la croissance musculaire.

Les cuisses, pour leur malheur, sont des zones de stockage des graisses. Comme le ventre. Le corps dépose donc ici tout ce qu'il ne peut pas mettre ailleurs, pour résumer. Une sorte de débarras. L'exercice est primordial ici, et si le *squat* est un exercice connu pour raffermir la zone sur le devant, il n'est pas le seul : il faut aussi travailler l'intérieur et l'arrière de la cuisse.

VOTRE LISTE DE COURSES (à photocopier et à emporter dans votre poche ou à télécharger, voir p. 360)

Petit-déjeuner	Déjeuner	Dîner	Et bien sûr…
❒ Thé	❒ Chou blanc	❒ Avocat	❒ Infusions (maté, thé vert, hibiscus)
❒ Jambon de Paris	❒ Persil	❒ Pot-au-feu	❒ Chocolat noir
❒ Fromage de chèvre	❒ Graines de citrouille	❒ Riz au lait	❒ Huile d'olive
❒ Pain aux céréales	❒ Œufs		❒ Huile de noix
❒ Framboises	❒ Ratatouille		❒ Vinaigre de vin (ou de cidre)
	❒ Yaourt grec nature		❒ Sel
	❒ Compote de pommes sans sucre ajouté		❒ Poivre

☺ ALIMENTS CONSEILLÉS

- Aliments très riches en protéines animales et en zinc – poissons (tous), coquillages et crustacés, les œufs (5 par semaine maxi, avec le jaune surtout), viande (volailles et viande blanche pour le quotidien + 2 plats de viande rouge par semaine) à CHAQUE repas. Recommandés car très riches en créatine (protéines « spécial muscles ») : hareng, porc, bœuf, saumon, thon et morue
- Aliments riches en protéines végétales (pour compléter encore l'apport en protéines) :
  - Céréales : avoine, blé, épeautre, kamut, maïs, millet, orge, quinoa, riz, sarrasin, seigle
  - Légumes secs : coco, dolic, fève, flageolet vert, haricot, lentille, lingot, pois cassé, pois chiche, soja
  - Graines : anis, arachide, citrouille, colza, lin, melon, sésame, soja, tournesol – à grignoter à l'apéritif, comme des cacahuètes, ou à glisser dans les salades, plats, desserts (graines de chia, de sésame, de pavot…)
  - Oléagineux : amande, cacahuète, noix, noisette, pistache, pignon de pin
  - Autres bonnes graisses : avocat, olive…
- Eau minérale très riche en magnésium
- Petit-lait (le lait qui surnage sur les yaourts et les fromages blancs)
- Fromage et/ou œuf et/ou jambon au petit-déjeuner
- Fruit frais (ou surgelés, nature) : 3 par jour, avec une préférence pour les petits fruits très colorés (myrtille, cassis…)
- Légumes verts : accompagnant systématiquement les plats de poisson, viande, etc. (ex : évitez steak/pâtes ou steak/frites, préférez steak/haricots verts)
- Légumes crucifères (principalement toute la famille des choux) : ils réduisent l'action « antitestostérone » des hormones féminines
- Levure de bière

☹ ALIMENTS DÉCONSEILLÉS

- Sucre, boissons sucrées (sodas, jus de fruits), sucreries, glace
- Sel, aliments trop salés
- Régime drastique ou végétarien mal équilibré en protéines
- Alimentation exclusivement crue (les protéines sont bien mieux assimilées lorsqu'elles sont cuites)

LE CONSEIL EN +

Pas de fabrication de muscle sans testostérone. Le problème n° 1 : ne pas manger suffisamment. Mais attention tout de même : trop de graisses, d'alcool, de sucre mène au surpoids… facteur antitestostérone par excellence. Méfiez-vous de la prise régulière de paracétamol, facteur antitestostérone connu.

LE COACH VOUS RECOMMANDE

Nage avec palmes
Ski
Monter les marches

LE JOUR PARFAIT

PETIT-DÉJEUNER

- Thé
- 1 tranche de jambon de Paris
- 1 portion de fromage de chèvre
- 2 tranches de pain aux céréales
- ½ barquette de framboises

15 MINUTES

NAGE AVEC PALMES

Pour obtenir des cuisses fines et fuselées, l'activité la plus adaptée est sans nul doute la pratique de la nage avec palmes en piscine. Réaliser des battements de jambes avec des palmes dans l'eau vous permettra de muscler et galber vos cuisses.

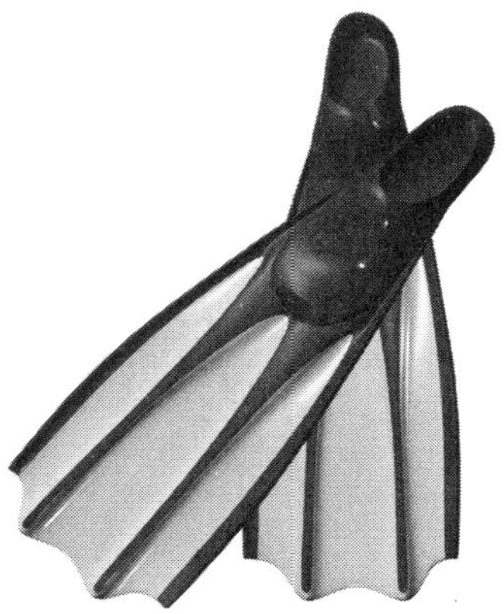

OU

15 MINUTES

EXERCICES CUISSES FUSELÉES

Cependant, il n'est pas toujours facile entre midi et deux d'aller à la piscine avec ses palmes sous le bras. Heureusement, il existe des exercices de musculation qui vous permettront d'obtenir le résultat souhaité :

Exercice n° 1

- Mettez-vous debout et écartez vos pieds de la largeur de votre bassin. Vos mains sont posées sur vos hanches.
- Baissez-vous en fléchissant les cuisses et en gardant le dos bien droit. Effectuez ces demi-flexions en veillant à ce que l'angle mollet-cuisse ne soit jamais supérieur à 90° (angle droit).
- Lors de la flexion, descendez lentement sans décoller les talons. Puis expirez en remontant de manière plus dynamique.
- Faites trois séries de 10 flexions.

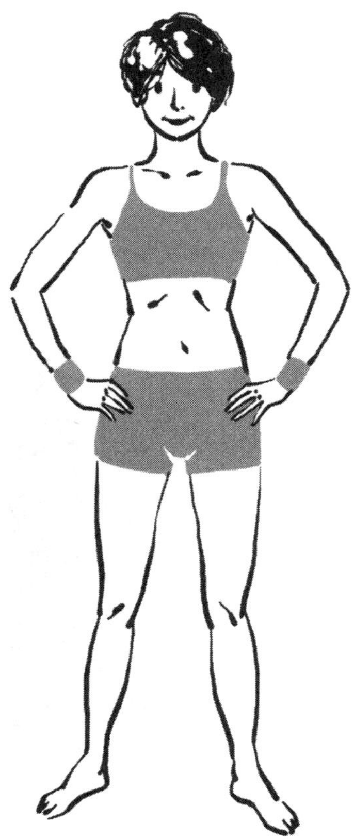

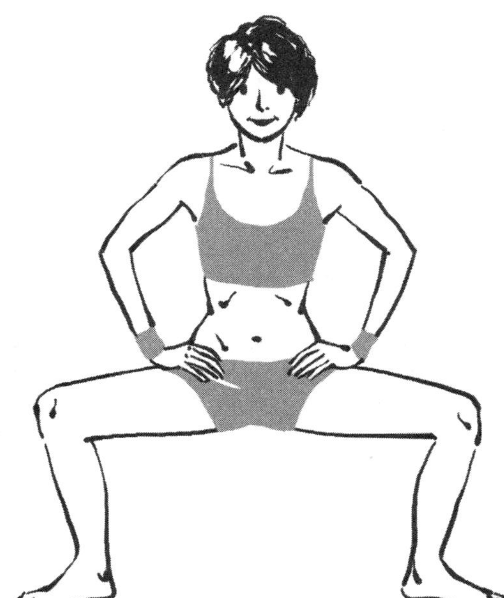

Exercice n° 2

- Placez-vous debout et avancez le pied droit d'environ 1 mètre. Vos mains sont posées sur vos hanches.
- Inspirez et fléchissez la jambe avant en gardant votre tronc le plus droit possible. Arrêtez-vous lorsque votre cuisse droite est horizontale, parallèle au sol.
- Revenez en position initiale et expirez.
- Faites 3 séries de 10 flexions avec la même jambe.
- Puis remettez-vous debout, avancez votre pied gauche et faites 3 séries de flexions avec l'autre jambe.

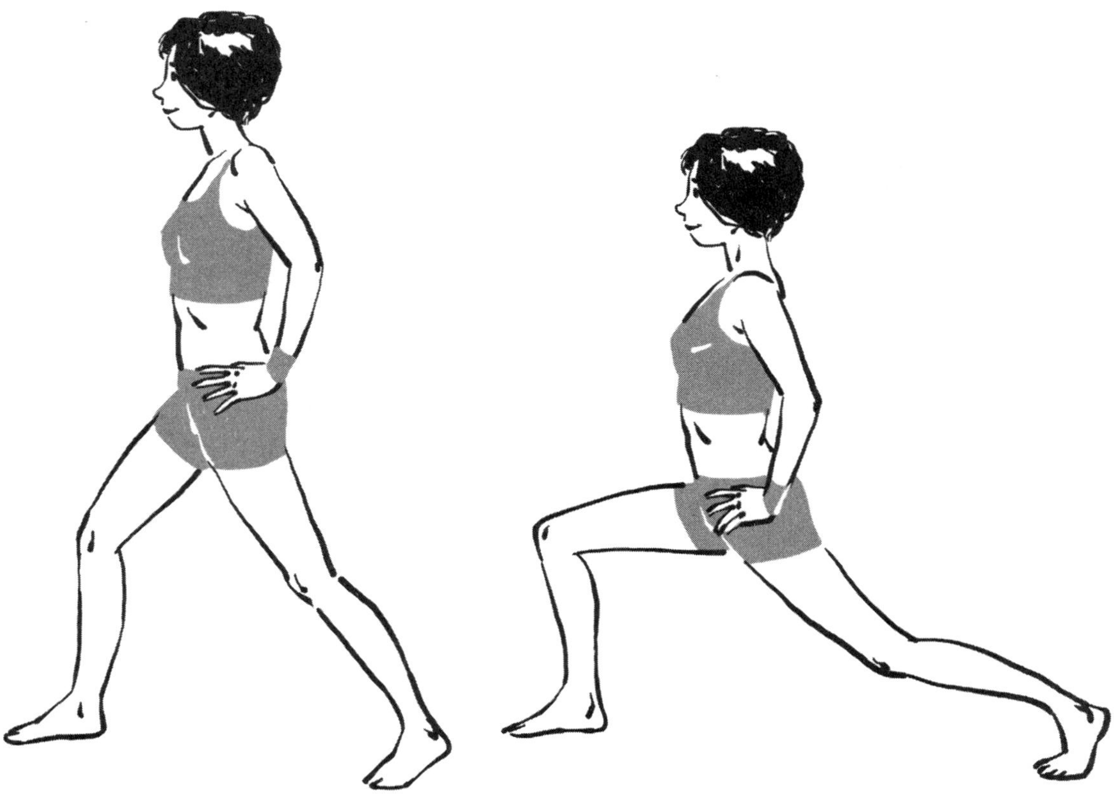

Exercice n° 3

- Placez-vous debout, le dos et les jambes collés contre un mur. Tenez-vous bien droit.
- Avancez vos pieds d'une cinquantaine de centimètres puis descendez lentement en flexion en gardant le dos collé au mur. Continuez jusqu'à ce que vos cuisses soient horizontales, parallèles au sol.
- Maintenez la position 30 secondes, puis remontez et respirez profondément pendant 2 minutes avant de recommencer.
- Répétez le mouvement complet 3 fois.

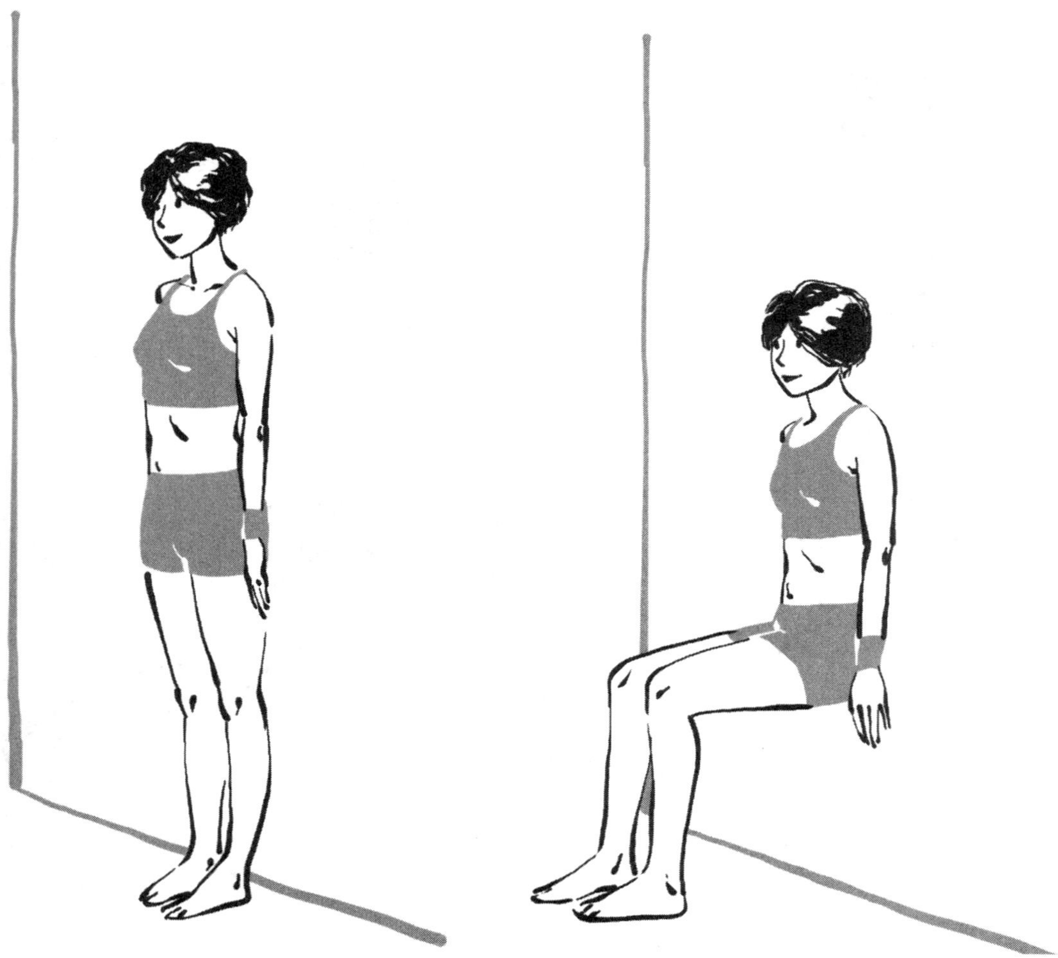

MA TISANE MAGIQUE

Thé vert

DÉJEUNER

- Salade de chou blanc, persil et graines de citrouille
- 2 œufs cassés dans une poêlée de ratatouille
- Yaourt nature
- Compote de pommes sans sucre ajouté

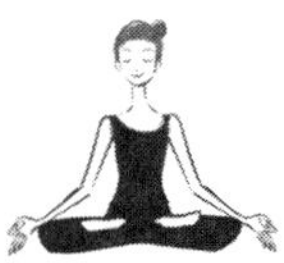

1 minute de pause magique

Fermez les yeux pour vous extraire à la fois de l'espace et du temps, et respirez profondément, tranquillement.

MA TISANE MAGIQUE

Infusion de maté

DÎNER

- Avocat au poivre
- Pot-au-feu
- Riz au lait
- Infusion d'hibiscus

MASSAGE AROMA

Mélangez 5 gouttes d'huile essentielle de cyprès de Provence, 5 gouttes de cèdre de l'Atlas et 5 gouttes de genévrier dans 10 ml d'huile végétale, de préférence de macadamia.

- Le cyprès de Provence. La « star » anticellulite. Il draine, déstocke, fait dégonfler, est antiœdème, favorise la circulation – notamment veineuse.
- Le cèdre de l'Atlas. Il déstocke les graisses et favorise le drainage.
- Le genévrier. Diurétique, c'est un excellent décongestionnant veineux.

- ***Femmes adultes.*** Appliquez chaque matin avant la douche sur les zones concernées les 2 dernières semaines du cycle menstruel (rappel : le 1er jour du cycle correspond au 1er jour des règles). Renouvelez tous les mois.
- ***Après la ménopause.*** Appliquez localement 2 fois par jour pendant 30 jours. Renouvelez autant de fois que nécessaire.

CYSTITE, FUITES URINAIRES

Saviez-vous que certains aliments irritent l'arbre urinaire, donnant « envie » et aggravant les choses, du coup ? Prenez grand soin de votre système urinaire. Ces conseils, notamment alimentaires, sont très utiles en cas de cystite, surtout récidivante. Car dans ce cas, il y a probablement une hyperperméabilité intestinale, autrement dit un problème à régler du côté du microbiote (flore intestinale).

La sphère urinaire est une préoccupation pour de nombreuses femmes. Avec l'âge ou après un accouchement, les muscles de la zone pelvienne se relâchent, le tonus musculaire est moins important. Le périnée est le muscle qui permet de se retenir (de patienter) pour uriner. Ce muscle peut se travailler grâce à des exercices très simples de contraction. En pratiquant quotidiennement les exercices de ce programme, vous retrouverez le tonus musculaire nécessaire pour éviter les petites fuites urinaires très gênantes… D'autant qu'il faut bien se l'avouer : en réalité, les fuites urinaires touchent les femmes de tous les âges, y compris les jeunes, surtout celles qui se consacrent au sport de haut niveau. En effet, certaines disciplines ne sont pas tendres avec le périnée, et les fuites peuvent donc arriver plus vite que prévu. Bref : oubliez vos préjugés et concentrez-vous sur votre périnée… d'ailleurs est-il toujours à la hauteur ? Pas la moindre goutte qui s'échappe même en cas de fou rire ? Vous avez de la chance… alors entretenez-la grâce aux exercices, justement !

VOTRE LISTE DE COURSES (à photocopier et à emporter dans votre poche ou à télécharger, voir p. 360)

Petit-déjeuner	Déjeuner	Dîner	Et bien sûr…
❐ Thé	❐ Blanc de poulet	❐ Cresson	❐ Infusions (pissenlit, bruyère, busserole)
❐ Jus de cranberry sans sucre ajouté	❐ Pommes de terre	❐ Aiguillettes de canard	❐ Cranberries séchées
❐ Pain aux céréales	❐ Sarriette	❐ Polenta	❐ Chocolat noir
❐ Beurre	❐ Salade verte	❐ Tomme de chèvre	❐ Huile d'olive
❐ Gelée de groseilles	❐ Orange		❐ Huile de noix
			❐ Vinaigre de vin (ou de cidre)
			❐ Sel
			❐ Poivre

☺ ALIMENTS CONSEILLÉS

- Eau faiblement minéralisée (Évian) en très grande quantité. Au moins 2 litres par jour pendant une cystite, avec 1 verre à petites gorgées à chaque fois que vous venez d'uriner. À utiliser aussi pour préparer des infusions de busserole+++
- Jus de cranberry ou de groseille, 1 grand verre de jus chaque jour pendant la crise ET en prévention (donc toute l'année si vous êtes sujette aux cystites récurrentes)+++. C'est le moyen le plus efficace pour prévenir les cystites récidivantes, preuves à l'appui ! Note : on trouve généralement ce jus sous toutes les marques (y compris distributeur), parfois très sucré. Privilégiez les moins sucrés, voire les « sans sucre ajouté » (magasin diététique) : ils ne sont pas plus efficaces, mais préférables d'un point de vue nutritionnel.
- Groseille et cranberry+++ à grignoter (on trouve ces dernières assez facilement sous forme de fruits secs dans la plupart des supermarchés)
- Yaourt au bifidus ou au lactobacillus
- Sarriette, origan
- Jus d'orange, de pamplemousse ou de citron
- Thé léger

☹ ALIMENTS DÉCONSEILLÉS

- Café, thé très fort, dessert au café, soda avec caféine et même chocolat (la caféine « irrite la vessie »)+++
- Épices « dures » (piment, clou de girofle…)+++
- Jus de pomme
- Sucre en excès, sucreries en général
- Vin blanc, y compris champagne

LES ACTIVITÉS DÉCONSEILLÉES DANS CE PROGRAMME

S'il n'y a pas réellement d'activités sportives à même de soulager les cystites, certaines disciplines sont à proscrire pour éviter les irritations et les chocs :
Équitation
Vélo
Moto

LE JOUR PARFAIT

PETIT-DÉJEUNER

- Thé léger
- Jus de cranberry
- 3 tranches de pain aux céréales, beurre, gelée de groseilles

EXERCICE DE KEGEL

Cet exercice permet de tonifier le périnée, muscle de la région sexuelle situé entre le vagin et l'anus. Pour les futures mamans, la musculation du périnée est essentielle. Elle permet de réduire, pendant l'accouchement, la durée du second stade du travail. En effet, avec la pratique quotidienne de l'exercice physique de Kegel, pendant les mois de la grossesse, vous faciliterez l'expulsion de bébé.

- Contractez vos muscles pelviens pendant 5 secondes puis relâchez pendant 10 secondes. Répétez 10 fois cet exercice.
- La meilleure façon d'entretenir vos muscles du périnée est de continuer à pratiquer l'exercice physique de Kegel six semaines après l'accouchement.

COLLATION

- Infusion de busserole
- 1 poignée de cranberries séchées

DÉJEUNER

- Blanc de poulet poêlé, écrasé de pommes de terre à la sarriette (faites cuire à la vapeur et écrasez grossièrement)
- Salade verte
- 1 orange

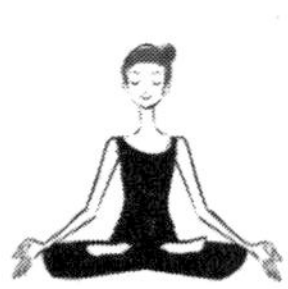

1 minute de pause magique

Fermez les yeux pour vous extraire à la fois de l'espace et du temps, et respirez profondément, tranquillement.

COLLATION

Infusion de busserole
1 poignée de cranberries séchées

DÎNER

Velouté au cresson
Aiguillettes de canard, polenta
Tomme de chèvre

COLLATION

Infusion de busserole
1 poignée de cranberries séchées

DÉCALAGE HORAIRE (JET-LAG)

Le décalage horaire ne concerne que les voyageurs aériens : seul l'avion traverse plusieurs fuseaux horaires en un court laps de temps. Et, en gros, comme dans le film culte *Retour vers le Futur*, l'arrivée « dans le futur » ou « dans le passé », ne serait-ce que de quelques heures, peut être plus ou moins perturbante. Chez les personnes peu sensibles au décalage horaire, le moyen le plus sain et le plus efficace pour ne pas être sur les rotules pendant 2 jours est de s'adapter immédiatement (et même avant) aux horaires du pays où l'on arrive. Notamment à ceux des repas. Des recherches très récentes ont montré que ces derniers rythmaient notre horloge interne aussi sûrement que la lumière… et même plus encore. Le ventre dicte sa loi. L'idéal : une semaine avant le départ, avancez chaque jour d'un quart d'heure à une heure vos horaires de repas. Zéro décalage horaire à prévoir pour vous. Si malgré tout quelques vestiges de perturbation surviennent, anéantissez-les avec nos exercices. Bonne nuit !

Pour retrouver votre rythme et rééquilibrer votre horloge interne, rien de mieux que des techniques de *relaxation*. Elles permettent de relâcher les tensions musculaires et de préparer votre corps au sommeil. Adoptez le *qi gong*, le *stretching* ou le *yoga doux*. Ces mouvements et techniques de respiration procurent la sérénité nécessaire pour vous reposer efficacement.

VOTRE LISTE DE COURSES (à photocopier et à emporter dans votre poche ou à télécharger, voir p. 360)

Petit-déjeuner	Déjeuner	Dîner	Et bien sûr…
❒ Menthe ou verveine	❒ Crudités	❒ Tomates	❒ Infusions (verveine ou menthe)
❒ Jambon	❒ Flan de légumes	❒ Concombre	❒ Chocolat noir
❒ Pain aux céréales	❒ Fromage blanc	❒ Feta	❒ Huile d'olive
❒ Fromage frais	❒ Miel	❒ Paella	❒ Huile de noix
❒ 1 grappe de raisin		❒ Tarte aux mirabelles	❒ Vinaigre de vin (ou de cidre)
			❒ Sel
			❒ Poivre

☺ ALIMENTS CONSEILLÉS

- Eau en grande quantité pendant le vol (ZÉRO alcool)
- Petit-déjeuner (horaires du pays à rejoindre, et une fois sur place) : insistez sur les protéines (jambon, fromage) plutôt que sur le pain et la confiture
- Déjeuner + dîner (horaires du pays à rejoindre, et une fois sur place) : mangez davantage de glucides (céréales, biscuits aux céréales complètes, compote, fruits secs…) que de protéines et de graisses
- Excès de protéines (dynamisantes)
- Épices
- Infusion de lavande, de camomille, de verveine (soir)
- Rooibos (« thé rouge », sans caféine), menthe (matin)

☹ ALIMENTS DÉCONSEILLÉS

- Café, thé, maté, guarana, soda (Coca), boissons énergisantes tout ce qui renferme de la caféine (risque d'aggraver la perturbation du rythme, de déshydrater). Ne cherchez pas à rester éveillé artificiellement avec la caféine, c'est l'inverse qu'il faut faire : soigner votre sommeil.
- Alcool (idem)

LE CONSEIL EN +

Un voyage lointain de temps à autre ne pose pas de problème. Si c'est trop régulier, vous risquez de perturber vraiment vos rythmes internes. En tout cas, l'impact diffère largement d'une personne à l'autre : certains se « recadrent vite », d'autres non. L'outil le plus puissant pour vous aider : la lumière (du jour, pas des lampes artificielles). N'allez pas vous enfermer dans votre chambre d'hôtel en pleine journée, même si vous êtes crevé. Tenez le plus possible (mais sans caféine), jusqu'à vraiment tomber de fatigue littéralement, pour vous approcher d'un sommeil nocturne « naturel ».

LE COACH VOUS RECOMMANDE

Yoga doux
Natation
Course à pied

LE JOUR PARFAIT

PETIT-DÉJEUNER

- Rooibos (ou infusion de verveine)
- Jambon
- Pain aux céréales
- Fromage frais
- Grappe de raisin

RELAXATION : YOGA DOUX

15 MINUTES

Relaxation sur le dos

▸ Allongé sur le dos, jambes et bras légèrement écartés. Vous respirez profondément et doucement.

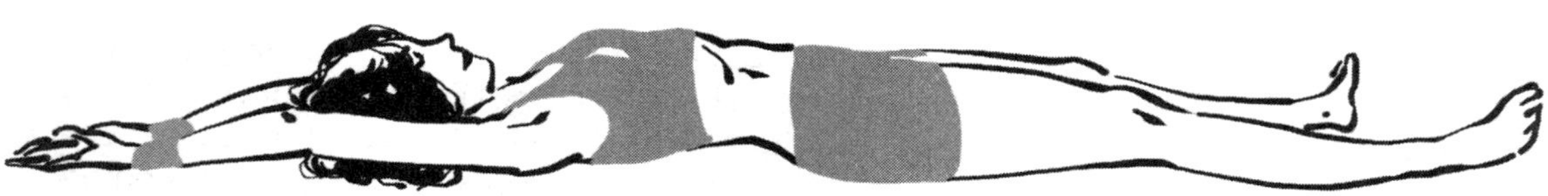

Respiration en mouvement

▶ Doucement, vous positionnez vos bras en croix en inspirant, puis vous continuez le mouvement en amenant les bras derrière la tête. En expirant, vous montez les bras devant vous et enfin laissez les bras redescendre le long du corps. Répétez le mouvement 10 fois.

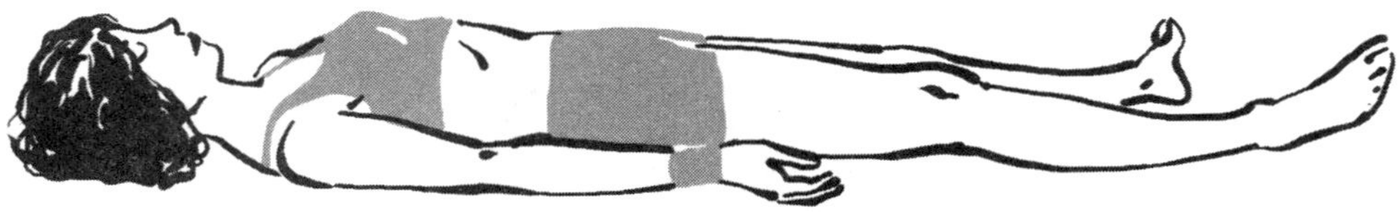

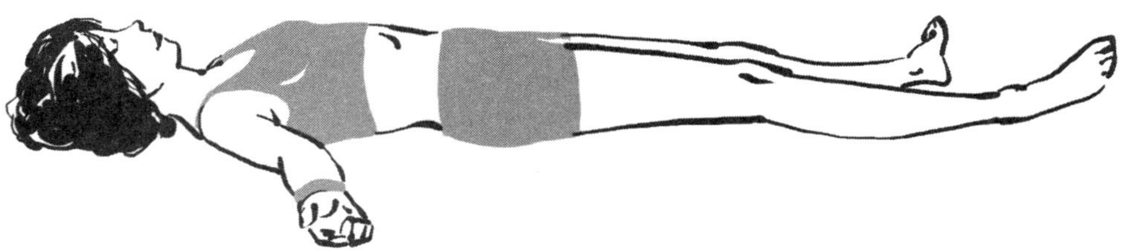

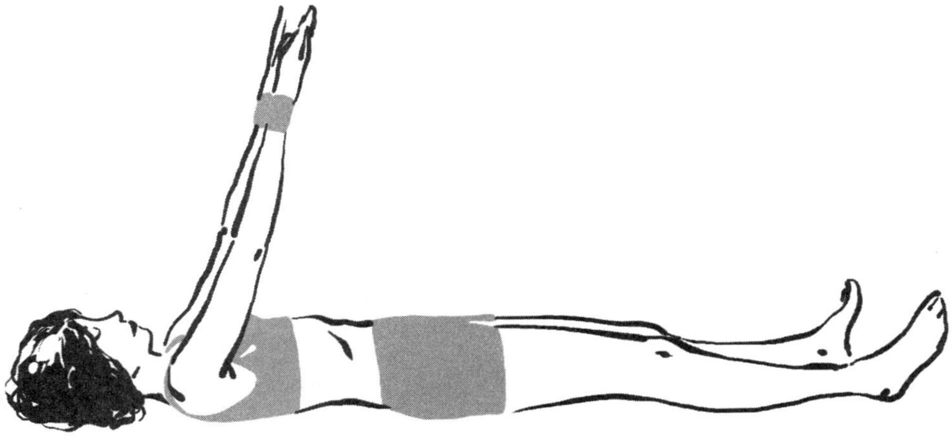

Bascule du bassin

⇨ Repliez vos jambes et poussez les pieds dans le sol, contractez les fessiers et montez le bassin et le dos sans le cambrer. Revenez doucement à la position de départ en déposant successivement le haut du dos, le milieu, le bas et enfin le bassin. Répétez le mouvement 10 fois.

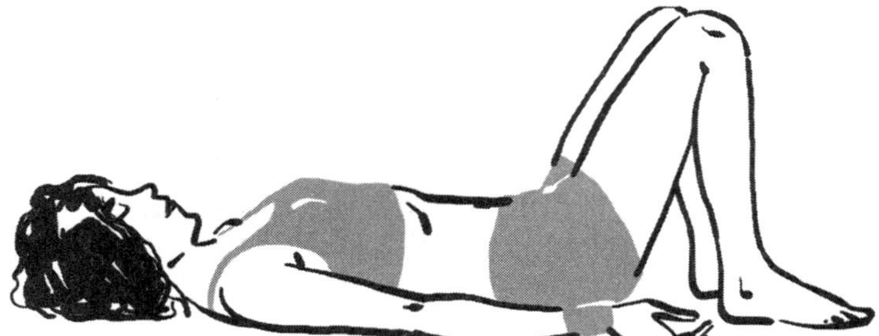

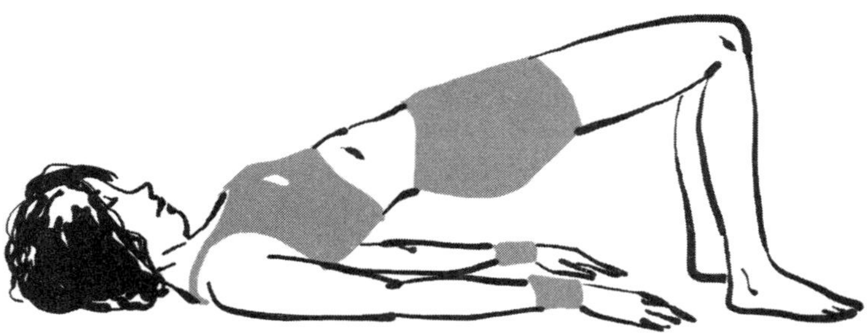

Grand étirement

⇨ Bras derrière la tête, attrapez votre poignet gauche et étirez tout le côté gauche. Étirez ensuite le côté droit. Tenez 30 secondes par côté.

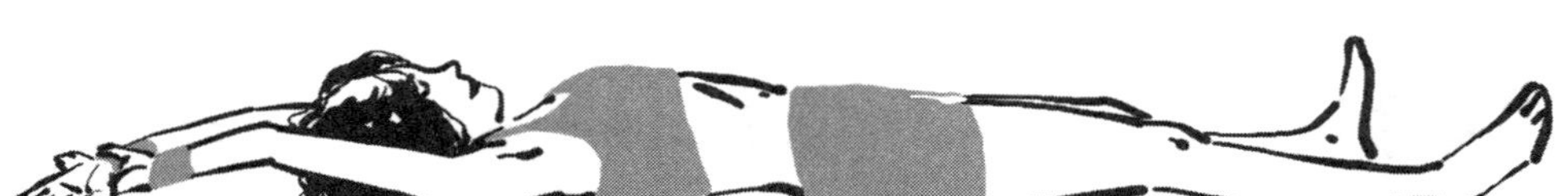

Étirement des lombaires

⇨ Assis sur les talons, mains sur les cuisses sans cambrer le dos, placez vos mains au sol en tendant les bras et en gardant le dos droit. Poussez vos mains dans le sol et votre coccyx sur les talons. Les muscles du dos travaillent en profondeur. Répétez le mouvement 10 fois.

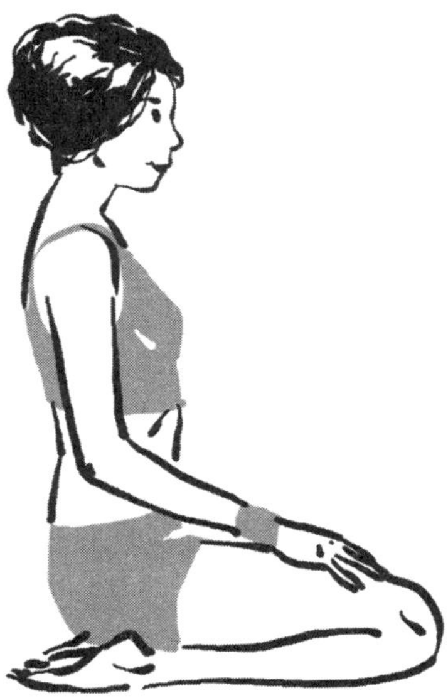

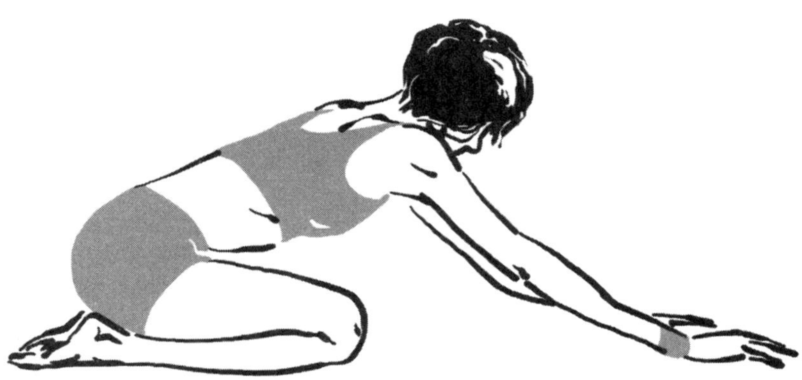

MA TISANE MAGIQUE

Infusion de menthe

DÉJEUNER

- Crudités au choix
- Flan de légumes
- Fromage blanc au miel

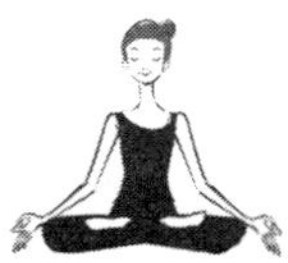

1 minute de pause magique

Fermez les yeux pour vous extraire à la fois de l'espace et du temps, et respirez profondément, tranquillement.

MA TISANE MAGIQUE

Infusion de menthe

DÎNER

- Salade tomate concombre feta
- Paella
- Tarte aux mirabelles
- Infusion de verveine

DÉPRIME

ALIMENTATION

Voilà bien longtemps qu'il n'y a plus aucun doute : l'alimentation influence directement notre humeur. Le plus court chemin pour s'en rendre compte est de boire un petit verre de trop… Autre court chemin = un coup de mou, et nous voilà la main plongée dans le sachet de bonbons ou au distributeur de « cochonneries » pour un ravitaillement bien gras et bien sucré (on mange rarement des aubergines vapeur dans ce genre de cas) : pourquoi pas, de temps en temps, s'apaiser ainsi, c'est simple, bon et facile ! Mais si ça recommence tous les jours, gros problèmes à l'horizon, ce n'est donc pas la solution. Plus subtilement, donc, les rouages de notre baromètre interne sont « bien huilés » par les bons gras (oméga 3) tandis que certaines substances alimentaires provoquent la sécrétion de messagers apaisants. Et, bien entendu, reste le crucial problème des vitamines de l'humeur (les B et la C, surtout) ainsi que des minéraux, si précieux pour notre équilibre nerveux. Comment ? Vous n'auriez jamais entendu parler du magnésium et du fer ? Ah bon, vous nous rassurez ! Autre découverte récente passionnante : notre flore intestinale est directement reliée à notre humeur, et le lien est si intense qu'il suffit de modifier l'équilibre de la flore intestinale pour changer radicalement l'humeur, et même le comportement ! Ces résultats viennent d'études très sérieuses. Et rien à voir avec un simple « si tu as mal au ventre, forcément que tu déprimes », non, non, non, c'est dans l'autre sens que ça marche, surtout : si tu as une flore intestinale pauvre (comprenez avec peu de familles différentes) et d'un certain profil, tu es déprimé, agressif, anxieux. À l'inverse, « bonne flore » = « bonne humeur ».

SPORT

Et, bien entendu, le tableau ne serait pas complet sans l'exercice physique. On n'a encore rien trouvé de plus puissant pour provoquer la sécrétion de substances antidéprime, les endorphines. Le sport en cas de déprime est certainement le meilleur des remèdes… Grâce à une activité physique efficace, le cerveau produit de l'endorphine. Cette hormone est produite après une activité sportive, c'est l'hormone du « bonheur ». Elle est également produite après avoir fait l'amour… C'est vous dire si l'on se sent bien. Le sport permet donc d'apaiser la déprime – il est même carrément recommandé sinon prescrit en cas de vraie dépression – grâce à cette libération d'endorphine qui provoque plaisir et euphorie. Les quantités d'endorphines augmentent pendant l'exercice et atteignent 5 fois les valeurs de repos 30 à 45 minutes après l'effort. Le taux d'endorphine est directement lié à l'intensité et à la durée de l'exercice. Les sports d'endurance (*course à pied, vélo, natation…*) permettent d'en produire davantage que les autres. Cependant, il ne suffit pas de courir 5 minutes : seul le maintien de l'effort pendant 30 minutes, en conservant une fréquence cardiaque relativement basse (donc rythme cool, sans essoufflement), permettra d'atteindre cette sensation d'euphorie. On n'a rien sans rien !

VOTRE LISTE DE COURSES (à photocopier et à emporter dans votre poche ou à télécharger, voir p. 360)

Petit-déjeuner	Déjeuner	Dîner	Et bien sûr...
❒ Thé vert au jasmin	❒ Endive	❒ Champignons	❒ Infusions (verveine, mélisse, thym)
❒ Jambon	❒ Noix	❒ Bulots	❒ Chocolat noir
❒ Fromage blanc	❒ Fines herbes	❒ Fruits rouges	❒ Huile d'olive
❒ Cannelle	❒ Levure de bière		❒ Huile de noix
❒ Réglisse	❒ Saucisse		❒ Vinaigre de vin (ou de cidre)
❒ 2 kiwis	❒ Pois cassés		❒ Sel
	❒ Yaourt nature		❒ Poivre
	❒ Réglisse		❒ Amandes
	❒ Chocolat noir		❒ Dattes
			❒ Eau de rose
			❒ Miel

☺ ALIMENTS CONSEILLÉS

- Fruits et légumes frais ou surgelés, nature, en grandes quantités, surtout agrumes, kiwi, fraise, chou, persil, cresson, asperge, épinard, carotte, haricot vert, prune, aubergine, avocat
- Salade verte « piquante » : pourpier, roquette…
- Cacao-chocolat noir (2 carrés par jour, maxi !)
- Céréales complètes (y compris pain complet, pâtes complètes, flocons d'avoine complets)
- Muesli sans sucre ajouté
- Réglisse+++, gingembre++, vanille
- Germe de blé, levure de bière
- Champignons
- Datte
- Eau minérale riche en magnésium (Contrex, Hépar, Badoit, Salvetat)
- Foie, pâté de foie, boudin noir ou mousse de foie (surtout pour les femmes)
- Fromage affiné (camembert…)
- Laitages (yaourt demi-écrémé, de préférence maison)
- Légumes secs (lentille, haricot rouge…)
- Noisette, noix, noix du Brésil, amande
- Œuf
- Petit pois
- Poisson (3 poissons gras par semaine), produits de la mer, fruits de mer (surtout bulot), crustacés
- Porc, poulet, dinde
- Soja

- Thé, verveine, romarin, eau de rose/de fleur d'oranger, marjolaine
- Miel
- Petit-déjeuner riche en protéines

ALIMENTS DÉCONSEILLÉS

- Alcool en excès
- Café en excès (pour les sujets hypersensibles à la caféine, 1 tasse c'est déjà trop)
- Céréales du matin grasses et sucrées
- Plat tout préparé (pizza, quiche, frites industrielles…)
- Sucre et sucreries en excès, et même en général
- Faux sucres (surtout aspartam)
- Boissons sucrées et boissons light (sodas…)
- Viennoiseries

LE CONSEIL EN +

Il y a déprime et grave dépression. Si votre trouble est profond, consultez un spécialiste pour vous faire aider. Un psychothérapeute par exemple.

LE COACH VOUS RECOMMANDE

Équitation
Zumba
Qi gong

LE JOUR PARFAIT

PETIT-DÉJEUNER

- Thé vert au jasmin
- 1 tranche de jambon
- 1 fromage blanc, cannelle/réglisse (à saupoudrer dessus)
- 2 kiwis

30 MINUTES — COURSE À PIED OU VÉLO OU NATATION OU ELLIPTIQUE

- Adoptez le sport que vous préférez : course à pied, vélo, natation, elliptique… mais pratiquez cet entraînement au moins 30 minutes ! Des sports de groupe ou des activités plus « fun » sont également un bon moyen pour se déconnecter de son quotidien et se changer les idées. Ainsi, le rugby ou le football vous aideront à lier de nouvelles amitiés, à quitter votre morosité le temps d'une partie. Des cours de zumba ou de danse nécessiteront tellement de concentration pour retenir les mouvements que vous n'aurez pas de place pour ruminer vos idées noires.

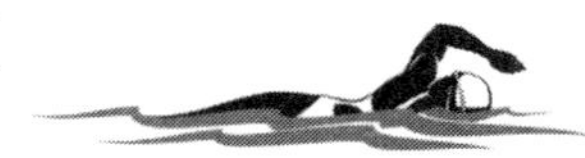

MA TISANE MAGIQUE

Infusion de thym

DÉJEUNER

- Endive aux noix avec fines herbes et levure de bière (ou germe de blé)
- Saucisse, pois cassés
- Yaourt nature avec un peu de réglisse saupoudrée
- 1 romarin gourmand : 1 tasse de romarin et 1 carré de chocolat noir

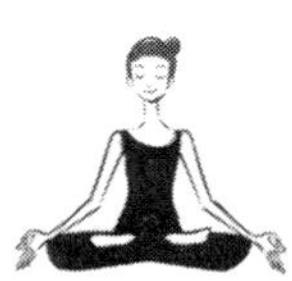

1 minute de pause magique

Fermez les yeux pour vous extraire à la fois de l'espace et du temps, et respirez profondément, tranquillement.

COLLATION

- Infusion de verveine (sans sucre)
- 5 amandes
- 3 dattes

DÎNER

- Salade de champignons à l'huile d'olive
- 1 grande assiette de bulots (ou autres fruits de mer)
- Sabayon de fruits rouges

COLLATION

- Infusion de verveine ou eau de rose/de fleur d'oranger chaude, miel
- 1 carré de chocolat noir

DIABÈTE

Bien sûr, vous savez que sucre et diabète ne font pas très bon ménage, car le diabète est un excès de sucre dans le sang. Mais saviez-vous qu'il y a sucre et sucre ? Celui du pain blanc et du riz blanc est aussi mauvais pour le pancréas (producteur d'insuline) que celui des bonbons, interdits ? Quant aux « mauvaises graisses », elles posent au moins autant de problèmes au diabétique que le sucre. Comme il n'est pas question de se quitter sur des mauvaises nouvelles, saviez-vous que certains aliments permettent de réguler la glycémie ? Que d'autres protègent les yeux, le cœur, les vaisseaux sanguins ou même les reins, points névralgiques du diabétique ? Saviez-vous, enfin, que l'on pouvait prévenir l'immense majorité des diabètes de type 2 (ceux qui apparaissent à l'âge adulte… voire parfois chez les adolescents en surpoids, hélas) en respectant les conseils de cette page ? Deuxième pierre angulaire de la prévention ET du traitement antidiabète : l'activité physique. Grâce au mouvement, le muscle a besoin d'énergie, donc de sucre, qu'il vient pomper goulûment directement dans le sang ; c'est la meilleure façon de contrôler la glycémie, et de réduire les risques d'un sang trop sucré.

Pour les diabétiques qui se traitent à l'insuline, l'activité physique présente un avantage non négligeable, celui de favoriser l'entrée du glucose dans les cellules musculaires et ainsi de diminuer le taux de sucre dans le sang. Il faut apprendre à adapter, alors, les doses d'insuline à s'injecter.

Quelques petits conseils avant de vous lancer :

> Être bien suivi médicalement et avoir un diabète équilibré.
> Éviter les sports violents et courts.
> Éviter les sports intensifs très longs (type marathon).
> Attention à l'activité en altitude, les traitements antidiabétiques pourraient avoir une action modulée.
> Prévenir la crise d'hypoglycémie en ayant dans la poche un sucre ou un gel sucré (surtout pas d'aliments light« sans sucre » !).
> Prévenir vos compagnons d'effort pour qu'ils puissent réagir rapidement en cas d'hypoglycémie.

VOTRE LISTE DE COURSES (à photocopier et à emporter dans votre poche ou à télécharger, voir p. 360)

Petit-déjeuner	Déjeuner	Dîner	Et bien sûr...
❒ Thé vert ❒ Flocons d'avoine complets ❒ Yaourt nature ❒ Cannelle ❒ Miel ❒ Pamplemousse	❒ Radis roses ❒ Pavé de saumon bio ❒ Haricots verts ❒ Curcuma ❒ Poire	❒ Soupe de cresson ❒ Escalope de veau ❒ Lentilles ❒ Gouda au cumin ❒ Pomme	❒ Infusions (géranium, bardane, feuilles de noyer, feuilles de myrtilles, olivier) ❒ Chocolat noir ❒ Huile d'olive ❒ Huile de noix ❒ Vinaigre de vin (ou de cidre) ❒ Sel ❒ Poivre

☺ ALIMENTS CONSEILLÉS

- Aliments à index glycémique bas ou modéré (= qui font peu grimper la glycémie) ET aliments bons pour la flore intestinale
- Fruits et légumes frais à chaque repas (préférables aux féculents, et en tout cas les accompagnant toujours). Notamment figue, myrtille, pomme, fruits secs, banane, artichaut, poivron rouge, choux, abricot sec, orange, raisin, cerise, pêche, pamplemousse, poire. Les légumes en grande quantité sont indispensables+++
- Pâtes aux œufs (*al dente*) et céréales complètes, riz complet (ou basmati), pain complet, avoine
- Légumineuses et pois (petit pois, pois chiche, fève, lentille, haricot sec...)
- Cacahuète
- Oignon, ail
- Huile d'olive, noix de macadamia, avocat, pistache, noix de cajou
- Chicorée, cresson, radis, artichaut et cœur d'artichaut, topinambour, asperges et tous végétaux riches en fibres prébiotiques (bonnes pour la flore intestinale)
- Dinde et autres viandes maigres, fruits de mer, poissons gras
- Graines de potiron, amande, noix, noisette
- Germe de blé
- Yaourt nature
- Eau minérale riche en magnésium
- Cannelle, clou de girofle, curcuma, laurier+++

☹ ALIMENTS DÉCONSEILLÉS

- Aliments à index et charge glycémiques élevés (« sucres rapides ») : miel, céréales petit-déjeuner (surtout pour enfants), baguette, pain blanc et de campagne, gaufre, riz rapide, frites, purée, purée en flocons, pomme de terre cuisinée (selon préparation), pastèque, fève, Coca-cola(voir tableau complet p. 360).

LE CONSEIL EN +

La glycémie du diabétique doit impérativement être équilibrée, il faut absolument se faire suivre régulièrement par un médecin diabétologue compétent. Le traitement repose sur une bonne hygiène de vie d'une manière générale, y compris la gestion des émotions, du sommeil et du microbiote (flore intestinale).

LE COACH VOUS RECOMMANDE

Course à pied
Marche nordique
Aquagym

LE JOUR PARFAIT

PETIT-DÉJEUNER

- Thé vert
- Flocons d'avoine complets
- Yaourt nature, cannelle, un peu de miel si nécessaire
- ½ pamplemousse

15 MINUTES

COURSE À PIED OU MARCHE ACTIVE

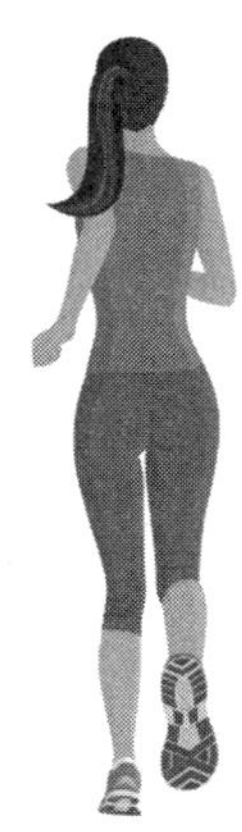

Tous les diabétiques ne réagissent pas de la même façon face à l'effort. Il est tout de même préférable d'envisager des activités physiques d'endurance plutôt que des activités à intensité très élevée sur un temps court… Grosso modo, non au sprint, oui au footing !

L'avantage des activités d'endurance réside dans le fait que les muscles ont toujours assez d'oxygène pour brûler le glucose (sucre dans le sang).

MA TISANE MAGIQUE

Infusion au choix : géranium, bardane, feuilles de noyer, feuilles de myrtilles, olivier

DÉJEUNER

- Radis roses à la croque au poivre, avec un peu de beurre de cacahuète si souhaité
- Carpaccio de saumon, haricots verts et curcuma
- Poire
- Thé vert
- 1 carré de chocolat noir

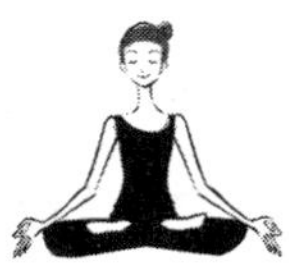

1 minute de pause magique

Fermez les yeux pour vous extraire à la fois de l'espace et du temps, et respirez profondément, tranquillement.

MA TISANE MAGIQUE

Infusion au choix : géranium, bardane, feuilles de noyer, feuilles de myrtilles, olivier

DÎNER

- Soupe de cresson
- Escalope de veau et lentilles
- 1 part de gouda au cumin
- 1 pomme cuite à la cannelle
- Infusion au choix : géranium, bardane, feuilles de noyer, feuilles de myrtilles, olivier

DOS (MAL)

ALIMENTATION D'accord, un dos qui se « coince » à cause d'un déménagement, c'est généralement parce qu'un effort brusque doublé d'un mauvais mouvement est venu assiéger votre colonne vertébrale, habituellement peu sollicitée. Mais pour tous les bloqués chroniques de la colonne, stressés en tout genre qui « somatisent » dans les omoplates, la nuque ou « les reins », sachez qu'une alimentation inadaptée (notamment acidifiante) est un facteur majeur de contractures, courbatures et, au final, douleurs dorsales pourtant faciles à éviter ! En plus, certains aliments puissamment anti-inflammatoires peuvent aussi vous aider. Par ailleurs, quelques exercices et étirements très simples, à pratiquer chaque jour, mettent à l'abri de la plupart des maux de dos. Ça vaut le coup d'y passer quelques minutes chaque jour, non ?

SPORT La rachialgie (mal de dos) est très courante. Différentes parties du dos en sont responsables : vertèbres, disques, muscles, nerfs… En cas d'épisode douloureux, il est nécessaire de maintenir ses activités de la vie quotidienne afin d'éviter de raidir le dos et de retarder la guérison. En revanche, toute activité physique intense est bien sûr proscrite pour ne pas accentuer la douleur qui risquerait, en outre, d'augmenter la lésion. Il est fortement conseillé de pratiquer quotidiennement des exercices d'*étirement* et de *relaxation* pour diminuer les douleurs.

VOTRE LISTE DE COURSES (à photocopier et à emporter dans votre poche ou à télécharger, voir p. 360)

Petit-déjeuner	Déjeuner	Dîner	Et bien sûr…
❒ Thé vert ❒ Pain aux céréales ❒ Beurre ❒ Compote sans sucre ajouté ❒ Fruits rouges et noirs (baies)	❒ Salade verte ❒ Oignons ❒ Cerneaux de noix ❒ Aiguillettes de canard ❒ Abricots ❒ Banane ❒ Cacao maigre ou cannelle	❒ Avocat ❒ Pavé de saumon bio ❒ Carottes ❒ Tomates ❒ Haricots verts ❒ Curry ❒ Yaourt nature	❒ Infusions (verveine, reine-des-prés, pissenlit, camomille, angélique) ❒ Chocolat noir ❒ Huile d'olive ❒ Huile de noix ❒ Vinaigre de vin (ou de cidre) ❒ Sel ❒ Poivre

☺ ALIMENTS CONSEILLÉS

- Poissons blancs, volaille maigre, aiguillettes de canard, jambon, œuf (coque, mollet) : en quantité maîtrisée
- Légumes verts en grandes quantités (haricot vert, salade, épinard, courgette, concombre…)
- Fruits doux (banane, pêche), baies (myrtille, cassis, groseille, framboise) et agrumes si vous les digérez bien (dont citron et autres agrumes), éventuellement hors des repas pour une meilleure tolérance digestive
- Châtaigne (excellent féculent acido-basique)
- Huiles d'olive, de noix, de colza
- Thé vert ou noir léger
- Épices : gingembre, curcuma, curry (anti-inflammatoires)
- Noix, noisettes, cacahuètes, noix de cajou…

Alternez (en grande quantité) :

- Eau minérale gazeuse riche en bicarbonates (Vichy Saint-Yorre)
- Eau minérale plate riche en calcium et magnésium (Vittel, Contrex)
- Eaux infusées maison (eau avec des morceaux de fruits, de légumes, des herbes, épices…)

☹ ALIMENTS DÉCONSEILLÉS

- Viande grasse, excès de viande et de protéines en général
- Produits laitiers (en excès)
- Charcuteries
- Sauces en général (surtout celles du commerce)
- Beurre (en excès, et cuit. Sur les tartines du matin : OK !)
- Sucreries (bonbons, desserts, pâtisseries)
- Biscuits apéritifs
- Pain blanc, riz blanc, pâtes blanches
- Boissons sucrées (sodas, sodas light, jus de fruits)
- Alcool
- Café, thé fort
- Tabac

LE CONSEIL EN +

Si vous décidez de vous mettre à la natation pour éliminer vos maux de dos, bravo, c'est une excellente idée. Mais ne faites pas n'importe quels gestes. Par exemple, la brasse est très « dangereuse » sur ce point car vous risquez d'aggraver votre cambrure et vos douleurs si vous nagez « mal ». Le dos crawlé pour les débutants ou ceux qui nagent sans conseil de coach. Et pensez bien à vous laisser aller, à « glisser » dans l'eau plutôt qu'à vous crisper et à « lutter ». En natation, plus on se la coule douce, mieux ça vaut, et plus c'est agréable en prime.

EXPERT ERGONOME

> Bougez. Bougez. Bougez. Même assis, bougez toutes les heures et demi : levez-vous et faites quelques pas. Et même ainsi, changez de position. Notre corps n'est pas conçu pour l'immobilité, vous le paierez forcément d'un mal de dos, d'épaules, de cou. Asseyez-vous correctement : pieds à plat au sol, dos droit, courbure lombaire soutenue par le siège. si votre chaise est trop haute ou trop basse, c'est la cata !

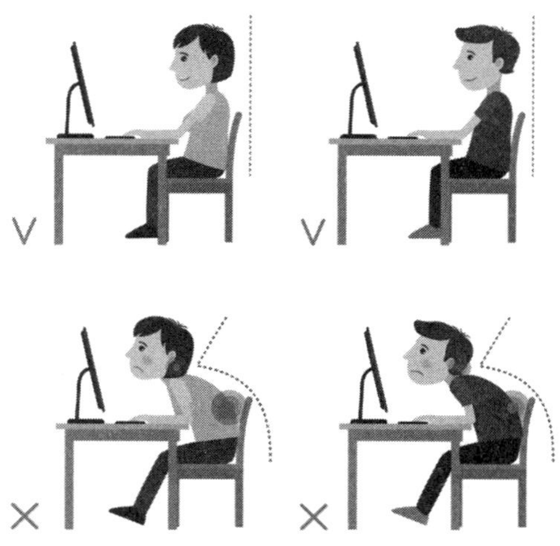

LE COACH VOUS RECOMMANDE

Stretching
Natation
Pilates

LE JOUR PARFAIT

PETIT-DÉJEUNER

- Thé vert
- Pain aux céréales tartiné de beurre
- Compote sans sucre ajouté
- 1 petit bol de fruits rouges/noirs (baies)

15 MINUTES

EXERCICES

Avant de commencer quelques principes à retenir :
> Les exercices ne doivent pas provoquer de douleur intense.
> Ils doivent être effectués lentement, sans brutalité et sans à-coups.
> La respiration doit être calme et profonde.
> Les exercices sont à renouveler plusieurs fois pendant une durée de 6 secondes, alternés avec 6 secondes de repos.

Exercice n° 1

- Debout dos au mur, pieds légèrement décollés du mur. Le corps n'est pas appuyé au mur.
- Essayez de vous grandir, d'atteindre votre taille maximale, en levant les bras le plus haut possible et en poussant le sommet du crâne vers le haut, menton rentré. Tenez cette position pendant 6 secondes, en respirant normalement, puis reposez-vous 6 secondes.

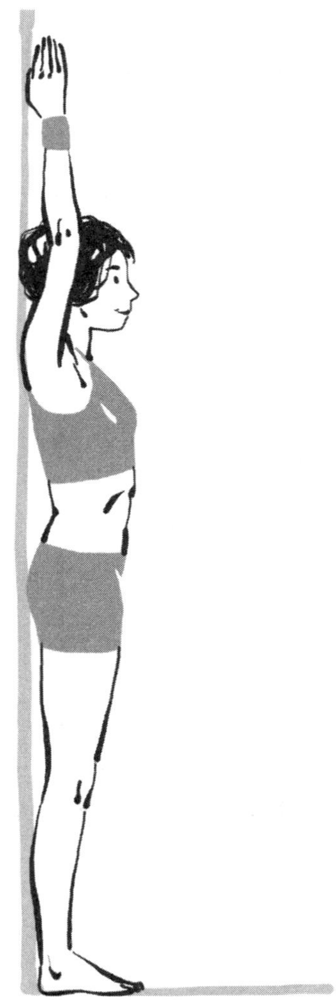

Exercice n° 2

- Debout, jambes écartées, bras tendus, mains en appui sur un meuble, dos droit, poids du corps réparti entre les mains et les pieds.
- En gardant le dos droit, reculez les fesses et les pieds jusqu'à ce que les jambes soient à l'équerre par rapport à l'alignement tronc-bras.

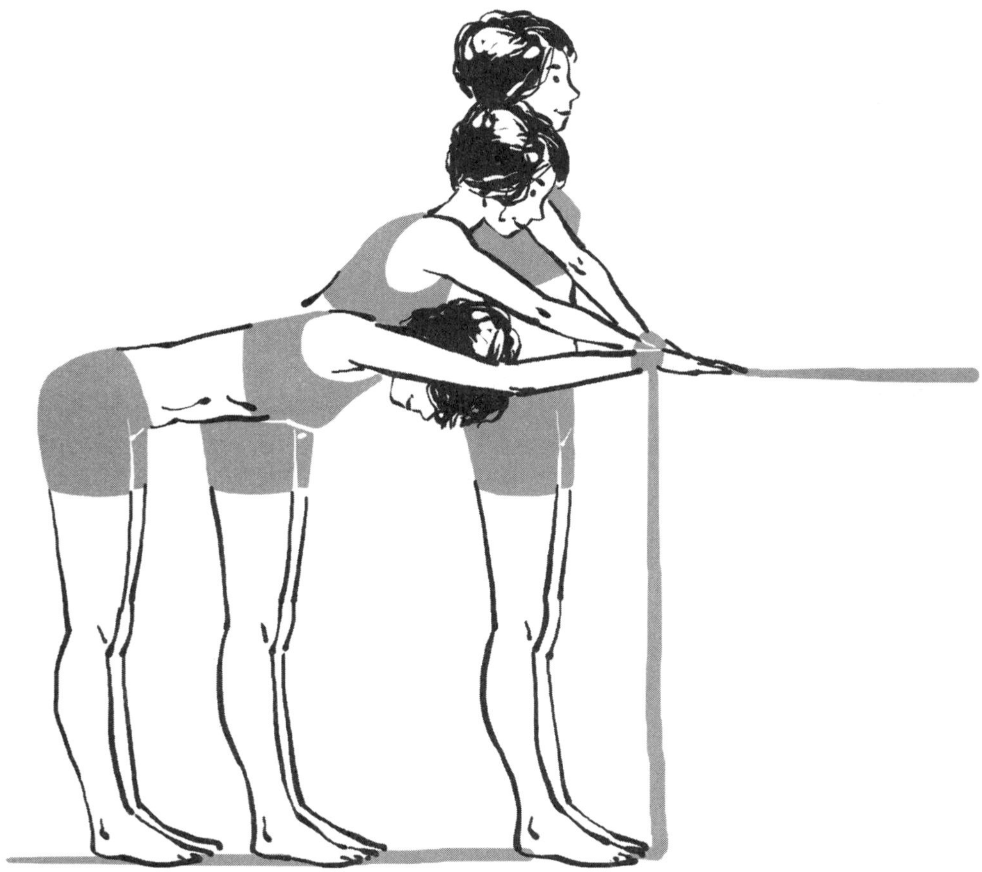

Exercice n° 3

- Allongé sur le dos les bras en croix.
- Tournez la tête à droite, pliez la jambe droite, prenez le genou droit de la main gauche et amenez-le vers le sol du côté gauche. Tenez ainsi 6 secondes puis revenez lentement à la position de départ. Faites le mouvement dans l'autre sens : tournez la tête à gauche, pliez la jambe gauche, prenez le genou gauche de la main droite et amenez-le vers la droite.

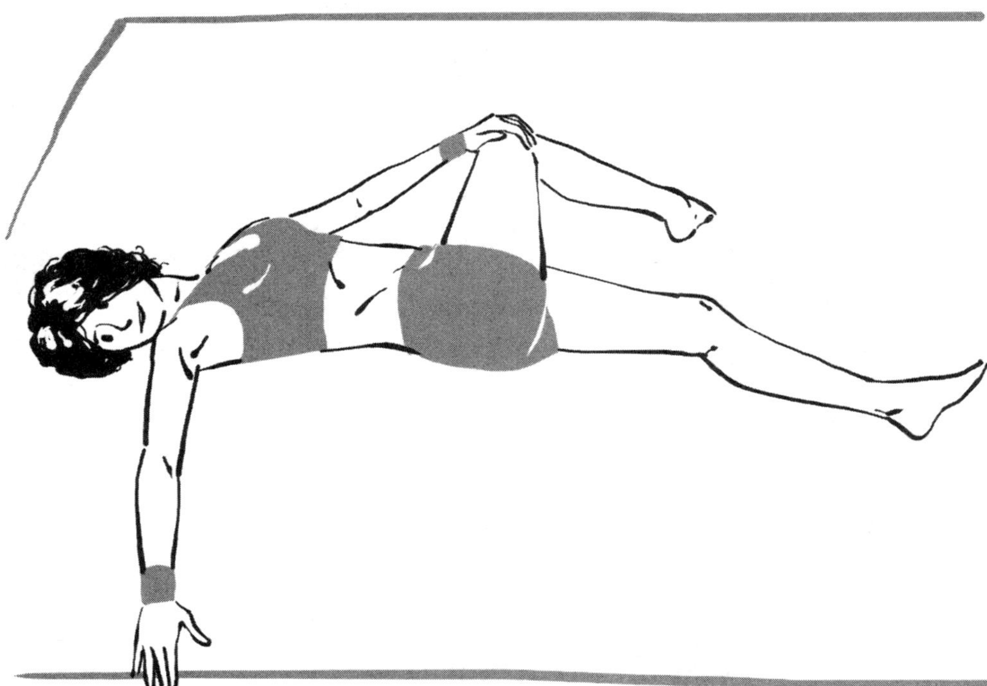

15 MINUTES

EN DEHORS DES CRISES DOULOUREUSES : L'ART DE REMUSCLER SON DOS FACILEMENT POUR ÉVITER D'AVOIR MAL !

Les douleurs de dos sont souvent chroniques. Si vous souhaitez éviter d'autres épisodes douloureux, l'idéal est de bien muscler votre dos. La sédentarité de nos activités quotidiennes est souvent à l'origine d'un affaiblissement des muscles en général et ceux du dos en particulier. La plupart du temps, les douleurs proviennent des muscles, ligaments et articulations qui ne sont plus habitués à bouger et se « fatiguent » rapidement.

Pour prévenir le mal de dos, il serait idéal de s'adonner régulièrement à une activité physique. La plupart des sports sont bénéfiques si on les pratique dans de bonnes conditions, c'est-à-dire :

> Si l'effort est précédé par un échauffement et des étirements
> Si les gestes, la fréquence et l'intensité de l'effort sont maîtrisés
> Si l'équipement (chaussure, sol, taille du vélo, matériau de la raquette de tennis…) est de qualité

Le dos crawlé est particulièrement efficace pour renforcer son dos. Sans risque (si vous en maîtrisez bien la position, le mouvement), cette nage muscle l'ensemble du dos et apporte la souplesse nécessaire.
Si vous souhaitez renforcer votre dos sans avoir à piquer une petite tête, voici quelques exercices à adopter :

Exercice n° 1

- Allongé à plat ventre sur un tapis, le dos des mains posé sur les fesses.
- Décollez au maximum les jambes du sol ainsi que la tête. Les mains restent posées sur les fesses. Maintenez la position 6 secondes puis relâchez 6 secondes.

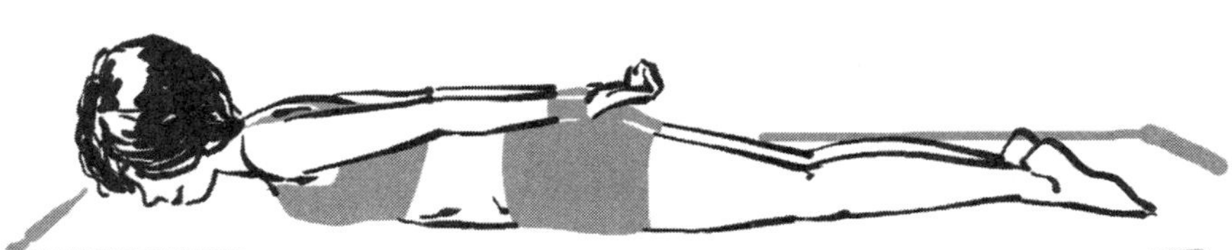

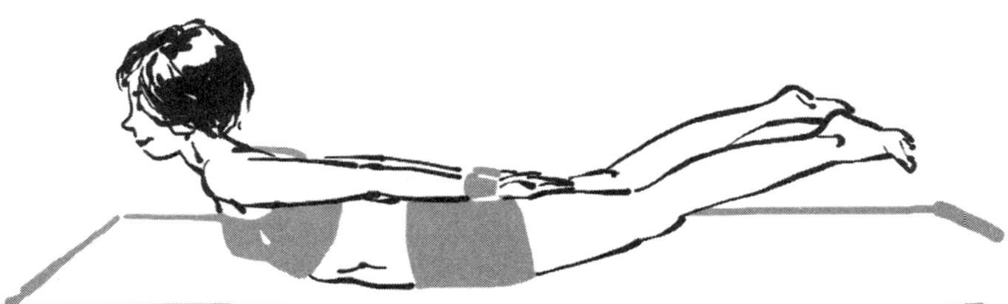

Exercice n° 2

- Debout, tête, dos et fesses collés au mur, jambes en avant.
- Glissez vers le bas comme si vous vouliez vous asseoir, arrêtez-vous quand vos jambes sont pliées en angle droit. Le dos et la tête restent en contact avec le mur. Tenez la position le plus longtemps possible en respirant profondément.

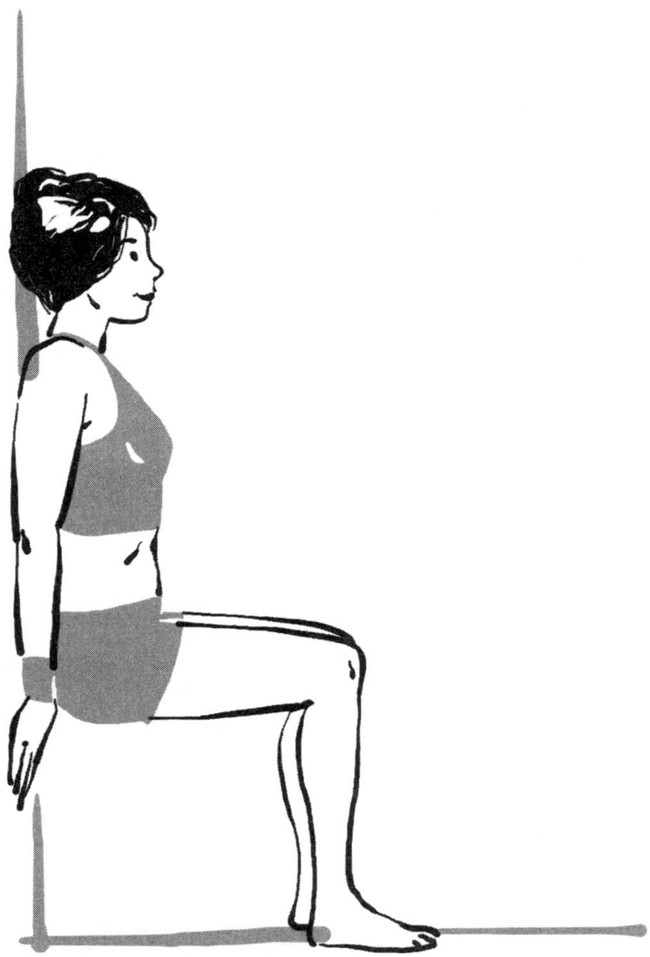

Exercice n° 3

- Allongé sur le dos sur un tapis, jambes fléchies, pieds à plat sur le sol, bras croisés derrière la tête.
- Ramenez les genoux vers les épaules. Les mains ne poussent pas la tête en avant, le dos reste collé au sol.

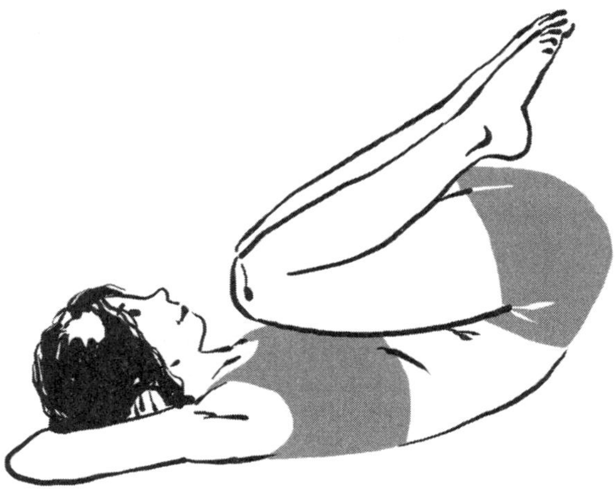

Exercice n° 4

- Allongé sur le dos, jambes fléchies, pieds bien à plat, mains posées sur les épaules derrière la tête en croisant les bras.
- Faites pivoter le coude gauche vers le genou droit, en décollant l'épaule du sol, puis le coude droit vers le genou gauche.

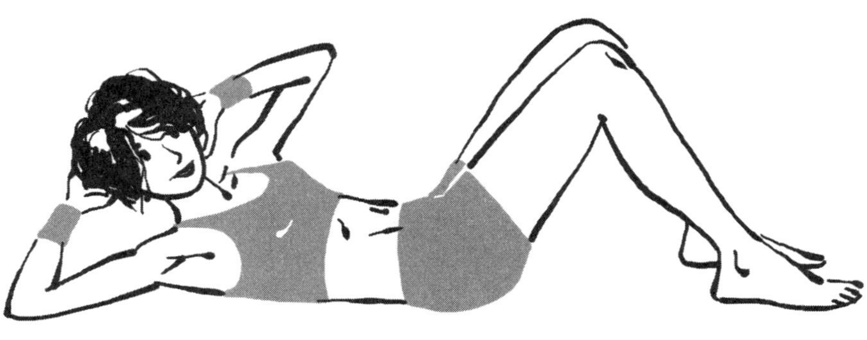

MA TISANE MAGIQUE

Infusion au choix : reine-des-prés, pissenlit, angélique

DÉJEUNER

- Salade verte, oignons, cerneaux de noix et huile de noix
- Aiguillettes de canard aux abricots
- Banane taillée en rondelles saupoudrées de cacao maigre ou de cannelle

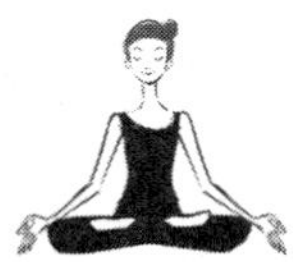

1 minute de pause magique

Fermez les yeux pour vous extraire à la fois de l'espace et du temps, et respirez profondément, tranquillement.

MA TISANE MAGIQUE

Infusion au choix : reine-des-prés, pissenlit, angélique

DÎNER

- Avocat sel/poivre
- Pavé de saumon, gratin de légumes (carottes, tomates, haricots verts…) saupoudré de curry
- Yaourt nature
- Infusion de verveine ou de camomille

ÉPAULES SOUPLES ET MUSCLÉES

Le muscle est visible (enfin vous aimeriez en tout cas que ce soit le cas !)… mais dans l'ombre, c'est aussi une question d'os, donc de squelette auquel il est intimement fixé. Moralité : qui s'intéresse à ses muscles s'intéresse aussi à ses os, ou devrait le faire ! De même bien sûr qu'à ses ligaments et à ses tendons, tous ces travailleurs discrets jouant un rôle crucial dans la beauté d'une belle épaule bien ronde et musclée. Aussi, l'alimentation compte, elle aussi, et pas qu'un peu.

Pour avoir de belles épaules bien musclées (nous parlons ici principalement aux hommes), faire des exercices de gonflette ne suffit pas. Travailler isolément les épaules non plus. Elles sont accrochées au reste de votre corps, vous avez remarqué ? Donc, comme toujours, c'est l'ensemble du corps qu'il convient de renforcer, même lorsqu'on veut mettre en avant une partie seulement.

VOTRE LISTE DE COURSES (à photocopier et à emporter dans votre poche ou à télécharger, voir p. 360)

Petit-déjeuner	Déjeuner	Dîner	Et bien sûr…
❒ Thé fumé lapsang souchong	❒ Endives	❒ Soupe de légumes verts	❒ Infusions (verveine ou rooibos)
❒ Œufs	❒ Noix	❒ Pavé de saumon	❒ Chocolat noir
❒ Bacon	❒ Fromage bleu	❒ Haricots verts	❒ Huile d'olive
❒ Yaourt nature	❒ Mélange de graines (sésame, citrouille…)	❒ Riz au lait	❒ Huile de noix
❒ Framboises	❒ Steak		❒ Vinaigre de vin (ou de cidre)
	❒ Ratatouille		❒ Sel
	❒ Compote de pommes sans sucre ajouté		❒ Poivre
	❒ Amandes effilées		

☺ ALIMENTS CONSEILLÉS

- Aliments très riches en protéines animales et en zinc – poissons (tous), coquillages et crustacés, les œufs (5 par semaine maxi, avec le jaune surtout), viande (volailles et viande blanche pour le quotidien + 2 plats de viande rouge par semaine) à CHAQUE repas. Recommandés car très riches en créatine (protéines « spécial muscles ») : hareng, porc, bœuf, saumon, thon et morue
- Aliments riches en protéines végétales (pour compléter encore l'apport en protéines) :
  - Céréales : avoine, blé, épeautre, kamut, maïs, millet, orge, quinoa, riz, sarrasin, seigle
  - Légumes secs : coco, dolic, fève, flageolet vert, haricot, lentille, lingot, pois cassé, pois chiche, soja
  - Graines : anis, arachide, citrouille, colza, lin, melon, sésame, soja, tournesol – à grignoter à l'apéritif, comme des cacahuètes, ou à glisser dans les salades, plats, desserts…
  - Oléagineux : amande, cacahuète, noix, noisette, pistache, pignon de pin
  - Autres bonnes graisses : avocat, olive, graines de chia, de sésame, de pavot…
- Eau minérale très riche en magnésium
- Petit-lait (le lait qui surnage sur les yaourts et les fromages blancs)
- Fromage et/ou œuf et/ou jambon au petit-déjeuner
- Fruit frais : 3 par jour, avec une préférence pour les petits fruits très colorés (myrtille, cassis…)
- Légumes verts : accompagnant systématiquement les plats de poisson, viande, etc. (ex : évitez steak/pâtes ou steak/frites, préférez steak/haricots verts)
- Légumes crucifères (principalement toute la famille des choux) : ils réduisent l'action « antitestostérone » des hormones féminines
- Levure de bière

☹ ALIMENTS DÉCONSEILLÉS

- Régime drastique ou végétarien mal équilibré en protéines
- Alimentation exclusivement crue (les protéines sont bien mieux assimilées lorsqu'elles sont cuites)

LE CONSEIL EN +

Les études les plus récentes indiquent que pour être fort, mince et beau, il est plus intéressant de sabrer dans les glucides de votre alimentation, que dans les graisses. Et bien sûr, les protéines restent les reines du muscle, de l'os et de tout l'appareil locomoteur. Mais point trop n'en faut : trop de protéines, pas assez de légumes verts, et c'est l'ensemble du corps qui devient trop acide, plus rien ne va !

EXPERT ERGONOME

> Au bureau, ne calez plus votre téléphone entre l'épaule et l'oreille. Les cervicales souffrent de ce «cou tordu» et les épaules se raidissent. Quand vraiment vous exagérez, vous pouvez en payer le prix fort en développant ce que les spécialistes appellent une «sciatique du membre supérieur» (= des douleurs du cou au bras). Et réglez la luminosité sur votre écran d'ordinateur. Trop ou pas assez ? On se penche, on arrondit les épaules, on se crispe. Aïe !

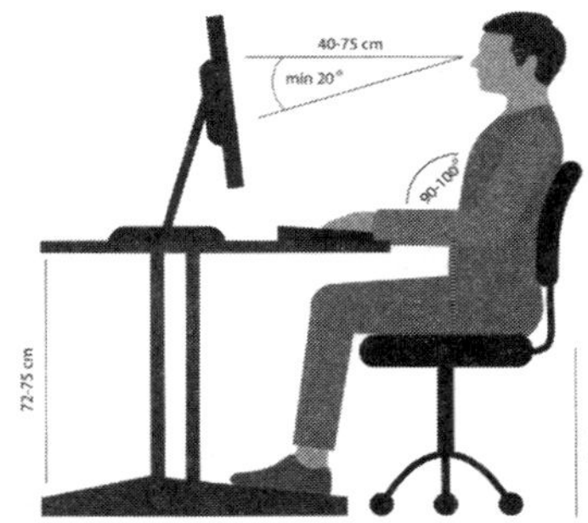

LE COACH VOUS RECOMMANDE

Stand-up paddle
Tir à l'arc
TRX

LE JOUR PARFAIT

PETIT-DÉJEUNER

- Thé fumé lapsang souchong
- 2 œufs au plat, bacon maigre
- yaourt nature (consommer le petit-lait en surface)
- ½ bol de framboises

15 MINUTES

EXERCICES

Pour de belles épaules souples et musclées, voici 3 exercices très faciles à réaliser à la maison. Pour cela, pas besoin de matériel ultra-élaboré ni d'haltères de 150 kg, il suffit de vous munir de 2 petites bouteilles d'eau de 50 cl chacune et d'un manche à balai !

Exercice n° 1

- Debout, penché en avant, buste à l'horizontale. Cambrez légèrement le dos pendant tout l'exercice, quitte à fléchir légèrement les genoux pour limiter les tensions et assurer votre stabilité. Prenez une bouteille dans chaque main, bras pendant vers le sol, paumes face à face.
- Dans le même temps, élevez latéralement vos bras tendus le plus haut possible (dans l'idéal au-dessus de votre dos). Expirez en ramenant les bras en position initiale.
- Réalisez 5 séries de 20 mouvements.

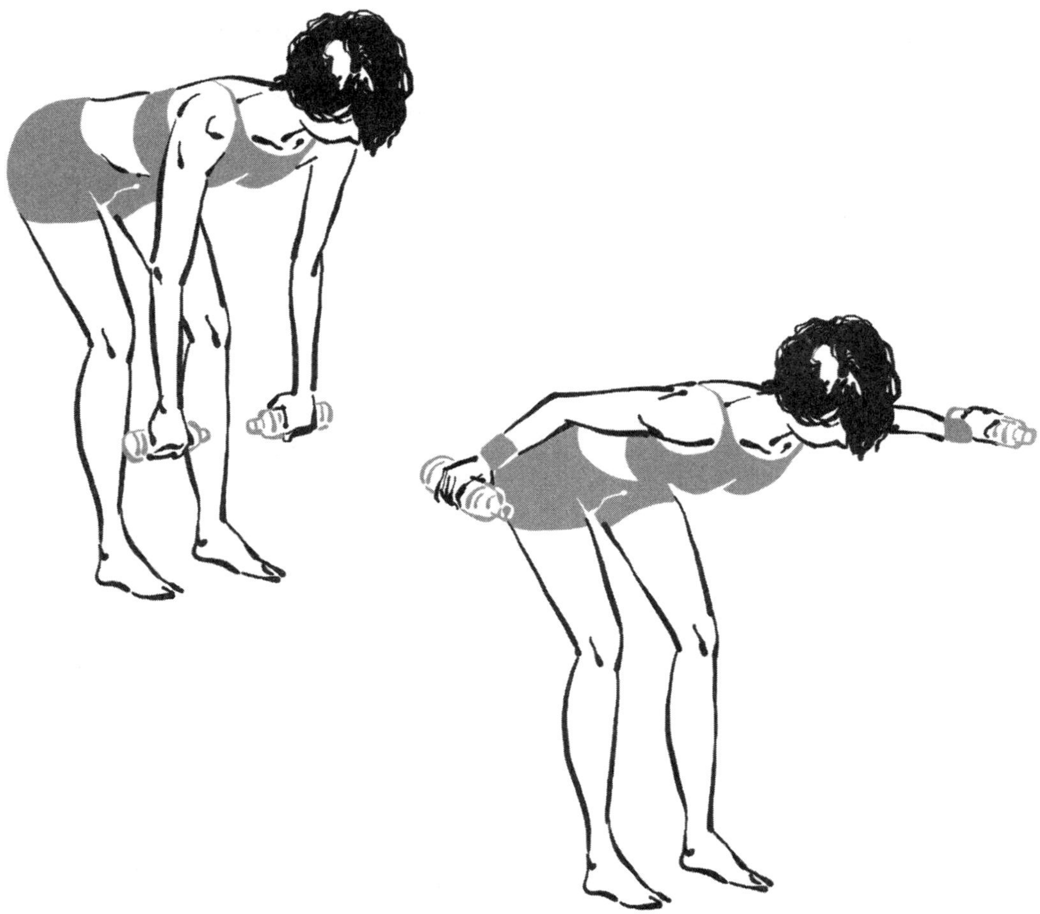

Exercice n° 2

- Debout, une bouteille dans chaque main. Élevez les bras latéralement, légèrement fléchis (ni tendus ni pliés).
- Faites des élévations latérales. Pour bien faire l'exercice, concentrez votre attention sur les coudes : cherchez plus à lever ceux-ci que les mains.
- Réalisez 5 séries de 20 mouvements.

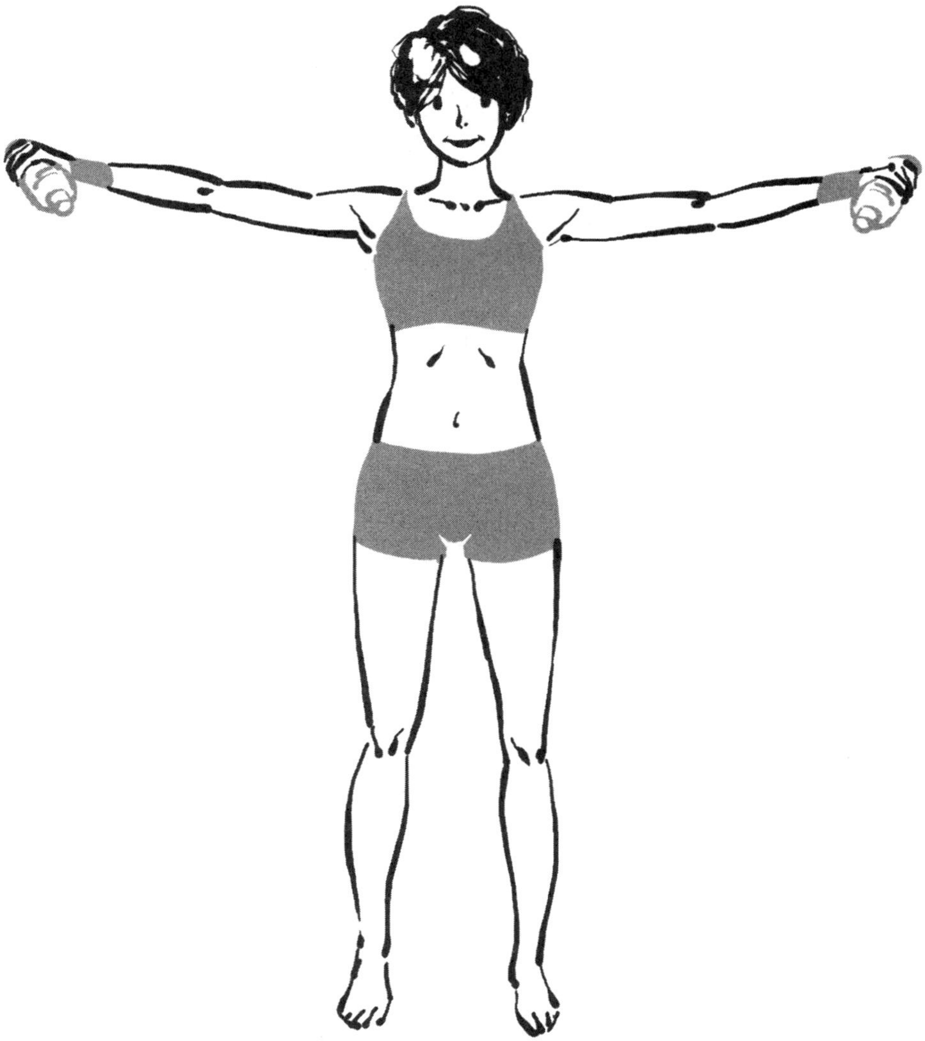

Exercice n° 3

- Mettez-vous debout en tenant le manche à balai à la largeur des épaules, paumes des mains vers vous. Maintenez bien vos lombaires et vos muscles abdominaux pour éviter de vous décaler au cours de l'exercice.
- Tractez le balai vers le haut en conservant toujours les coudes plus hauts que les mains (faites en sorte de lever les coudes et pas les mains). Remontez le balai sous votre menton en faisant en sorte de la maintenir le plus proche possible du corps. Redescendez le balai en position initiale en expirant.
- Réalisez 5 séries de 20 mouvements

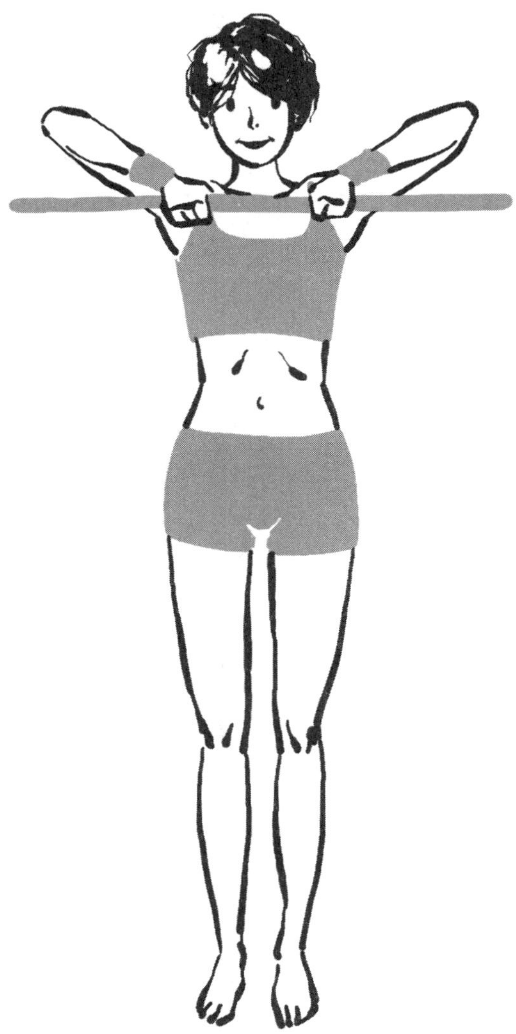

MA TISANE MAGIQUE

Infusion de rooibos

DÉJEUNER

- Endive aux noix et bleu (roquefort), mélange de graines (sésame, citrouille…)
- Steak, ratatouille
- Compote de pommes sans sucre ajouté avec amandes effilées

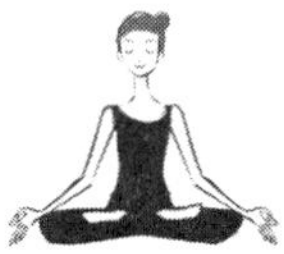

1 minute de pause magique

Fermez les yeux pour vous extraire à la fois de l'espace et du temps, et respirez profondément, tranquillement.

MA TISANE MAGIQUE

Infusion de rooibos

DÎNER

- Soupe de légumes verts
- Pavé de saumon, haricots verts vapeur
- Riz au lait
- Infusion de verveine

EXTRÉMITÉS FROIDES (SYNDROME DE RAYNAUD)

ALIMENTATION

Les doigts et les orteils gelés presque tout le temps, ou en tout cas dès la moindre baisse de température, ne serait-ce qu'en passant devant l'étal du poissonnier bien glacé ? Cap sur les protéines et les polyphénols pour renforcer les vaisseaux, sur les bons gras priés de fluidifier le sang et sur les vitamines de la circulation. Et faites les bons exercices pour vous fabriquer un système circulatoire au top !

SPORT

Il n'est pas nécessaire de courir un marathon tous les jours pour avoir un système circulatoire de champion. La pratique d'une activité physique régulière renforce les vaisseaux sanguins en favorisant leur élasticité et leur capacité de régénération. Et permet aussi de fabriquer des « plans B », chemins de circulation « itinéraire bis » lorsque le chemin normal est obstrué (ce qui, au passage, peut vous sauver la vie et on comprend bien pourquoi). Le sport régule, de plus, la teneur en graisses et en sucre dans le sang, autant de paramètres qui garantissent un bon système circulatoire. Vous pouvez donc tout simplement *monter les escaliers* une à deux fois par jour (l'équivalent de 3 étages) pour activer votre système circulatoire.

VOTRE LISTE DE COURSES (à photocopier et à emporter dans votre poche ou à télécharger, voir p. 360)

Petit-déjeuner	Déjeuner	Dîner	Et bien sûr...
❒ Thé vert ❒ Pain complet aux céréales (du boulanger) ❒ Beurre ❒ Confiture de cassis ❒ Pamplemousse	❒ Mâche ❒ Noix ❒ Tomates farcies ❒ Riz ❒ Muscade ❒ Fruits rouges	❒ Carottes ❒ Pousses d'épinards ❒ Tomates cerise ❒ Sardines à l'huile d'olive extra ❒ Ail ❒ Fines herbes ❒ Oranges ❒ Cannelle	❒ Infusions (vigne rouge ou rooibos) ❒ Chocolat noir ❒ Huile d'olive ❒ Huile de noix ❒ Vinaigre de vin (ou de cidre) ❒ Sel ❒ Poivre

☺ ALIMENTS CONSEILLÉS

- Ail frais
- Crudités au moins à un repas par jour + salade verte (foncée) à l'autre
- Épices douces : muscade, vanille, cannelle
- Fruits : au moins 3 par jour, parmi ceux renfermant le plus de flavonoïdes : petits fruits foncés – baies, cassis, myrtille –, mais aussi kiwi, agrumes – citron, orange, pamplemousse –, raisin noir (avec les pépins et la peau !), papaye, goyave
- Herbes aromatiques : persil, basilic, coriandre
- Huiles de colza, de noix et d'olive
- Poissons gras : saumon, anguille, hareng, maquereau, sardine
- Eau minérale riche en magnésium : au moins 8 verres par jour
- Thé vert : 2 tasses par jour (à préparer avec l'eau minérale ci-dessus)
- Infusions de vigne rouge, rooibos
- Vin rouge : 1 verre par jour, de préférence au déjeuner (facultatif !)

☹ ALIMENTS DÉCONSEILLÉS

- Alcool (autre que le verre de vin rouge préconisé)
- Épices irritantes : poivre, moutarde, paprika, harissa, chili
- Sel et aliments trop salés : fromage, tous les plats industriels, biscuit, sauces du commerce, charcuterie (jambon compris), poisson fumé
- Produits laitiers (1 par jour maxi)
- Viande rouge (2 par semaine maxi)

LES CONSEILS EN +

> Évidemment, pensez aux petits gants fins, voire aux sous-gants en soie bien utiles pour vous. Totalement indispensables en hiver, ils sont également vos compagnons de sport lorsqu'il s'agit de partir courir dans les bois au petit matin, ou simplement de marcher rapidement les jours de grand vent. Ne les sous-estimez pas !

> Étonnamment, une étude a découvert qu'en s'astreignant à des séances de méditation très régulières, on arrivait aussi à mieux supporter le froid. Presque aussi bien qu'en faisant du sport ! Alors le mieux... : faites les deux !

LE COACH VOUS RECOMMANDE

Marche rapide fractionnée
Tennis
Judo et autres sports de combat

LE JOUR PARFAIT

PETIT-DÉJEUNER

Thé vert
Pain aux céréales, beurre et confiture de cassis
½ pamplemousse

15 MINUTES

POMPE DES MOLLETS ET PÉTRISSAGE DE BALLE

Il est possible et souhaitable d'optimiser sa circulation en pratiquant 2 exercices quotidiennement. Le matériel nécessaire : une petite balle en mousse de la taille d'une balle de tennis, type balle antistress.

Exercice n° 1 : Pompe des mollets

- Debout, jambes légèrement écartées, prenez successivement appui sur la pointe des pieds puis sur les talons. Lorsque vous êtes sur vos talons, soulevez bien les orteils. Une manière de tonifier vos muscles et de prévenir toute congestion veineuse.
- Pratiquez le mouvement pendant 5 minutes.

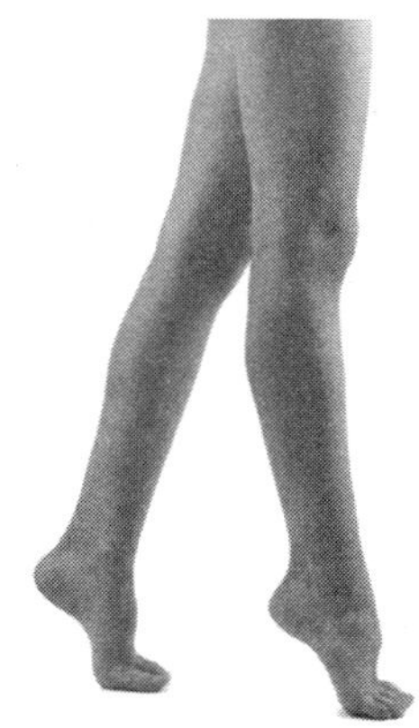

Exercice n° 2 : Pétrissage de balle

- Pétrissez une balle molle avec les mains puis avec les orteils. Vous stimulerez ainsi votre circulation sanguine tout en éliminant le stress.
- Pétrissez la balle avec les mains pendant 5 minutes en alternant régulièrement entre la main droite et la main gauche. Faites de même pendant 5 minutes avec le pied droit et puis gauche.

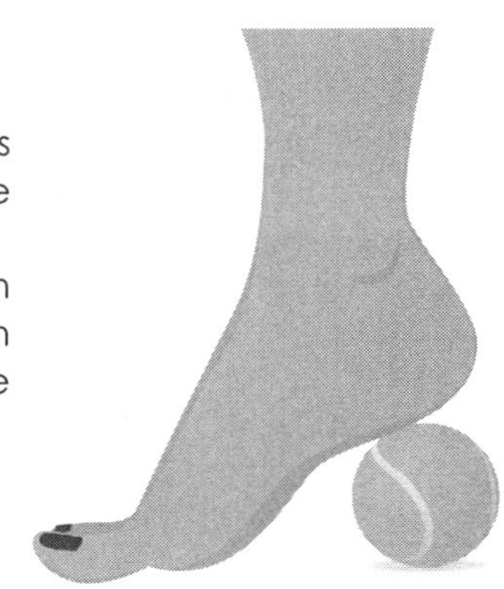

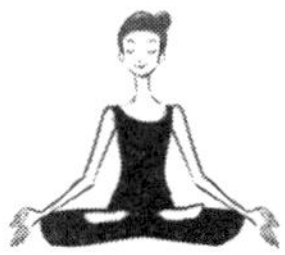

1 minute de pause magique

Fermez les yeux pour vous extraire à la fois de l'espace et du temps, et respirez profondément, tranquillement.

COLLATION

- Infusion de vigne rouge ou rooibos
- 6 amandes
- 2 carrés de chocolat noir

DÉJEUNER

- Mâche aux noix (huile de noix)
- Tomates farcies, riz à la muscade
- Gratin de fruits rouges

MA TISANE MAGIQUE

Infusion de vigne rouge ou rooibos

DÎNER

- Carottes râpées, jeunes pousses d'épinards, tomates cerise
- Sardines à l'huile d'olive extra, ail pressé, fines herbes
- Salade d'orange sanguine à la cannelle
- Infusion de vigne rouge

FATIGUE

Fatigué ? Plutôt que de vous ruer sur des médicaments antifatigue, aux résultats discutables et effets secondaires certains, avez-vous pensé à vérifier que vous apportiez bien le minimum syndical d'énergie à votre corps ? Lorsque votre voiture n'avance plus, vous commencez bien par vous assurer que son réservoir d'essence n'est pas vide avant de la conduire à votre garagiste ! Pour avoir la pêche, un statut suffisant en fer, magnésium, protéines et vitamines est nécessaire. Et les besoins augmentent en cas de stress, surmenage, règles abondantes, maladie… Adaptez vos menus ! Aussi, pensez à réduire considérablement la quantité de sucre que vous avalez : c'est un extraordinaire siphonneur d'énergie. Passez au « total sans sucre » pendant quelques jours et constatez le résultat sur votre vivacité, de même que sur la qualité de votre sommeil. Souvent, on ne s'en rend pas compte mais on en avale trop, de ce sucre : entre les fruits, les biscuits, les douceurs, les boissons sucrées, dans le thé/café/yaourt/fromage blanc, les innombrables produits sucrés de l'industrie agroalimentaire… nous finissons par en ingurgiter des quantités phénoménales. Figurez-vous que toutes les personnes qui passent au « sans sucre » juste « pour voir » sont surprises du regain d'énergie qu'elles récoltent : les efforts sont vite récompensés*.

Et, bien sûr, vous le savez au fond de vous : l'activité physique est antifatigue, même si cela paraît étrange. En gros, moins on bouge, plus on est fatigué. Au contraire, un petit footing, quelques longueurs ou simplement une longue balade à l'air frais vous retapent un mort, là où n'importe quelle autre stratégie échoue lamentablement. Évidemment, nous ne parlons pas ici de grosse fatigue ponctuelle liée à un abus physique (déménagement…), à une maladie ou autre situation particulière. Celle-ci ne se traite qu'avec le repos. Nous parlons de fatigue quotidienne, cette fatigue nerveuse qui touche la plupart de nos concitoyens… mais curieusement pas ceux qui pratiquent un sport, vous avez remarqué ?

* Lire *Programme sucre détox en 7 jours*, Leduc.s Éditions.

VOTRE LISTE DE COURSES (à photocopier et à emporter dans votre poche ou à télécharger, voir p. 360)

Petit-déjeuner	Déjeuner	Dîner	Et bien sûr...
❒ Thé vert ❒ Jambon de Paris ❒ Fromage frais (vache ou chèvre) ❒ Pain aux céréales ❒ Kiwi	❒ Concombre ❒ Noix ❒ Aneth ❒ Boudin noir ❒ Pommes de terre ❒ Pommes ❒ Fruits frais	❒ Radis ❒ Spaghettis ❒ Saumon frais ❒ Yaourt à l'acidophilus ❒ Mangue ❒ Cannelle	❒ Infusions (menthe, ginseng, gingembre, romarin, fucus si troubles de la thyroïde) ❒ Chocolat noir ❒ Huile d'olive ❒ Huile de noix ❒ Vinaigre de vin (ou de cidre) ❒ Sel ❒ Poivre ❒ Orange ❒ Jus de légumes ❒ Spiruline en poudre

☺ ALIMENTS CONSEILLÉS

- Boudin noir (fer)
- Céréales complètes (riz, pâtes, pain – au levain –, flocons d'avoine...)
- Crudités (légumes ou fruits) à chaque repas, à piocher de préférence parmi les plus riches en vitamine C : *légumes* = choux (tous), persil, épinard, cresson, radis... ; *fruits* = baies, cassis, myrtille, fraise, kiwi, citron, orange, pamplemousse
- Foie, pâté de foie ou mousse de foie
- Huiles de colza et de noix
- Légumes verts et secs
- Oléagineux (amande, noisette, noix, pistache...)
- Poissons gras : saumon, anguille, hareng, maquereau, sardine
- Porc
- Viande rouge
- Herbes aromatiques : coriandre, sauge, romarin, origan, thym
- Spiruline
- Miel et produits de la ruche (gelée royale...)
- Eau minérale plate riche en magnésium (Contrex, Hépar). Utilisez-la aussi pour la préparation de vos thés et infusions ainsi que pour cuire vos pâtes et riz
- Eau minérale pétillante riche en magnésium (Salvetat+++, Badoit)
- Thé, en dehors des repas (pas pendant) sans sucre

ALIMENTS DÉCONSEILLÉS

- Alcool
- Aliments raffinés (farine, pain, pâtes et riz blancs…)
- Café
- Sucre, sucreries, céréales raffinées (riz blanc, pain blanc, pâtes blanches)
- Tout aliment difficile à digérer (la digestion accapare 80 % de l'énergie du corps ; plus elle est légère, plus il reste d'énergie pour faire autre chose), donc les graisses cuites, les plats en sauce, les repas trop longs/trop importants, surtout qui se répètent (fêtes de fin d'année)

ÇA ALORS !

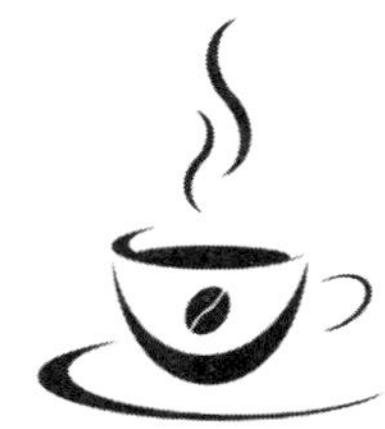

> Boire un café (ou deux) avant de démarrer un exercice physique peut être une très bonne idée si vous souhaitez « pousser un peu » et être fatigué moins vite. En effet, la caféine bloque l'adénosine, une molécule fabriquée par l'organisme lorsqu'il veut nous signifier sa fatigue. Autrement dit, on peut rajouter ce petit kilomètre à notre running habituel, sans pour autant en ressortir épuisé. C'est génial… à condition de ne jamais en abuser et de ne pas le faire régulièrement. Car si le corps exprime sa fatigue, en général, mieux vaut l'écouter, sinon l'on risque purement et simplement l'accident, la blessure, le problème. Mais parfois, il est paresseux et signifie sa fatigue juste pour qu'on « s'arrête ». Une ruse. En tout cas pour le Dr Samuele Marcora (Université du Kent), un peu de caféine avant le sport rend ce dernier plus facile et plus amusant, alors pourquoi s'en priver ? Il ne s'agit pas d'une drogue dure ou d'un produit répréhensible qui ferait ignorer stupidement les messages de l'organisme pour accomplir des exploits déraisonnables, juste une manière de ressortir plus content et moins fatigué de sa séance habituelle.

LE COACH VOUS RECOMMANDE

Yoga doux
Qi gong
Marche à pied

LE JOUR PARFAIT

PETIT-DÉJEUNER

- Thé vert
- 1 tranche de jambon
- 1 portion de fromage frais (vache ou chèvre)
- 2 tranches de pain aux céréales
- 1 kiwi

15 MINUTES

YOGA DOUX

Lorsque les batteries sont à plat, il faut en priorité se ressourcer. Pratiquer tout de suite une séance de sport intensive n'aura pour effet que d'accroître votre fatigue. Je vous conseille de reprendre par une activité de relaxation qui facilitera le sommeil et la récupération. Pour cela, rien de plus efficace que le yoga doux.

Relaxation sur le dos

▶ Allongé sur le dos, jambes et bras légèrement écartés. Vous respirez profondément et doucement.

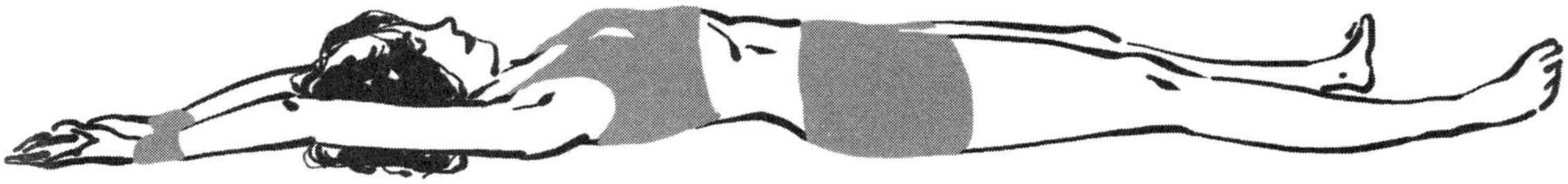

Respiration en mouvement

▸ Doucement, vous positionnez vos bras en croix en inspirant, puis vous continuez le mouvement en amenant les bras derrière la tête. En expirant, vous montez les bras devant vous et enfin laissez les bras redescendre le long du corps. Répétez le mouvement 10 fois.

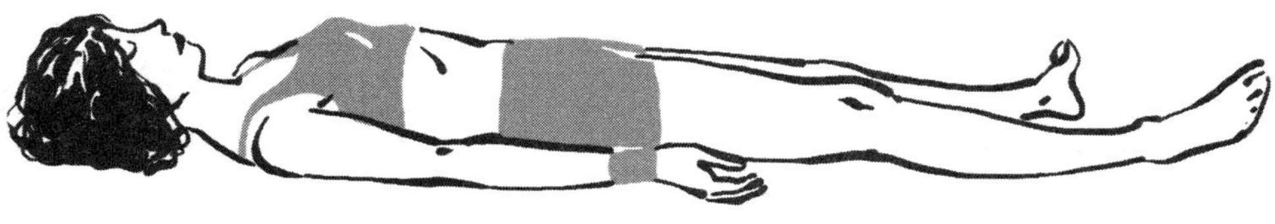

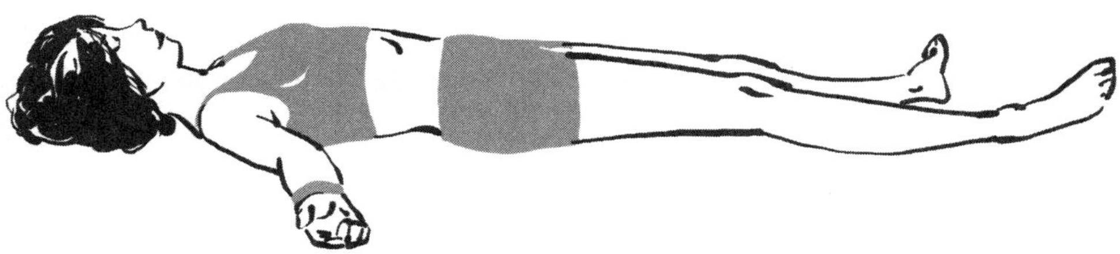

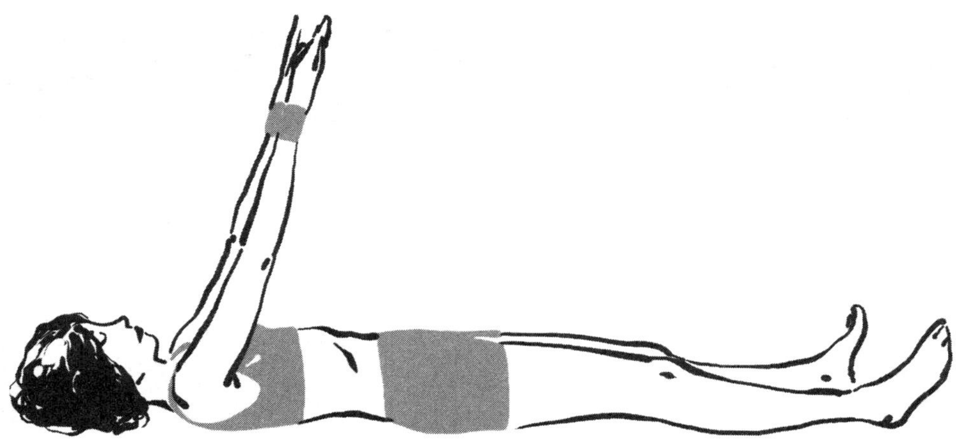

Bascule du bassin

- Repliez vos jambes et poussez les pieds dans le sol, contractez les fessiers et montez le bassin et le dos sans le cambrer. Revenez doucement à la position de départ en déposant successivement le haut du dos, le milieu, le bas et enfin le bassin. Répétez le mouvement 10 fois.

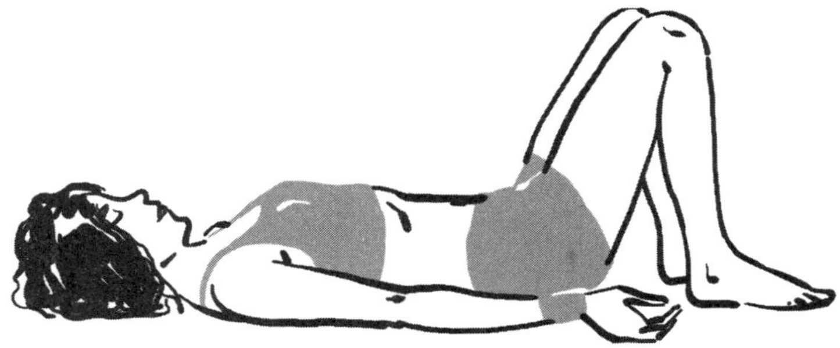

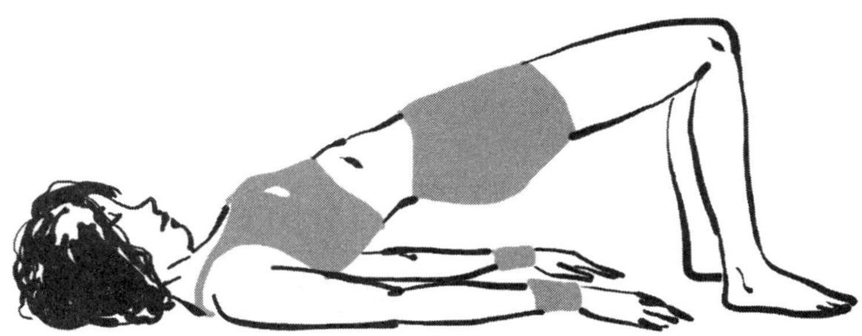

Grand étirement

- Bras derrière la tête, attrapez votre poignet gauche et étirez tout le côté gauche. Étirez ensuite le côté droit. Tenez 30 secondes par côté.

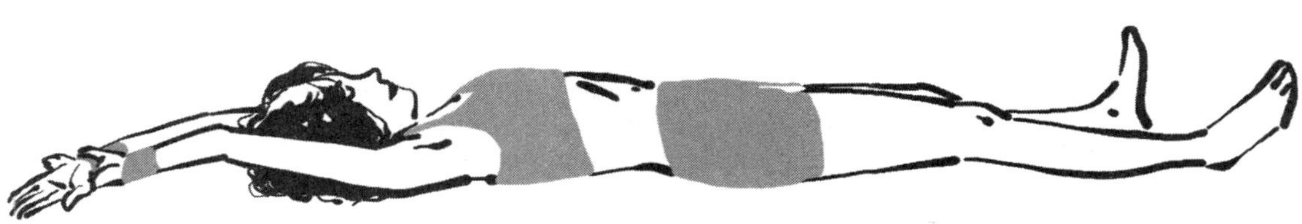

Étirement des lombaires

- Assis sur les talons, mains sur les cuisses sans cambrer le dos, placez vos mains au sol en tendant les bras et en gardant le dos droit. Poussez vos mains dans le sol et votre coccyx sur les talons. Les muscles du dos travaillent en profondeur. Répétez le mouvement 10 fois.

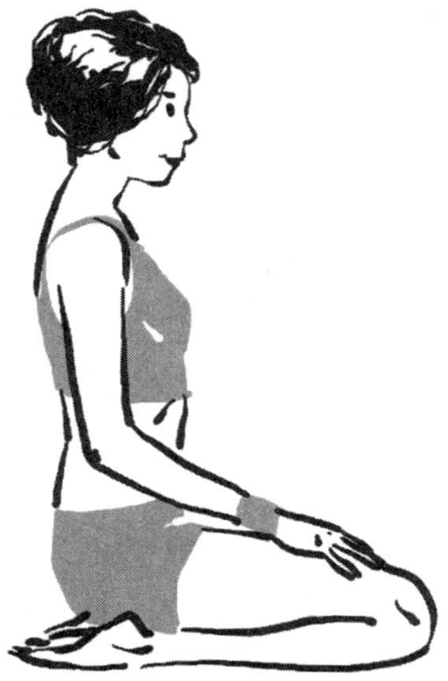

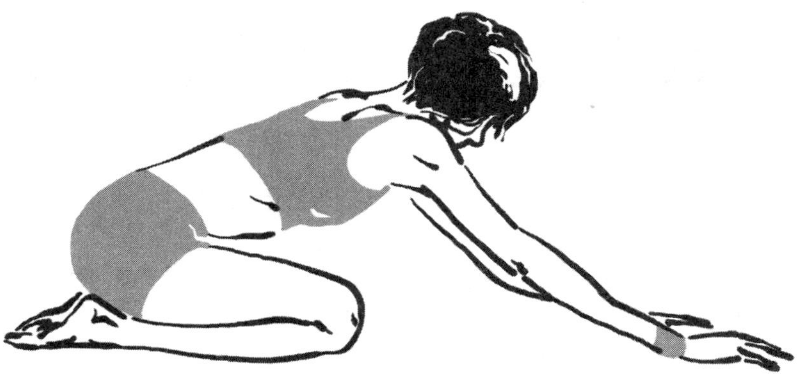

Pratiquez ces mouvements tous les jours pendant une bonne semaine afin de retrouver plus de confort. Vous pourrez par la suite reprendre une activité cardio comme le vélo ou la marche rapide « au grand air » afin de vous vivifier.

COLLATION

- 1 orange
- Thé vert nature

DÉJEUNER

- ¼ de concombre, huile de noix, noix concassées, aneth
- Boudin noir, purée de pommes de terre, pommes cuites
- Salade de fruits frais

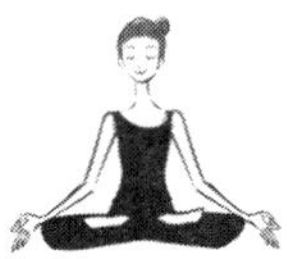

1 minute de pause magique

Fermez les yeux pour vous extraire à la fois de l'espace et du temps, et respirez profondément, tranquillement.

COLLATION

- 1 jus de légumes ou 1 jus vert avec 1 c. à c. de poudre de spiruline

DÎNER

- Radis à la croque au sel et poivre
- Spaghettis au saumon
- Yaourt à l'acidophilus et cubes de mangue fraîche
- Infusion de romarin

FESSES (FAIRE FONDRE)

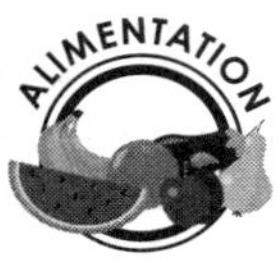

Il est évident que l'alimentation joue un rôle crucial, ne serait-ce que parce que les fesses sont le lieu de stockage n° 1 : c'est ici que le corps entasse tout ce qui est « en trop », même s'il en dépose aussi délicatement autour du ventre et dans les cuisses. Alors cap sur une alimentation minceur, anticellulite et brûle-graisses : avec cette stratégie, vous parviendrez à vos fins. Avouez, vous en rêvez de ces fesses à la Brésilienne !

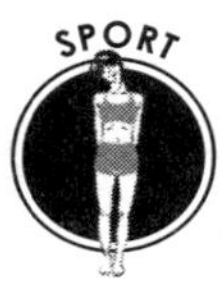

Pour avoir de belles fesses, pas de secret : il faut les faire travailler. Sans relâche. Ici, ce sont donc les exercices ciblés qui priment, de même qu'une activité physique courante suffisante, comme la marche rapide, la natation ou le running, qui débouchent obligatoirement sur de plus belles fesses. Même chose pour ce qui est de monter les marches : l'escalier est le relookeur par excellence des fesses, voilà pour la fermeté.

VOTRE LISTE DE COURSES (à photocopier et à emporter dans votre poche ou à télécharger, voir p. 360)

Petit-déjeuner	**Déjeuner**	**Dîner**	**Et bien sûr...**
❒ Thé	❒ Tomates	❒ Roquette	❒ Infusions (artichaut, chiendent, ortie, reine-des-prés)
❒ Muesli sans sucre ajouté	❒ Mozzarella	❒ Pignons	❒ Chocolat noir
❒ Lait demi-écrémé (ou lait d'amande)	❒ Basilic	❒ Aiguillettes de canard	❒ Huile d'olive
❒ Kiwis	❒ Pavé de colin	❒ Châtaignes	❒ Huile de noix
	❒ Riz complet	❒ Abricots	❒ Vinaigre de vin (ou de cidre)
	❒ Courgettes	❒ Yaourt nature	❒ Sel
	❒ Poire	❒ Ananas	❒ Poivre
	❒ Café		❒ Noix, amandes
			❒ Citron
			❒ Miel

☺ ALIMENTS CONSEILLÉS

- Pâtes complètes, riz brun, céréales complètes diverses (protéines végétales)
- Œuf (coque, mollet), poisson (tous, nature)
- Avoine (flocons, si possible complets)
- Orange, pamplemousse, citron, pomme, raisin
- Steak et viande maigre (rouge ou blanche) : blanc de poulet, de dinde, jambon cuit allégé en sel…
- Haricots blancs, lentilles
- Pain complet
- Fromage frais (peu salé), yaourt nature
- Soja (germes = salade), soja (graines et produits dérivés = tofu…)
- Tomate, aubergine, champignons
- Fruits et légumes frais ou surgelés mais nature, c'est-à-dire non cuisinés
- Chocolat noir : 2 carrés par jour maxi !
- Épices et herbes aromatiques : toutes (pour réduire le sel et le sucre)
- Spiruline (ajout protéique)
- Eau minérale riche en magnésium

☹ ALIMENTS DÉCONSEILLÉS

- Sel, aliments salés, préparations industrielles en général, produits trop salés : soupe déshydratée et concentré de bouillon, viandes et poissons salés – compris jambon « classique » –, graines et noix salées, bretzel, olive, sauce, soda, fromage, pâtisserie industrielle, pain trop salé…
- Sucre, boissons sucrées : toutes sont à éviter, y compris les jus de fruits
- Graisses saturées et/ou cachées : viandes grasses, charcuterie, fromages en général, viennoiserie, lait entier, cacahuète, macaron, glace…
- Aliments riches en calories vides : biscuit salé ou sucré, pâtisserie, pizza et plat industriel…
- Insuffisance en protéines OU excès : certaines personnes réagissent de façon inverse à la diète protéinée
- Aliments à index glycémique élevé : sucreries en général – sauf chocolat noir –, céréales raffinées (riz blanc, pâtes blanches, pain blanc), la majorité des pommes de terre sauf si cuites à la vapeur + huile d'olive, purée
- Produits allégés (en sucre, en gras…), substituts de repas
- Aliments sans saveur, aromatisés et bourrés d'additifs (type « jambon de poulet »)
- Alcool
- Régimes drastiques responsables de reprises de poids et, à terme, d'obésité (diète « salade verte sans sauce + ananas » par exemple). Régimes farfelus qui « dérèglent » tout

LE CONSEIL EN +

L'eau chasse l'eau : buvez, buvez, buvez ! De l'eau, des infusions bonnes pour les veines vendues sous l'appellation « circulation » ou « jambes légères », par exemple.

LE COACH VOUS RECOMMANDE

Sport en salle (cours collectifs type abdos-fessiers)
Zumba
Gym suédoise

LE JOUR PARFAIT

PETIT-DÉJEUNER

Thé nature
Muesli sans sucre ajouté, lait
2 kiwis

15 MINUTES

EXERCICES POSTÉRIEUR REBONDI

Un postérieur bien rebondi ? Ce fantasme est désormais possible, eh oui Mesdames ! Pour cela il vous suffit de pratiquer quotidiennement ces 3 exercices de renforcement musculaire. Ainsi vous affinerez et sculpterez vos fessiers !

Exercice n° 1

- Mettez-vous à quatre pattes sur le sol, puis prenez appui sur vos coudes.
- Inspirez, puis expirez en tendant la jambe droite vers l'arrière. Revenez à la position de départ en inspirant.
- Recommencez 25 fois.
- Procédez de la même manière avec l'autre jambe.

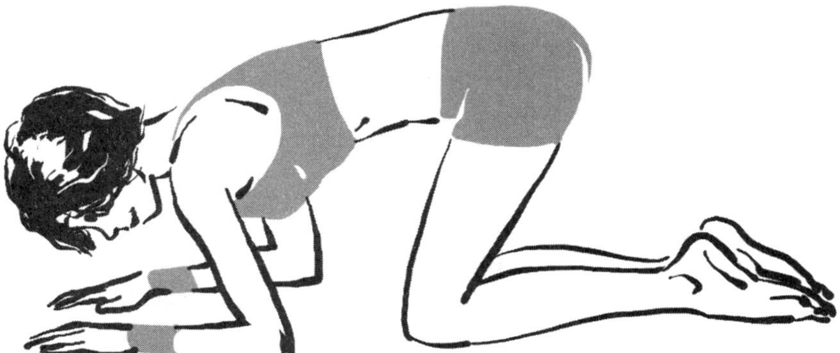

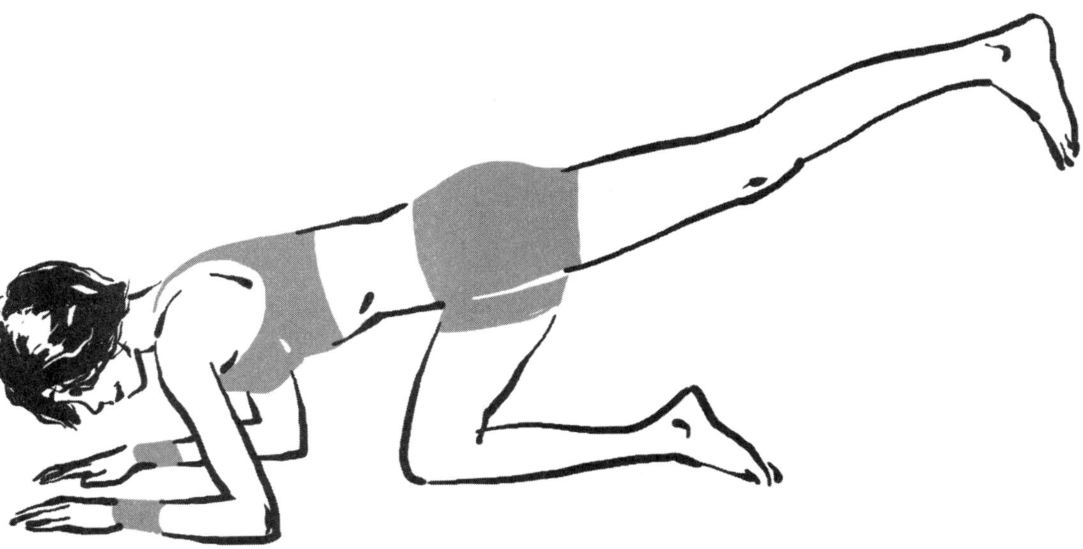

Exercice n° 2

- Allongez-vous sur le côté gauche, votre tête posée sur votre bras gauche tendu au-dessus de votre tête, vos jambes fléchies à 90° et tendues devant vous.
- Inspirez puis, en expirant, levez votre jambe droite tendue vers le plafond. Revenez à la position de départ en inspirant et recommencez.
- Faites 3 séries de 20 mouvements, puis allongez-vous sur le côté droit et procédez de la même manière avec l'autre jambe.

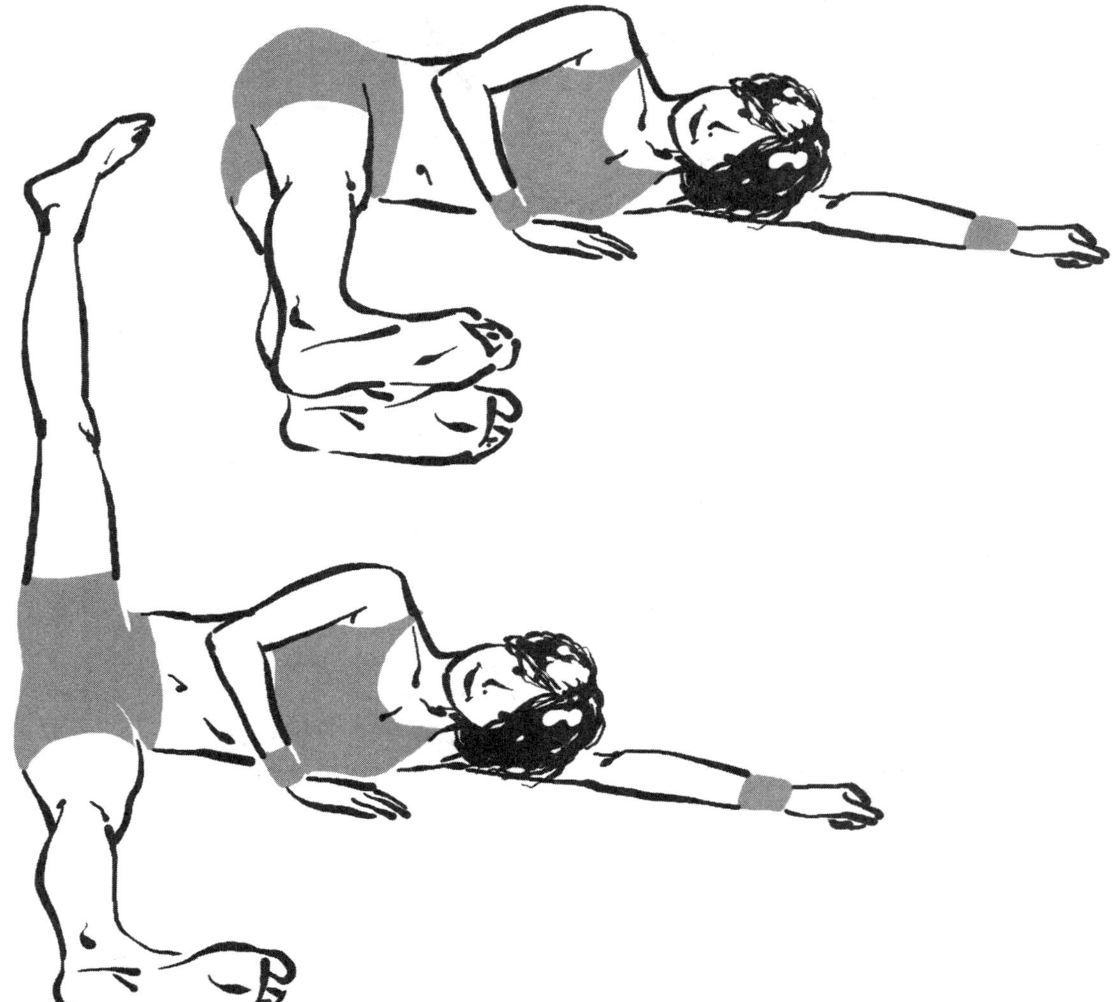

Exercice n° 3

- Allongez-vous sur le dos, puis fléchissez les jambes en rapprochant vos talons de vos fesses. Vos pieds posés au sol sont écartés de la largeur du bassin, les pointes tournées vers l'intérieur. Vos bras sont souples, le long du corps.
- Inspirez puis, en expirant, soulevez le bassin en contractant les fessiers le plus intensément possible. Lorsque les cuisses sont dans le prolongement du dos, redescendez lentement en inspirant puis recommencez.
- Faites 3 séries de 15 mouvements.

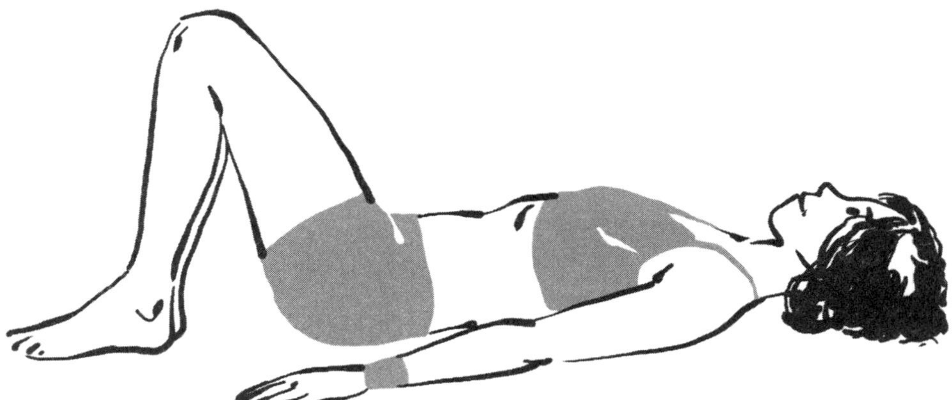

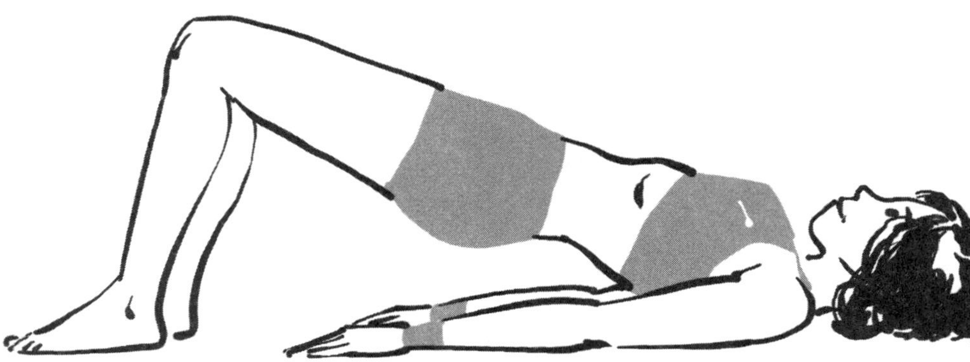

MA TISANE MAGIQUE

Infusion au choix : artichaut, chiendent, ortie, reine-des-prés

DÉJEUNER

- Salade tomate, mozzarella, basilic
- Pavé de colin, riz complet et courgettes à la poêle
- Poire
- Café sans sucre

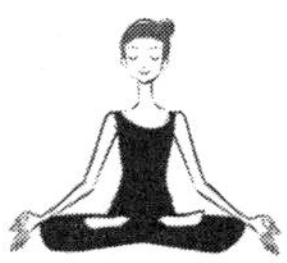

1 minute de pause magique

Fermez les yeux pour vous extraire à la fois de l'espace et du temps, et respirez profondément, tranquillement.

COLLATION

- 1 poignée de noix, amandes
- 1 citron chaud (jus de citron + eau chaude, un peu de miel)

DÎNER

- Salade de roquette, pignons, huile de noix
- Aiguillettes de canard, châtaignes et abricots poêlés
- Yaourt nature, tranche d'ananas (pas de yaourt goût ananas tout prêt, même s'il y a des morceaux !)
- Infusion au choix : artichaut, chiendent, ortie, reine-des-prés

FOIE FATIGUÉ, CRISE DE FOIE

ALIMENTATION

Le foie est extraordinairement polyvalent, c'est un organe clé de la santé. Parmi ses innombrables casquettes, c'est notre gestionnaire de « poubelle intérieure ». Quand il va mal, non seulement tout va mal, mais en plus on élimine moins bien nos déchets, d'où cet état nauséeux (on a l'impression d'être empoisonné). Le mettre au repos est impératif et rapidement payant : mieux-être, teint plus éclatant, maux de tête qui s'estompent… la vie redevient tout à coup belle et légère ! Drainez, buvez/éliminez, allégez… bref : passez au vert !

SPORT

Et puis sachez-le, le foie est un grand sensible. Surtout aux polluants, atmosphères confinées, etc. Songez à votre état quand vous sortez d'une voiture ou d'un bureau (salle de théâtre, cinéma…) fermé où l'air manquait. Vous avez le cœur au bord des lèvres, non ? Pour lui redonner bonne mine (et à vous aussi au passage), rien de tel qu'une longue, très longue balade dehors, à l'air frais si possible, pour se sentir mieux. Quant à la « crise de foie », c'est en réalité une « crise de l'appareil digestif » qui crie son ras-le-bol. Le foie n'est pas seul en cause dans l'histoire. Mais nos conseils aident à remettre l'ensemble d'appoint !

VOTRE LISTE DE COURSES (à photocopier et à emporter dans votre poche ou à télécharger, voir p. 360)

Petit-déjeuner	Déjeuner	Dîner	Et bien sûr…
❒ Citron	❒ Poireaux	❒ Cresson	❒ Infusions (citron, gingembre, curcuma, menthe)
❒ Miel	❒ Radis noir	❒ Tomate	❒ Chocolat noir
❒ Pain aux céréales	❒ Blanc de poulet	❒ Concombre	❒ Huile d'olive
❒ Compote sans sucre ajouté	❒ Riz blanc	❒ Graines (sésame, citrouille…)	❒ Huile de noix
	❒ Pêche ou pomme	❒ Pomme	❒ Vinaigre de vin (ou de cidre)
		❒ Romarin	❒ Sel
			❒ Poivre

☺ ALIMENTS CONSEILLÉS

- Gingembre
- Fruits frais
- Riz blanc (pour une fois !)
- Aliments riches en soufre : eaux minérales sulfatées, chou, poireau, ail, fruits de mer, œuf… mais leur odeur et leur forte saveur sont souvent mal tolérées en cas de nausées
- Huile d'olive
- Herbes : basilic, coriandre, menthe, pissenlit et estragon
- Radis noir, artichaut
- Cresson
- Oignon
- Patate douce
- Pomme
- Si faim ou besoin de manger, viande hyper-maigre : blanc de poulet, de dinde, escalope de veau
- Système digestif au repos : ne mangez rien pendant quelques heures/1 journée, ou seulement 1 fruit (ex : pommes à volonté) ou 1 légume (ex : carottes à volonté)
- Eau + jus de citron
- Infusion de romarin, fenouil, gingembre, menthe, mélisse (plus elle est amère, plus elle est efficace, donc laissez infuser plus de 10 minutes)

☹ ALIMENTS DÉCONSEILLÉS

- Charcuterie, chocolat, viande grasse, fromage, jus de fruit du commerce
- Sel (surtout si cirrhose accompagnée d'ascite)
- Graisses cuites
- Sucre, sucreries, boissons sucrées (même au faux sucre)
- Alcool : c'est le PIRE ennemi du foie, arrêt total
- Lait
- Café, même décaféiné
- Ne faire aucun excès d'aucune sorte

LE COACH VOUS RECOMMANDE

Marche rapide fractionnée
Basket
Foot

LE JOUR PARFAIT

PETIT-DÉJEUNER

- Citron chaud (citron pressé + eau frémissante, sucré au miel)
- Pain aux céréales
- Compote sans sucre ajouté

15 MINUTES

MARCHE RAPIDE FRACTIONNÉE

En cas de « crise de foie » suite à un repas gras et sucré, il faut donner un petit coup de main à ce vénérable organe pour qu'il reprenne une activité normale. Pour cela, un bon drainage éliminera plus rapidement les toxines qui s'y stockent. En activant la circulation sanguine vous forcerez l'organisme à s'oxygéner ce qui permettra un meilleur filtrage du sang.

Pratiquez de la marche fractionnée afin d'éliminer plus facilement les toxines. Votre rythme cardiaque variera en fonction de l'effort et votre circulation sanguine s'accélérera.

- Alternez des phases de marche rapide et des phases plus lentes.
- Commencez par marcher d'un bon pas pendant 5 minutes pour augmenter progressivement votre fréquence cardiaque.
- Puis, pendant 3 minutes, accélérez le pas en marchant au moins 2 fois plus vite. Maintenez un rythme régulier pendant ces 3 minutes, puis relâchez votre effort en ralentissant votre rythme de moitié pendant 2 minutes.
- Reprenez ensuite votre marche plus rapide pendant à nouveau 3 minutes avant de faire redescendre votre rythme cardiaque en marchant doucement pendant les 2 dernières minutes.

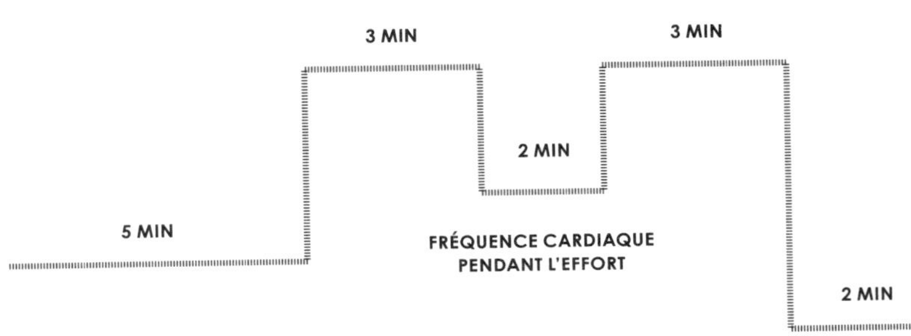

Le mouvement et la respiration ventrale profonde favorisent aussi un automassage du foie dont l'activité est alors stimulée. Après chaque effort physique, nous vous conseillons de pratiquer 5 à 10 minutes de relaxation en adoptant une respiration profonde par le ventre.
Et tant que vous y êtes, posez une bouillotte sur la zone du foie pendant la relaxation. Résultat agréable garanti !

MA TISANE MAGIQUE

Infusion de gingembre frais

DÉJEUNER

- Soupe de poireaux
- Radis noir à croquer
- Blanc de poulet, riz blanc
- Pêche ou pomme

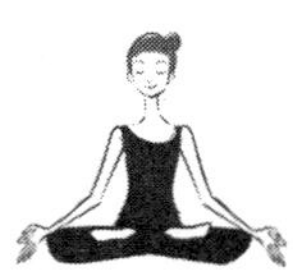

1 minute de pause magique

Fermez les yeux pour vous extraire à la fois de l'espace et du temps, et respirez profondément, tranquillement.

COLLATION

Infusion de curcuma

DÎNER

- Salade de cresson, tomate, concombre, mélange de graines (sésame, citrouille...)
- Quartiers de pomme
- Infusion de romarin (non sucrée)

FONTE MUSCULAIRE (FAIRE DU MUSCLE)

La fonte musculaire (sarcopénie) est un mal peu pris en compte car l'on juge – à tort – qu'il ne s'agit « que » d'un problème « esthétique » d'une part, qu'il n'y a rien à faire pour y remédier d'autre part. Les récentes recherches en nutrition prouvent exactement l'inverse. D'abord, un bon statut musculaire est une garantie anti-âge : ce sont les muscles qui nous maintiennent droits et dignes, eux qui « remplissent » notre enveloppe corporelle afin de la rendre tendue et bombée, eux encore qui nous permettent de bouger, de porter des sacs, de faire du vélo, de ne pas être essoufflé au moindre pas, bref : sans muscles, nous ne sommes plus grand-chose. Mais la sarcopénie n'est pas cantonnée aux seniors, loin de là. Dès qu'on reste alité quelques jours (grippe), on perd du muscle ! Et qui dit fonte musculaire dit baisse de la capacité respiratoire, chute de la densité osseuse, diminution de la sensibilité à l'insuline (risque de surpoids, de prise de « gras », de diabète) et grande frilosité ou l'inverse (perte de la tolérance au chaud). L'heure est grave. La solution : apporter des matériaux pour produire du muscle (les aliments bâtisseurs) et se bouger sérieusement.

En cas de fonte musculaire, la pratique d'une activité physique est bien évidemment primordiale. Elle seule peut « faire fabriquer » du muscle puisque le corps n'en produit que lorsqu'il en a besoin, c'est-à-dire lorsqu'il est physiquement sollicité.

De très nombreuses études ont mis en évidence que les exercices physiques en résistance augmentent rapidement la masse et la force des muscles. De plus, les exercices de résistance ont l'avantage d'éviter les blessures musculaires et/ou articulaires car le mouvement est limité.

Les exercices en résistance consistent à conserver une position statique (comme le gainage) tout en ayant les muscles en tension. Ce type de travail musculaire évite en effet les blessures car il n'y a pas de faux mouvement possible. De plus les articulations ne sont pas sollicitées étant donné qu'on ne plie ni déplie un membre à plusieurs reprises donc c'est moins traumatisant pour les articulations.

VOTRE LISTE DE COURSES (à photocopier et à emporter dans votre poche ou à télécharger, voir p. 360)

🕐 Petit-déjeuner	🕐 Déjeuner	🕐 Dîner	Et bien sûr...
❒ Thé	❒ Poulpe	❒ Pamplemousse	❒ Infusions (verveine ou rooibos)
❒ Jambon de Paris	❒ Persil	❒ Crabe ou crevettes	❒ Chocolat noir
❒ Œufs	❒ Ail	❒ Pot-au-feu	❒ Huile d'olive
❒ Champignons	❒ Aiguillettes de poulet	❒ Semoule	❒ Huile de noix
❒ Fromage râpé	❒ Citron	❒ Lait	❒ Vinaigre de vin (ou de cidre)
❒ Fruits rouges et noirs	❒ Haricots blancs		❒ Sel
	❒ Yaourt nature		❒ Poivre
	❒ Compote pomme/mangue sans sucre ajouté		

☺ ALIMENTS CONSEILLÉS

- Aliments riches en protéines animales et en zinc – poissons (tous), coquillages et crustacés, les œufs (5 par semaine maxi, avec le jaune surtout), viande (volailles et viande blanche pour le quotidien + 2 plats de viande rouge par semaine) à CHAQUE repas. Recommandés car très riches en créatine (protéines « spécial muscles ») : hareng, porc, bœuf, saumon, thon et morue
- Aliments riches en protéines végétales (pour compléter encore l'apport en protéines) :
  - Céréales : avoine, blé, épeautre, kamut, maïs, millet, orge, quinoa, riz, sarrasin, seigle
  - Légumes secs : coco, dolic, fève, flageolet vert, haricot, lentille, lingot, pois cassé, pois chiche, soja
  - Graines : anis, arachide, citrouille, colza, lin, melon, sésame, soja, tournesol – à grignoter à l'apéritif, comme des cacahuètes, ou à glisser dans les salades, plats, desserts...
  - Oléagineux : amande, cacahuète, noix, noisette, pistache, pignon de pin
  - Autres : avocat, olive, graines de chia, de sésame, de pavot, spiruline...
- Fromage et/ou œuf et/ou jambon au petit-déjeuner
- Fruit frais : 3 par jour, avec une préférence pour les petits fruits très colorés (myrtille, cassis...)
- Légumes verts : accompagnant systématiquement les plats de poisson, viande, etc. (ex : évitez steak/pâtes ou steak/frites, préférez steak/haricots verts)
- Légumes crucifères (principalement toute la famille des choux) : ils réduisent l'action « antitestostérone » des hormones féminines
- Levure de bière
- Eau minérale riche en magnésium
- Fromage frais, petit-lait (le lait qui surnage sur les yaourts et les fromages blancs)

☹ ALIMENTS DÉCONSEILLÉS

- Régime drastique ou végétarien mal équilibré en protéines
- Alimentation exclusivement crue (les protéines sont sont mieux assimilées cuites)

LE CONSEIL EN +

Pas de fabrication de muscle sans testostérone, même chez les femmes. Le problème n° 1 : ne pas manger suffisamment. Mais attention tout de même : trop de graisses, d'alcool, de sucre mène au surpoids… facteur antitestostérone par excellence. Méfiez-vous de la prise régulière de paracétamol, facteur antitestostérone connu.

LE COACH VOUS RECOMMANDE

TRX
Sport en salle (machines)
Judo et autres sports de combat

LE JOUR PARFAIT

PETIT-DÉJEUNER

- Thé
- Omelette au jambon, champignons et fromage râpé
- Fruits rouges et noirs

15 MINUTES EXERCICES

Exercice physique de résistance = exercice statique avec tension musculaire.

Voici 3 mouvements à réaliser quotidiennement pour renforcer et densifier les muscles du buste, des bras et des cuisses.

Exercice n° 1

- Munissez-vous d'une serviette ou d'un tapis de sol.
- Prenez appui sur le sol avec vos avant-bras et la pointe des pieds (plus vous les écarterez, plus l'exercice sera facile). Maintenez la position 30 secondes à 1 minute en fonction de votre niveau. Reposez-vous 30 secondes puis répétez 4 fois cet exercice.

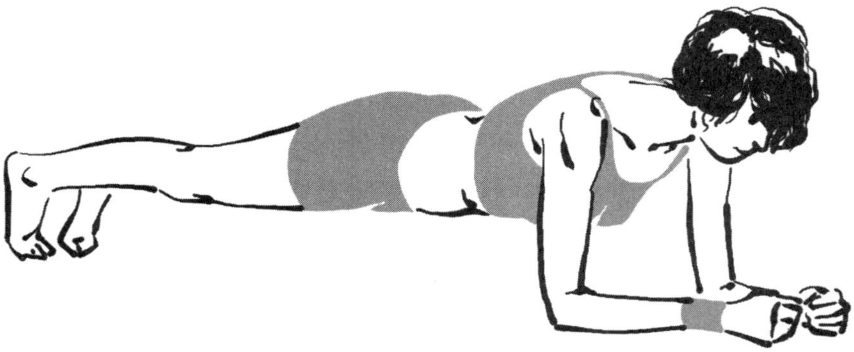

Exercice n° 2

- Tendez les jambes et placez vos pieds l'un sur l'autre. Un avant-bras (le gauche par exemple) repose sur le sol, le coude fléchi à 90°. L'autre bras (le droit) est placé le long du corps. Le dos est droit, la tête dans l'axe de la colonne vertébrale. Restez en appui complet sur la tranche du pied gauche et l'avant-bras gauche 30 secondes à 1 minute.
- Faites 5 séries de 30 secondes (jusqu'à 1 minute, si vous le pouvez) entrecoupées de 30 secondes de récupération en alternant côté droit et côté gauche.

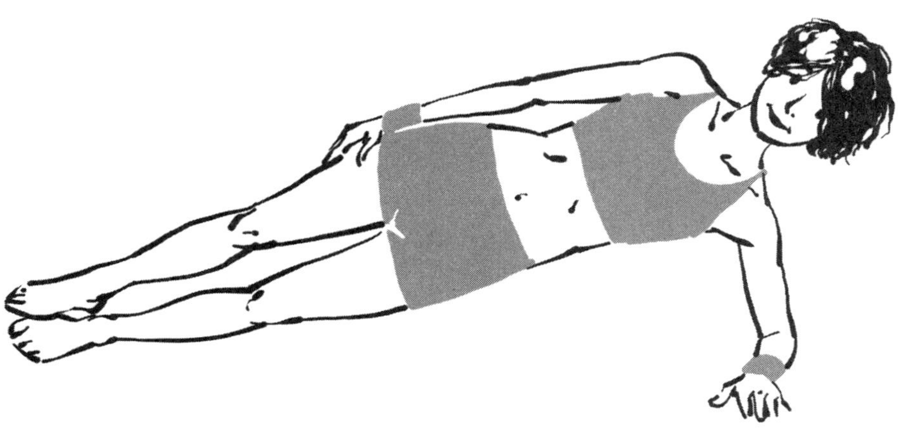

Exercice n° 3

- Debout, la tête, le dos et les fesses collés au mur, jambes en avant. Glissez vers le bas comme si vous vouliez vous asseoir, arrêtez-vous quand vos jambes sont pliées en angle droit. Le dos et la tête restent en contact avec le mur. Tenez la position de 30 secondes à 1 minute. Faites cinq séries entrecoupées de 30 secondes de récupération.

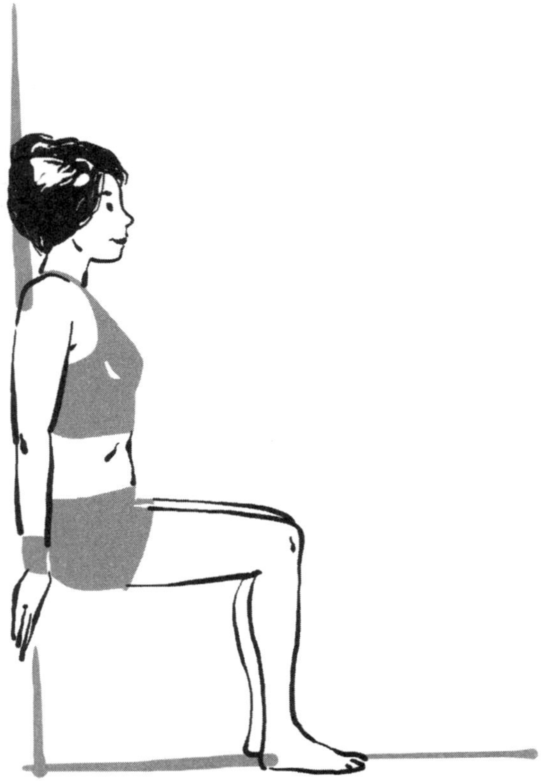

MA TISANE MAGIQUE

Infusion de rooibos

DÉJEUNER

- Salade de poulpe, persil et ail
- Aiguillettes de poulet mariné au citron, haricots blancs
- Yaourt nature (consommez le petit-lait en surface)
- Compote pomme/mangue sans sucre ajouté

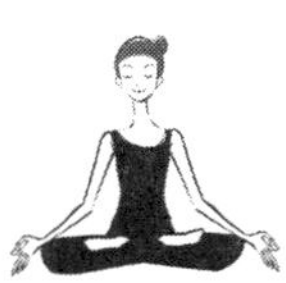

1 minute de pause magique

Fermez les yeux pour vous extraire à la fois de l'espace et du temps, et respirez profondément, tranquillement.

MA TISANE MAGIQUE

Infusion de rooibos

DÎNER

- Pamplemousse au crabe ou aux crevettes
- Pot-au-feu
- Semoule au lait
- Infusion de verveine

GENOUX (FAIRE FONDRE)

Eh oui, les genoux eux aussi se sculptent ! Alors dites halte aux « gros » genoux avec un peu d'entraînement et une alimentation « spécial drainage », il n'est pas question d'aggraver les choses en mangeant de « mauvais aliments »…

De simples exercices vous permettront de les affiner et les tonifier. En plus de redessiner de beaux et fins genoux, vous protégerez vos ligaments et vos tendons d'éventuelles blessures. Le secret, c'est de cibler les muscles qui entourent les genoux en combinant du cardio et du renforcement musculaire. Et de masser et drainer cette zone, cible de cellulite plus que de stockage purement graisseux. Au travail !

VOTRE LISTE DE COURSES (à photocopier et à emporter dans votre poche ou à télécharger, voir p. 360)

Petit-déjeuner	Déjeuner	Dîner	Et bien sûr…
❒ Thé vert	❒ Mâche	❒ Champignon de Paris	❒ Infusions (artichaut, chiendent, ortie, reine-des-prés)
❒ Muesli sans sucre ajouté	❒ Noisettes	❒ Filet de lieu	❒ Chocolat noir
❒ Poire ou pomme	❒ Cuisse de poulet	❒ Petits légumes	❒ Huile d'olive
❒ Yaourt nature	❒ Pommes de terre	❒ Pain aux céréales	❒ Huile de noix
	❒ Épinards	❒ Fromage frais	❒ Vinaigre de vin (ou de cidre)
	❒ Raisin		❒ Sel
			❒ Poivre
			❒ Fraises
			❒ Concombre
			❒ Amandes
			❒ Fruits séchés

☺ ALIMENTS CONSEILLÉS

- Pâtes complètes, riz brun, céréales complètes diverses (protéines végétales)
- Œuf (coque, mollet), poisson (tous, nature)
- Avoine (flocons, si possible complets)
- Orange, pamplemousse, citron, pomme, raisin
- Steak et viande maigre (rouge ou blanche) : blanc de poulet, de dinde, jambon cuit allégé en sel…
- Haricots blancs, lentilles
- Pain complet
- Fromage frais (peu salé), yaourt nature
- Soja (germes = salade), soja (graines et produits dérivés = tofu…)
- Tomate, aubergine, champignons
- Fruits et légumes frais ou surgelés mais nature, c'est-à-dire non cuisinés
- Chocolat noir (2 carrés/jour maxi !)
- Spiruline (ajout protéique)
- Eau minérale riche en magnésium

☹ ALIMENTS DÉCONSEILLÉS

- Sel
- Sucre, boissons sucrées (toutes sont à éviter, y compris les jus de fruits)
- Graisses saturées et/ou cachées (viandes grasses, charcuterie, fromages affinés en général, viennoiserie, lait entier, cacahuète, macaron, glace…)
- Produits trop salés (soupe déshydratée et concentré de bouillon, viandes et poissons salés – compris jambon « classique », graines et noix salées, bretzel, olive, sauce, soda, fromages affinés, pâtisserie industrielle, pain trop salé…)
- Aliments riches en calories vides (biscuit salé ou sucré, pâtisserie, pizza et plat industriel…)
- Insuffisance en protéines OU excès (certaines personnes réagissent de façon inverse à la diète protéinée)
- Aliments à index glycémique élevé (sucreries en général – sauf chocolat noir –, céréales raffinées, la majorité des pommes de terre sauf si cuites à la vapeur + huile d'olive, purée, riz blanc, pain blanc…).
- Alcool
- Produits allégés (en sucre, en gras…), substituts de repas
- Aliments sans saveur aromatisés et bourrés d'additifs (type « jambon de poulet »)
- Régimes drastiques responsables de reprise de poids et, à terme, d'obésité (diète « salade verte sans sauce + ananas » par exemple). Régimes farfelus qui « dérèglent » tout

LE CONSEIL EN +

Massez, massez, massez... il faut « déranger » un peu la zone, chaque jour, pour qu'elle libère son eau et ses graisses emprisonnées ici. Mais ne brusquez jamais, et évidemment ne faites jamais mal à votre articulation, elle n'y est vraiment pour rien la pauvre !

LE COACH VOUS RECOMMANDE

Stretching
Monter les marches
Vélo elliptique

LE JOUR PARFAIT

PETIT-DÉJEUNER

- Thé vert
- Muesli sans sucre ajouté avec des cubes de poire ou de pomme fraîche coupés dedans au dernier moment
- Yaourt nature en guise de lait

15 MINUTES

EXERCICES GENOUX FINS

On enfile son plus beau short (pour pouvoir bien voir la zone à travailler) et on se met au boulot !

Exercice n° 1 : Des fentes pour tonifier

- Debout, les pieds espacés de la largeur des hanches, avancez le pied droit de façon à ce que le genou forme un angle à 90°. Le genou arrière ne doit pas toucher le sol. Vous descendez la jambe gauche en inspirant et remontez en expirant.
- Attention, le buste doit rester bien droit et les muscles des abdominaux contractés.
- Réalisez 15 fentes sur chaque jambe.

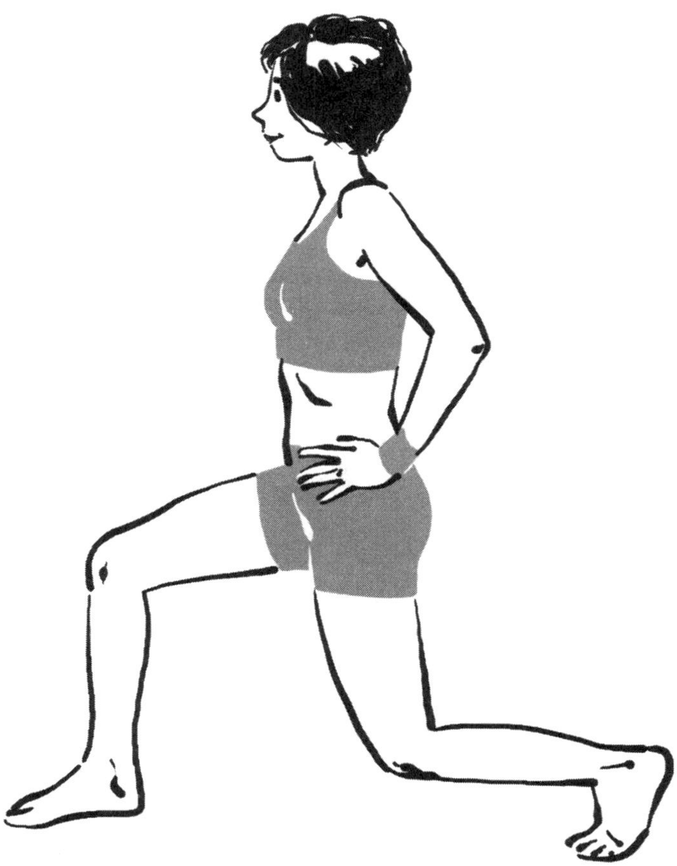

Exercice n° 2 : Montée latérale de genou pour affiner

- Debout, fléchissez légèrement la jambe droite et ramenez le genou gauche au niveau de la jambe droite. Faites 3 répétitions dynamiques pendant 30 secondes, puis passez à l'autre jambe.
- Conservez bien le genou droit fixe, seule la jambe gauche doit bouger. Plus vous fléchissez, plus vous travaillez les muscles profonds et plus l'exercice est efficace. Pour conserver votre équilibre, regardez droit devant vous et posez les mains sur les hanches.

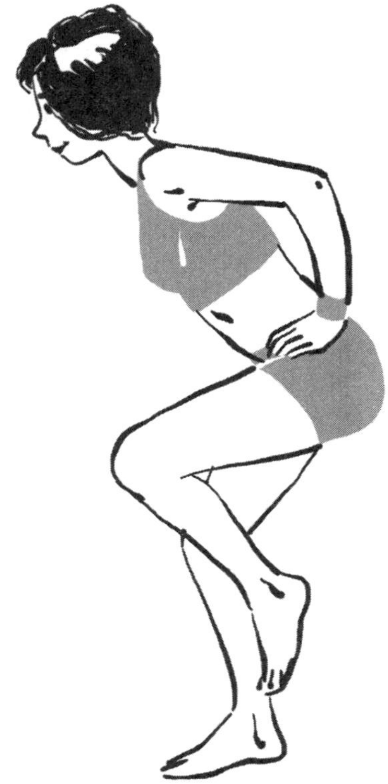

Exercice n° 3 : Étirement pour allonger le muscle

- En position assise, le poids du corps sur le fessier gauche, fléchissez le genou droit. Avec votre main droite, vous attrapez la cheville droite pour venir plaquer le talon au fessier. Maintenez la position 30 secondes puis relâchez. Passez ensuite à l'autre jambe.

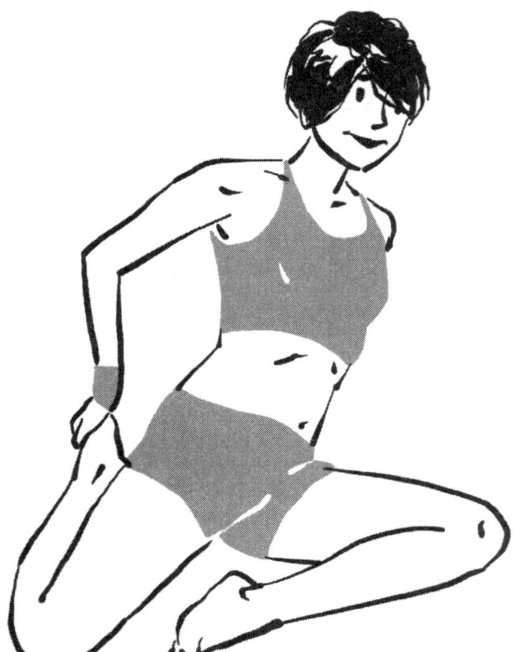

MA TISANE MAGIQUE

Infusion au choix : artichaut, chiendent, ortie, reine-des-prés

DÉJEUNER

- Salade de mâche aux noisettes concassées et lamelles de parmesan
- Cuisse de poulet avec purée et épinards
- 1 grappe de raisin

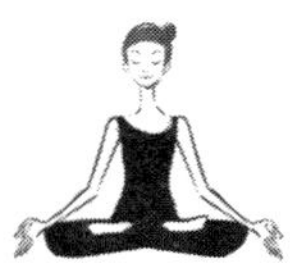

1 minute de pause magique

Fermez les yeux pour vous extraire à la fois de l'espace et du temps, et respirez profondément, tranquillement.

MA TISANE MAGIQUE

Infusion au choix : artichaut, chiendent, ortie, reine-des-prés

DÎNER

- Carpaccio de champignon de Paris, huile d'olive, sel
- Filet de lieu aux petits légumes
- Pain aux céréales (mie marron) avec 1 portion de fromage frais
- Infusion au choix : artichaut, chiendent, ortie, reine-des-prés

MASSAGE AROMA

Mélangez 5 gouttes d'huile essentielle de cyprès de Provence, 5 gouttes de cèdre de l'Atlas et 5 gouttes de genévrier dans 10 ml d'huile végétale, de préférence de macadamia.

- Le cyprès de Provence. La « star » anticellulite. Il draine, déstocke, fait dégonfler, est antiœdème, favorise la circulation – notamment veineuse.
- Le cèdre de l'Atlas. Il déstocke les graisses et favorise le drainage.
- Le genévrier. Diurétique, c'est un excellent décongestionnant veineux.

▶ ***Femmes adultes.*** Appliquez chaque matin avant la douche sur les zones concernées les 2 dernières semaines du cycle menstruel (rappel : le 1er jour du cycle correspond au 1er jour des règles). Renouvelez tous les mois.

▶ ***Après la ménopause.*** Appliquez localement 2 fois par jour pendant 30 jours. Renouvelez autant de fois que nécessaire.

GROS VENTRE (BRIOCHE, BEDAINE)

ALIMENTATION

Le « gros ventre » n'est pas seulement inesthétique. Sur un plan santé, c'est la plus mauvaise configuration du surpoids. Car autant les graisses stockées dans les fesses ou les cuisses ne font rien de particulièrement mal (à part pourrir la vie des femmes qui aimeraient tellement les voir déguerpir), autant la graisse autour du ventre possède une activité métabolique et hormonale vraiment néfaste. En fait, elle menace de provoquer divers maux, jusqu'aux accidents cardiaques, surtout lorsque ce « gros ventre » s'accompagne d'hypertension artérielle, d'un excès de cholestérol et d'autres paramètres santé qui trahissent une mauvaise hygiène de vie – c'est ce que les médecins appellent le syndrome métabolique. Il faut à tout prix s'en débarrasser. Stratégie alimentaire IG (index glycémique) bas et exercices adaptés sont à mettre en place dès aujourd'hui. Non, pas demain : aujourd'hui !

SPORT

Qui n'a jamais cherché à perdre son ventre ? Particulièrement vrai chez les hommes mais également chez les femmes après la ménopause, la prise de graisse au niveau abdominal est vraiment problématique. Heureusement, il existe des solutions adaptées pour retrouver ou conserver un ventre plat ! Combiner des exercices cardio avec des exercices de renforcement de la sangle abdominale est le meilleur moyen d'éliminer le bourrelet disgracieux qui se localise au niveau de l'estomac.

VOTRE LISTE DE COURSES (à photocopier et à emporter dans votre poche ou à télécharger, voir p. 360)

Petit-déjeuner	Déjeuner	Dîner	Et bien sûr...
❒ Thé ou café ou infusion	❒ Crudités	❒ Pain noir	❒ Infusions (maté, thé vert, hibiscus)
❒ Fromage blanc 20 % MG	❒ Steak	❒ Houmous	❒ Chocolat noir
❒ Jambon	❒ Haricots verts	❒ Pavé de colin	❒ Huile d'olive
❒ Pain complet	❒ Riz basmati	❒ Ratatouille	❒ Huile de noix
❒ Beurre	❒ Café	❒ Poire	❒ Vinaigre de vin (ou de cidre)
❒ Confiture peu sucrée		❒ Noix	❒ Sel
❒ Pêche ou orange			❒ Poivre
			❒ Citron
			❒ Cannelle

☺ ALIMENTS CONSEILLÉS

- Aliments à index glycémique bas ou modéré (= qui font peu grimper la glycémie) ET aliments bons pour la flore intestinale (aliments fermentés riches en probiotiques, fibres prébiotiques)
- Fruits et légumes frais à chaque repas (préférables aux féculents, et en tout cas les accompagnant toujours). Notamment figue, myrtille, pomme, fruits secs, banane, artichaut, poivron rouge, choux, abricot sec, orange, raisin, cerise, pêche, pamplemousse, poire. Les légumes en grande quantité sont indispensables+++
- Pâtes aux œufs (*al dente*) et céréales complètes, riz complet (ou basmati), pain complet, avoine (flocons)
- Légumineuses et pois (petit pois, pois chiche, fève, lentille, haricot sec…)
- Cacahuète
- Oignon, ail
- Huile d'olive, noix de macadamia, avocat, pistache, noix de cajou
- Chicorée, cresson, radis, artichaut et cœur d'artichaut, topinambour, asperges et tous végétaux riches en fibres prébiotiques (bonnes pour la flore intestinale)
- Dinde et autres viandes maigres, fruits de mer, poissons gras
- Graines de potiron, de chia, amande, noix, noisette
- Germe de blé
- Yaourt nature
- Eau minérale riche en magnésium
- Cannelle, clou de girofle, curcuma, laurier+++

☹ ALIMENTS DÉCONSEILLÉS

- Aliments à index et charge glycémiques élevés (« sucres rapides ») : miel, céréales petit-déjeuner (surtout pour enfants), baguette, pain blanc et de campagne, gaufre, riz rapide, frites, purée, purée en flocons, pomme de terre cuisinée (selon préparation), pastèque, fève, Coca-cola (voir tableau complet p. 360)
- Aliments trop gras, trop salés, trop sucrés
- Grignotage
- Toutes les boissons alcoolisées, sans exception (les pires : la bière et les cocktails)
- Toutes les boissons sucrées, sans exception (sodas, jus, sodas light, sirops, boissons énergisantes, aromatiseurs d'eau…)

LE COACH VOUS RECOMMANDE

Saut à la corde
TRX
Pilates

LE JOUR PARFAIT

PETIT-DÉJEUNER

- Thé, café ou infusion (sans sucre)
- 1 fromage blanc à 20 % de MG
- 1 tranche de jambon
- 1 tranche de pain complet, beurre, 1 c. à c. de confiture peu sucrée
- 1 pêche ou 1 orange (pas un jus de fruit)

15 MINUTES

SAUT À LA CORDE ET ABDOS

Exercice n° 1 : Sautez à la corde comme Rocky Balboa

D'une manière générale, tous les sports cardio (course à pied, vélo, natation, rameur…) sont excellents pour éliminer les calories superflues. La corde à sauter est reine dans cette discipline car en plus de vous faire transpirer à grosses gouttes, vous travaillez vos abdominaux. En effet, le mouvement vous contraint à gainer votre sangle abdominale pour vous permettre de ne pas vous prendre les pieds dans la corde.

Comment pratiquer la corde à sauter comme un champion de boxe ?

- Commencez déjà par bien choisir votre corde à sauter. Prenez-en une en nylon, plus légère et donc plus facile à manœuvrer. Ensuite, adaptez la longueur. Pour cela, placez un pied au milieu de la corde, relevez les poignées vers le haut, le long du corps. Il faut que les poignées arrivent au niveau de l'épaule.
- Pour sauter à la corde, il faut d'abord rentrer le ventre et contracter les abdominaux. Pour maîtriser les sauts et l'équilibre, ne remontez pas les talons au niveau des fesses mais conservez les jambes relativement droites pour ne fléchir que légèrement le genou. Commencez par sauter sur un seul pied à chaque rotation de la corde, alternativement, 2 fois sur le pied droit, puis 2 fois sur le gauche. Réalisez au moins 5 sessions de 30 secondes.

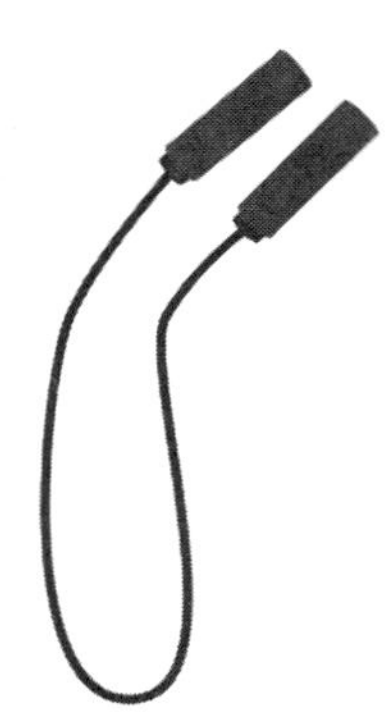

Exercice n° 2 : Des abdos en béton

1er mouvement :

- Rapprochez vos genoux vers votre ventre afin de former un angle droit.
- Placez vos mains sur vos tempes et non derrière la nuque (pour éviter de tirer sur vos cervicales), décollez les épaules du sol et réalisez de petits mouvements de flexion en relevant votre buste vers vos genoux.
- Faites 3 séries de 20 mouvements.

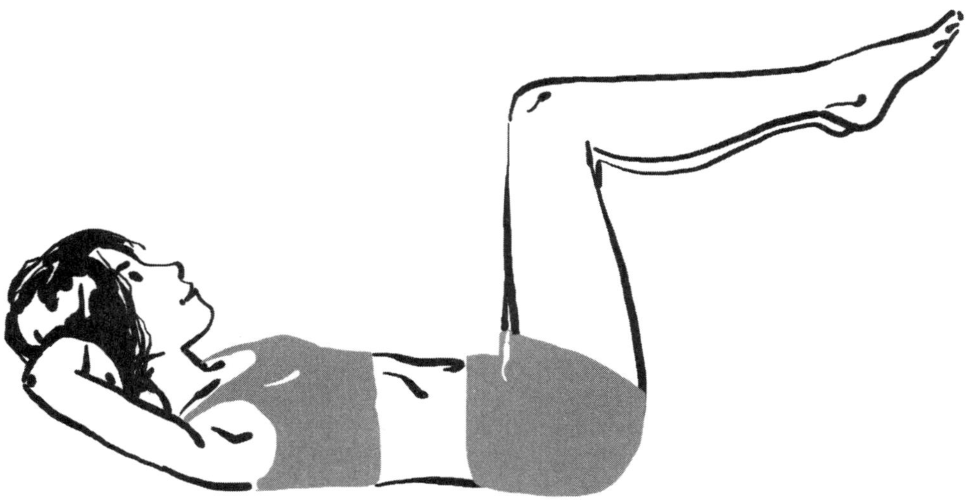

2e mouvement

- Allongez-vous sur le dos et tirez vos genoux vers votre ventre.
- Pédalez avec les jambes vers l'avant puis vers l'arrière, en allongeant bien les jambes.
- Répétez ce mouvement 20 fois dans un sens, puis 20 fois dans l'autre.

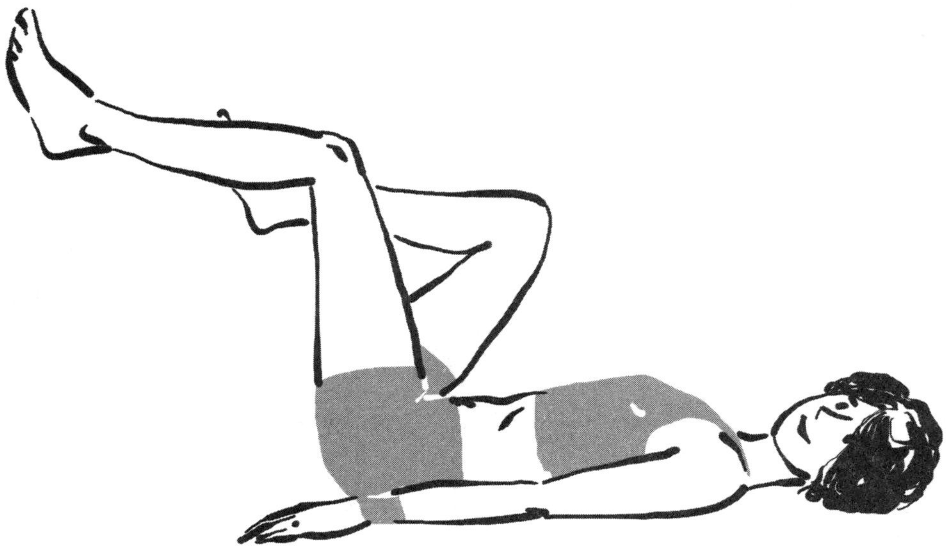

Exercice n° 3 : Dur comme une planche en bois !

- Munissez-vous d'une serviette ou d'un tapis de sol
- Prenez appui sur le sol avec vos avant-bras et la pointe des pieds (plus vous les écarterez, plus l'exercice sera facile). Maintenez la position 30 secondes, reposez-vous 30 secondes puis répétez 3 fois de plus cet exercice.

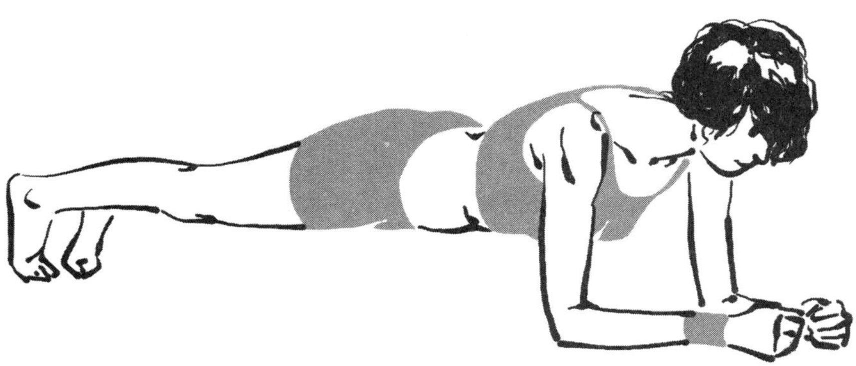

MON EAU INFUSÉE MAGIQUE

Eau infusée maison de citron ou de fraise à la cannelle (carafe prête au frais ou Thermos)

DÉJEUNER

- Crudités (carottes râpées, concombre, salade, tomates) avec vinaigrette (1 c. à c. de vinaigre de vin + 1 c. à c. d'huile d'olive, sel, poivre. Allongez d'eau si nécessaire)
- Steak, haricots verts et riz basmati
- 1 café
- 1 carré de chocolat noir

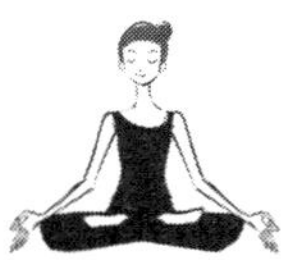

1 minute de pause magique

Fermez les yeux pour vous extraire à la fois de l'espace et du temps, et respirez profondément, tranquillement.

MON EAU INFUSÉE MAGIQUE

Eau infusée maison de citron ou de fraise à la cannelle (carafe prête au frais ou Thermos)

DÎNER

- Tartines pain noir et houmous (purée de pois chiches)
- Pavé de colin, ratatouille
- Poire et quelques noix
- Infusion d'hibiscus

MASSAGE AROMA

Mélangez 5 gouttes d'huile essentielle de cyprès de Provence, 5 gouttes de cèdre de l'Atlas et 5 gouttes de genévrier dans 10 ml d'huile végétale, de préférence de macadamia.

- Le cyprès de Provence. La « star » anticellulite. Il draine, déstocke, fait dégonfler, est antiœdème, favorise la circulation – notamment veineuse.
- Le cèdre de l'Atlas. Il déstocke les graisses et favorise le drainage.
- Le genévrier. Diurétique, c'est un excellent décongestionnant veineux.

▸ ***Femmes adultes.*** Appliquez chaque matin avant la douche sur les zones concernées les 2 dernières semaines du cycle menstruel (rappel : le 1er jour du cycle correspond au 1er jour des règles). Renouvelez tous les mois.

▸ ***Après la ménopause.*** Appliquez localement 2 fois par jour pendant 30 jours. Renouvelez autant de fois que nécessaire.

GROSSESSE (EXERCICES PENDANT)

La santé du futur bébé dépend de celle de sa maman qui, elle, découle en grande partie de son assiette, de son bien-être et de ses habitudes de vie, activité physique comprise. Reste à intégrer les grandes lignes de cette nouvelle donne alimentaire et physique. C'est tout simple, très gourmand et souvent malin pour ravitailler tant le bébé que la maman, tout en protégeant cette dernière des petits tracas quotidiens liés à la grossesse. Et nul ne vous empêche de réclamer des fraises au milieu de la nuit, mais seulement en saison, soyez raisonnable : elles sont tellement meilleures !

DEUX FOIS MIEUX

Avant d'entrer dans le vif du sujet, quelques mots sur le thème des quantités. Non, il n'est pas question de manger pour deux, et encore moins comme deux : le but est de manger deux fois mieux. Vous rétorquerez : « Je n'y connais rien, si je pars de zéro, deux fois zéro font toujours zéro. » Ce à quoi nous répliquons, optimistes, que vous possédez certainement les notions fondamentales. Vous regardez d'un œil bienveillant les fruits et légumes, êtes consciente qu'il est nécessaire d'équilibrer vos menus, savez que la cigarette, totalement interdite, pervertit le goût et que l'arrêt du tabac vous porte naturellement vers des plats plus équilibrés, refusez énergiquement la moindre goutte d'alcool. Voilà, nul besoin de répéter des conseils évidents : l'hygiène de vie est évidemment propice au développement de votre enfant. Mais, curieuse, vous voulez en savoir plus, et c'est bien légitime. Vous vous demandez comment ne pas prendre trop de poids pendant vos 9 mois, quels aliments caleront votre appétit, quels autres apaiseront vos nausées, comment être sûre de fournir au bébé ce dont il a besoin pour faire ce qu'il a à faire, c'est-à-dire tout : partir de rien pour devenir un petit être humain. L'éclosion de la vie a beau être fascinante et obstinée, elle a ses exigences.

12 KG DE VALEUR AJOUTÉE !

Parmi les impératifs prévus par la nature figure la prise de poids. Elle est aussi redoutée que parfaitement normale, à condition de rester dans certaines limites. 12 kg sur 9 mois, c'est une moyenne correcte. 8 kg, c'est vraiment le minimum, et 16 kg est le seuil maximum à ne pas dépasser. C'est que ces 9 mois ressemblent à un véritable marathon pour la maman, et il n'est pas question de partir dans cette aventure sans réserves. Ce n'est pas parce que dans les premières semaines vous semblerez miraculeusement épargnée par ces « kilos grossesse » que vous y échapperez totalement. Votre bébé ne se construit pas à partir de rien ! Il a besoin d'infrastructure : service de fret et de sécurité, amortisseurs et véritables nappes phréatiques rien que pour lui ! Ainsi, le poids que vous prenez (et perdrez ensuite !) se répartit en croissance du fœtus (3 kg), eau (rétention de 2 kg), réserves de graisses en vue de l'allaitement (2 kg), sang (1,5 kg),seins et paroi utérine (1,5 kg), liquide amniotique (1,5 kg), placenta (1,5 kg).

Ce gros œuvre, c'est vous qui le mettez en place, et d'ailleurs l'ensemble des travaux est sous votre responsabilité. Dans 9 mois, vous pourrez clamer : « C'est moi qui l'ai fait ! ».

AVANT, PENDANT, APRÈS

> Le mariage sacré de l'assiette et de la grossesse s'étend bien au-delà des fameux 9 mois au terme desquels un nouveau membre agrandit le cercle familial. En effet, la phase de préconception (c'est-à-dire juste avant de tomber enceinte) est extrêmement importante pour le futur développement du fœtus, car durant les toutes premières semaines de grossesse, le minuscule être ingurgite des quantités phénoménales de vitamines, minéraux et substances diverses. Et il est rare que la maman soit au courant... Ce pillage en règle se fait en quelque sorte à l'insu de son plein gré, car bien souvent, ce n'est qu'à l'issue de ces poignées de jours qu'elle se rend compte qu'elle n'est « plus toute seule », qu'elle abrite un microscopique bout de chou. Toutes les femmes qui désirent concevoir devraient donc être attentives à leur alimentation « au cas où », ne serait-ce que pour optimiser leur fertilité. Si vous arrêtez votre moyen de contraception (la pilule par exemple), profitez des 3 mois suivants pour rééquilibrer vos menus et faire le plein en certaines vitamines, précieuses parmi les précieuses. En gros, appliquez les recommandations du 1er trimestre figurant dans ce livre, c'est essentiel, et en plus cela permet de prendre de bonnes habitudes pour la suite !

> Ce conseil est d'ailleurs tout aussi valable pour le papa qui, rappelons-le, doit fournir un nombre impressionnant de spermatozoïdes dans une forme olympique. Où croyez-vous que ces derniers puisent leur énergie ?

1ER TRIMESTRE

C'EST PARTI !

MAMAN – Aucun doute, un spermatozoïde plus rapide, plus fort et plus malin que les autres a atteint son but : vous êtes enceinte. Dans les toutes premières semaines, vous pouvez ressentir une fatigue inhabituelle et avoir l'impression d'attendre vos règles en permanence : seins tendus, humeur délicate... En fait, les grandes manœuvres hormonales se mettent en place, avec une cascade de répercussions sur le corps et le psychisme.

ET MOI ? – *Ce n'est pas parce que mon développement réclame 38 semaines, que je ne fais rien pendant tout ce temps ! Au contraire, dès les premières secondes, je m'active. À la fin du premier trimestre, je suis déjà entièrement formé. Mes organes se sont développés à une vitesse inouïe, et je suce déjà mon pouce à la treizième semaine ! Mais n'allez pas croire que je suis en vacances : il me reste 2 trimestres pour affiner ma plastique (vous auriez peur si vous me voyiez maintenant), mettre en route les organes, développer mes sens, et... prendre du poids si je veux me faire remarquer. Un travail de forçat, je vous dis. Tout ça réclame du temps, mais Paris ne s'est pas fait en un jour non plus.*

UN BON COUP DE FOURCHETTE – C'est peut-être le trimestre le plus important d'un point de vue nutritionnel. C'est maintenant et pas plus tard que les organes se forment, que les membres, muscles et os se mettent en place. La maman a fort à faire, entre la fabrication du bébé et la consolidation de son environnement ! Les besoins en fer et en vitamine B9 sont multipliés, mais heureusement le corps s'adapte et assimile mieux ces éléments. C'est que le fer permettra au sang de bien acheminer l'oxygène au placenta et donc au bébé, tandis que la B9 est essentielle à son développement nerveux. Et ce n'est pas le moment de se lancer dans un régime sans protéines : ces dernières sont les chevilles ouvrières de toute cette phase.

LES 10 POINTS FORTS

1. Améliorez la densité en vitamines et minéraux de votre alimentation ; globalement, plus de produits végétaux, moins de produits animaux.
2. Supprimez totalement l'alcool. TOTALEMENT.
3. Faites au moins 3 repas par jour, ou 4 (manger peu et souvent apaise les nausées).
4. Prenez l'habitude des protéines au petit-déjeuner : jambon, œuf, fromage de chèvre, comme vous voulez.
5. Adoptez les eaux minérales « utiles », surtout en dehors des repas.
6. Évitez les plats industriels et boissons diverses (sucrées, salées...).
7. Adoptez les bons réflexes pour les corps gras : du beurre le matin, de l'huile de colza et d'olive pour la cuisine.

8. Ne grignotez pas entre les repas, surtout des sucres rapides (bonbons, biscuits, sucreries diverses).
9. En cas de petite faim, hop ! quelques fruits secs (pruneaux, abricots...) et oléagineux (amandes, noisettes...).
10. 5 fruits et légumes frais par jour (2 légumes et 3 fruits, ou l'inverse). C'est votre mantra du trimestre !

PRINCIPES ET QUANTITÉS ADAPTÉES À CES 3 MOIS

Chaque jour, vous devez consommer :

Famille d'aliments	Quantités	Top des meilleurs
Céréales complètes	1 à 2 à chaque repas	Pain complet (ou aux céréales), farine/pâtes/riz complet, quinoa, avoine.
Légumes et fruits frais	3 légumes et 2 fruits (ou l'inverse)	Tous du moment qu'ils sont nature et si possible, très colorés (les pigments sont très protecteurs). Pensez aux choux (riches en calcium).
Poisson ou légumes secs (ou viande maigre)	1 au déjeuner et dîner	Saumon, sardine, maquereau, cabillaud, ou lentilles, soja, haricots secs, pois cassés.
Légumes à feuilles vertes (riches en vitamine B9)	1 au déjeuner et dîner	Salade verte (feuilles vert foncé), épinards, pâté de foie, jaune d'œuf, noisettes, noix, avocat.
Eau minérale	1,5 l	Contrex, Hépar, Courmayeur.

2E TRIMESTRE

ÇA SE CONFIRME !

MAMAN – Vous commencez sérieusement à « prendre de l'ampleur ». Environ 500 g par semaine. En fait, tout devient plus grand : le volume sanguin, les réserves pour l'allaitement, les seins... Vous avez atteint votre vitesse de croisière, acquis vos repères. Vos nausées ont peut-être été remplacées par quelques petits désagréments, auxquels vous pouvez remédier relativement aisément en leur opposant une hygiène de vie irréprochable. Et le moral ? Ça va très bien merci. Rien à signaler, si ce n'est que vous commencez à sentir le bébé bouger, c'est énorme !

ET MOI ? – *Je quitte ma taille de crevette pour me transformer en vrai petit ange. Je grandis, grandis... deviens plus fort, plus beau donc et... plus intelligent : entre 50 000 et 100 000 nouvelles cellules du cerveau par minute ! Je remue dans mon habitacle douillet et certains de mes organes commencent à fonctionner ; je peux même saisir avec mes mains. Quoi ? Pas grand-chose pour l'instant... ! Je reconnais les sons, les voix, j'apprécie la musique (la musique, pas le bruit...). Mais lorsque je veux me reposer, ne vous en faites pas, vous ne me dérangez pas : je dors comme un bébé !*

UN BON COUP DE FOURCHETTE – La bonne nouvelle, c'est que l'utérus sort « en avant », et libère votre vessie, jusque-là peut-être un peu gênée. La mauvaise, c'est que la constipation et les brûlures d'estomac sont probables. Et pensez que vous digérez plus lentement, donc adaptez votre alimentation en conséquence. Mais ce n'est pas le moment de flancher côté protéines, parce que la « fabrication » du bébé bat son plein. Il grandit, grossit, et le matériel de base pour former son petit corps est plus que jamais directement puisé de votre assiette. Vous vous rendez compte qu'à partir de la 17e semaine, il peut même froncer les sourcils ? Ne le mécontentez pas en relâchant votre vigilance nutritionnelle !

LES 10 POINTS FORTS

1. Vous devez manger suffisamment mais pas excessivement, et surtout pas de façon anarchique. Si vous avez tout le temps faim, c'est que vos repas ne sont pas suffisamment copieux.
2. Il vous faut plus de protéines. Invitez-les à votre table à chaque repas : jambon, viande, poisson, œuf, fromage, soja, céréales et légumes secs, il y a le choix !
3. Ne sautez pas de repas.
4. Évitez le sucre et les boissons sucrées, surtout entre les repas.
5. Prêtez une attention particulière à la qualité de vos corps gras. Gardez le cap : huile d'olive et de colza (2 cuillères à soupe par jour minimum pour cette dernière).
6. Buvez au minimum 1,5 litre par jour pour éviter les cystites et autres désagréments urinaires. Et encore une fois restreignez les aliments sucrés, terreau trois étoiles pour germes et bactéries en tous genres...
7. Veillez à bien consommer votre quota d'aliments riches en calcium, c'est-à-dire les choux, les eaux minérales calciques, les sardines en boîte (avec les arêtes), les amandes, le persil et le cresson, ainsi que les agrumes. Inutile de vous ruer sur les produits laitiers : on trouve du calcium dans bien d'autres aliments, et mieux vaut toujours diversifier ses sources. 1 à 2 yaourts par jour suffisent, et achetez ceux au Bifidus ou au Lactobacillus (c'est écrit sur l'étiquette), surtout si vous êtes sujette aux allergies (asthme, eczéma...).
8. Renforcez vos vaisseaux sanguins à l'aide de végétaux riches en vitamine C pour esquiver les soucis de constipation et de troubles circulatoires.
9. Vous aimez le foie ? C'est le moment d'en profiter. Gras, poêlé, sous forme de pâté : lâchez-vous !
10. Vous prenez du poids, c'est normal. Laissez faire votre corps, il sait exactement ce dont il a besoin. Surtout ne faites pas l'impasse sur les huiles d'olive et de colza sous prétexte de « grossir moins ».

Prise de poids (moyenne)

Mois	0 -2	3	4	5	6	7	8	9
Kilos au fil des mois	1	2	3	5	6	7	9	11

PRINCIPES ET QUANTITÉS ADAPTÉES À CES 3 MOIS

Chaque jour, vous devez consommer :

Famille d'aliments	Quantités	Top des meilleurs
Céréales complètes	2 à chaque repas	Pain complet (ou aux céréales), farine/pâtes/riz complet, quinoa, avoine.
Légumes et fruits frais	10 (dont 4 de fruits)	Tous du moment qu'ils sont nature et si possible de saison. Forcer sur ceux riches en vitamine C.
Poisson ou légumes secs (ou viande maigre)	1 à chaque repas	Saumon, sardine, maquereau, cabillaud, ou lentilles, soja, haricots secs, pois cassés, comme au trimestre précédent, mais rajouter une tranche de jambon au petit-déjeuner, ou du fromage de chèvre, ou un œuf...
Aliments riches en calcium	1 à chaque repas ou 2 en tout + une bouteille d'eau	En buvant 1,5 l d'eau minérale de type Contrex, Hépar, Courmayeur, vous couvrez une bonne partie de vos besoins.

3E TRIMESTRE

LA DERNIÈRE LIGNE DROITE !

MAMAN – Durant ces trois derniers mois, il est essentiel de se reposer et de concevoir ses menus de façon optimale. Vous prenez encore du volume et du poids, et commencez à compter le temps qui vous sépare du jour J. En fait, vous n'êtes plus très à l'aise dans votre enveloppe corporelle, squattée par un locataire charmant mais un peu encombrant. Pour alimenter ce petit être, votre cœur travaille sans relâche, et le moindre effort vous essouffle un peu. Vous êtes fatiguée, non seulement pour ces raisons physiques, mais aussi parce que votre sommeil est perturbé. Douleurs de dos, crampes, gêne due à la taille de l'utérus, besoins fréquents d'uriner : tous ces désagréments se liguent pour vous mettre à plat. Bientôt, top bonheur, ça vaut le coup de patienter encore un peu. De toute façon...

ET MOI ? – *C'est moi le locataire encombrant ? D'accord, j'ai compris. On ne me le dira pas deux fois. Je me prépare à la grande évasion. Je signale mon projet imminent à maman en lui envoyant de petites contractions indolores, pour qu'elle sache bien que ma décision est irrévocable. Et comme on dit, « toute sortie est définitive » ! Ce logement devient décidément trop étroit pour un aventurier intrépide comme moi. Je me tortille tout en testant mes fonctions : Yeux ? Actifs. Respiration ? Excellente. Sucer et avaler ? Ça marche. Prêt à découvrir le monde, je pivote et tourne ma tête vers le bas pour appuyer contre le col ramolli de l'utérus. C'est comme de taper à la porte pour entrer, sauf que là c'est pour sortir. Je n'ai plus rien à faire ici !*

UN BON COUP DE FOURCHETTE – Le triple objectif de ce trimestre est de mener à bien le terme de la grossesse, de se préparer à l'accouchement (et éventuellement à l'allaitement), de fournir les meilleures armes pour affûter le cerveau de bébé. La grande majorité de ce que vous consommez pour lui file directement dans cet organe goulu, qui se développe à la vitesse grand V : 100 000 neurones chaque minute ! Merveille des merveilles, on dirait que certains aliments ont carrément été conçus pour cela !

LES 10 POINTS FORTS

1. Focalisez sur les aliments riches en acides gras oméga 3. Ces célèbres bienfaiteurs sont aussi utiles au développement du cerveau de l'enfant qu'à la prévention du baby blues chez sa maman. Huile de colza, graines, mâche, poissons gras, lapin, œufs enrichis en oméga 3… faites le plein !
2. Ne relâchez pas vos efforts côté vitamine C et fer.
3. Les fruits et légumes restent au sommet de vos préoccupations alimentaires, notamment pour leurs fibres anticonstipation et antihémorroïdes.
4. Le zinc est un minéral de tout premier plan, surtout si vous attendez un petit garçon : il lui en faut 5 fois plus que les filles pour que son appareil génital se place correctement (c'est durant ce trimestre que ça se passe).
5. Les vitamines B sont apaisantes et incontournables pour vous fournir le maximum d'énergie. Et vous en avez bien besoin.
6. Continuez à limiter votre consommation de produits laitiers, surtout si vous avez des troubles respiratoires.
7. Pas d'appétit ? Passez aux soupes. Elles glisseront mieux tout en apportant les éléments nutritifs requis.
8. De bonnes réserves de calcium atténueront les douleurs liées à l'accouchement. Son ami fidèle, le magnésium, reste absolument indispensable pour chaque étape. À eux deux, ils amélioreront l'efficacité des contractions.
9. La vitamine K ne doit manquer ni chez la maman ni chez le bébé : elle favorise la coagulation du sang, ce qui sera prochainement très utile…
10. Buvez beaucoup d'eau, chaque jour. Et faites pipi toutes les 3 heures au moins (plus souvent c'est encore mieux) pour éviter toute infection urinaire.

PRINCIPES ET QUANTITÉS ADAPTÉES À CES 3 MOIS

Chaque jour, vous devez consommer :

Famille d'aliments	Quantités	Top des meilleurs
Céréales complètes	2 différentes à chaque repas	Pain complet (ou aux céréales), farine/pâtes/riz complet, quinoa, avoine.
Légumes et fruits frais	2 légumes à chaque repas principal et 3 ou 4 fruits par jour	Tous du moment qu'ils sont nature et si possible, frais. Forcer sur ceux riches en vitamine C.
Aliments sources d'oméga 3	Un peu d'huile de colza chaque jour, 2 à 3 poissons gras par semaine.	Saumon, maquereau, sardines, huiles de colza, de noix…
Poisson ou légumes secs (ou viande maigre)	1 à chaque repas	Comme au trimestre précédent.
Aliments riches en calcium	1 à chaque repas, ou 2 en tout + 1 bouteille d'eau	Comme au trimestre précédent.

15 MINUTES

GAINAGE DES MUSCLES DU CORPS

L'exercice physique est essentiel au maintien d'un poids de forme et au bien-être de la maman pendant la grossesse. Contrairement à certaines idées reçues, il n'y a aucun risque à « bouger » durant ces 9 mois. Au contraire, l'activité physique est bénéfique autant pour la maman que pour le bébé. Si vous doutez encore, voici une liste de ses bénéfices :

> Sommeil plus réparateur
> Diminution de l'anxiété et du risque de dépression prénatale
> Diminution de l'essoufflement
> Diminution du risque de souffrir de diabète gestationnel (diabète de grossesse)
> Diminution des maux de dos
> Diminution du risque d'hypertension de la grossesse
> Rétablissement plus rapide après l'accouchement
> Poids normal du bébé à la naissance
> Pourcentage de gras moins élevé durant les premières années de vie du bébé

Bon… On s'y met maintenant ?

RESPECTEZ VOS LIMITES

> Certes l'exercice physique est bon pour vous et votre bébé… à condition de respecter vos limites !

> Pour vous assurer que vous ne forcez pas trop, il faut que vous soyez en mesure de tenir une conversation pendant l'effort. Si c'est le cas, pas de problème vous pouvez continuer.

Les exercices les plus adaptés pendant la grossesse sont ceux qui consistent à gainer les muscles du corps.

Exercice n° 1 : La posture du papillon

L'exercice du papillon permet d'assouplir les hanches et les jambes tout en étirant votre colonne vertébrale.

- Assise en tailleur, joignez vos deux plantes de pied. Avec vos mains, effectuez de petites pressions sur vos genoux pour écarter les cuisses et étirer les adducteurs. Maintenez la position 1 minute.

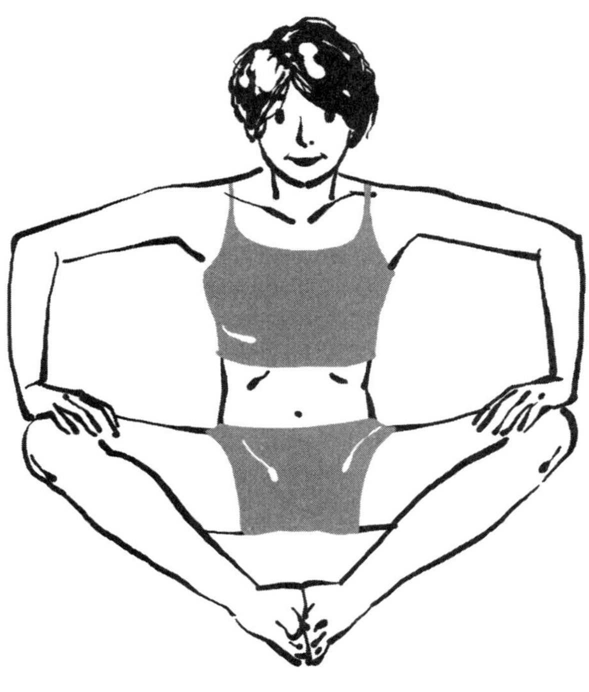

Exercice n° 2 : La posture du chat et du chien

Cet exercice est idéal si vous souffrez de maux de dos, car il permet d'étirer et d'assouplir la colonne vertébrale, tout en favorisant une bonne respiration abdominale. Il est très indiqué pour soulager le sacrum, c'est-à-dire l'os qui unit la colonne vertébrale et le coccyx.

- Mettez-vous à genoux, jambes légèrement écartées, pieds étirés orteils vers l'arrière. Penchez-vous vers l'avant et prenez appui sur les bras qui doivent rester verticaux ainsi que les cuisses. Vous êtes en position « table ». Allongez le dos comme si votre tête essayait de rejoindre le mur devant vous. Pratiquez alternativement le Chien et le Chat en passant de l'un à l'autre pendant 3 à 4 minutes.
- *Pour aller en position Chien,* inspirez et laissez le ventre descendre vers le sol en creusant le dos. Ouvrez la poitrine et reculez les épaules vers l'arrière.
- *Pour aller en position chat,* expirez et arrondissez le dos. Poussez le dos vers le plafond et aspirez le nombril.

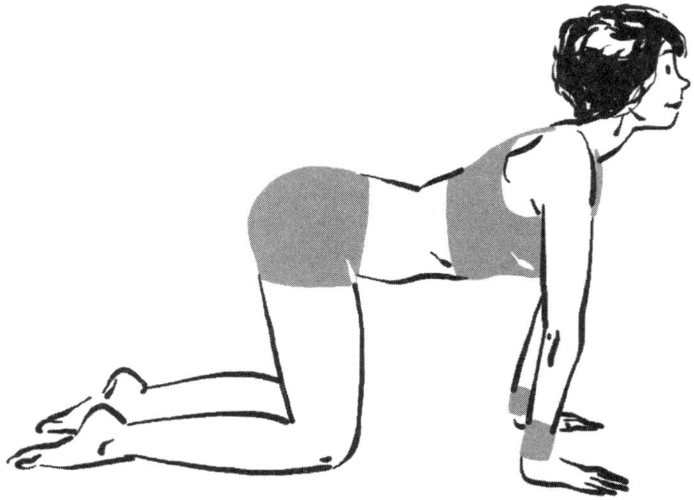

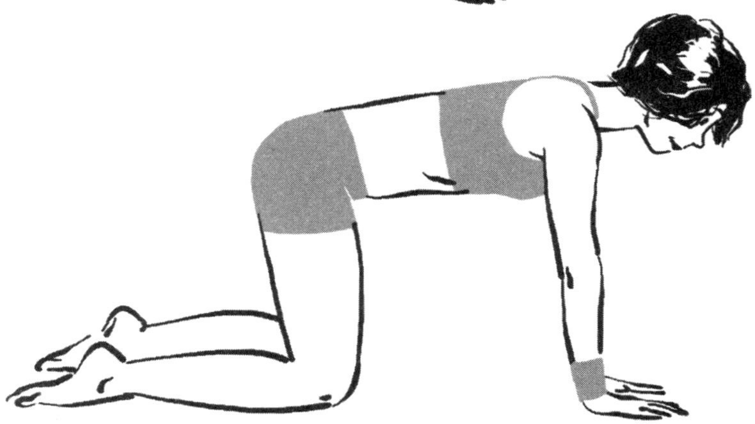

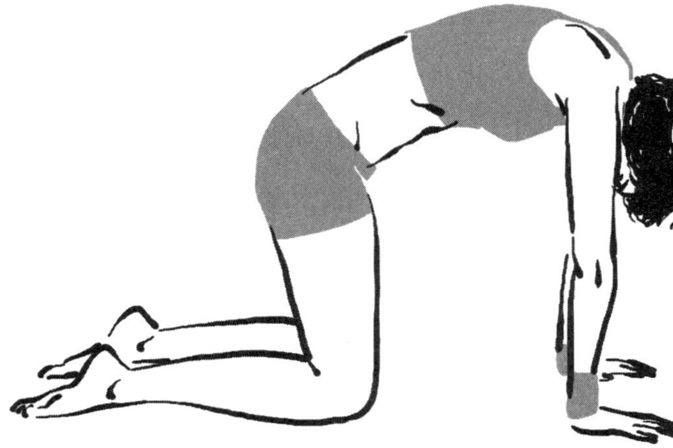

Exercice n° 3 : L'exercice de Kegel

Cet exercice permet de tonifier le périnée, muscle de la région sexuelle situé entre le vagin et l'anus. Pour les futures mamans, la musculation du périnée est essentielle. Elle permet de réduire, pendant l'accouchement, la durée du second stade du travail. En effet, avec la pratique quotidienne de l'exercice physique de Kegel, pendant les mois de la grossesse, vous faciliterez l'expulsion de bébé.

- Contractez vos muscles pelviens pendant 5 secondes puis relâchez pendant 10 secondes. Répétez 10 fois cet exercice.
- La meilleure façon d'entretenir vos muscles du périnée est de continuer à pratiquer l'exercice physique de Kegel six semaines après l'accouchement.

☺ ALIMENTS CONSEILLÉS

Accouchement

Le jour J, ça se prépare… Un peu comme lorsque vous prévoyez une course de vélo ou un autre événement sportif, faites le plein pour ne manquer d'aucune munition. Ce n'est pas la veille qu'il faut s'y mettre, mais plusieurs jours auparavant !

Je mange…	**… parce que…**
Poissons, viande rouge (maigre) et blanche	Ils renferment des protéines facilement utilisables par le corps, pour l'aider à accomplir son travail de force.
Légumes secs, céréales complètes	Quelques jours « avant », remplissez vos stocks de ces sucres lents, bien utiles le moment venu.
Fruits et légumes frais, surtout légumes verts à feuilles, choux (dont brocoli), poivron vert, cassis, agrumes, fraises, kiwi	La vitamine C aide à tenir la distance et à atténuer les douleurs.
Pain complet, poulet, pommes de terre, œufs	Le chrome améliore la glycémie, évitant les fringales au moment inopportun.
Fruits secs, fruits frais	À portée de main pendant l'accouchement, ils font plaisir tout en distillant des vitamines et minéraux salutaires. Les bananes sont parfaites, mais diversifiez selon vos goûts.
Eaux minérales riches en calcium et magnésium	Ces deux minéraux facilitent le travail.
Mais j'évite…	Les sucres rapides et jus de fruits afin de ne pas faire d'hypoglycémie.

Anémie

Courante et pourtant facile à éviter, l'anémie est généralement provoquée par une déficience en fer. Les végétariens doivent particulièrement s'en méfier.

Je mange…	**… parce que…**
Poissons, foie, viande rouge et blanche, boudin noir	Ce sont les meilleures sources de fer.
Légumes verts à feuilles, persil, légumes secs, abricots secs, cassis, germe de blé, levure de bière	Ce sont de bonnes sources de fer et/ou ils s'opposent à l'anémie.
Œuf, fromage, poisson blanc, porc, levure de bière	La vitamine B12 est « antianémie ».
Mais j'évite…	Le thé pendant les repas, l'excès de calcium, les régimes végétariens non équilibrés et non supplémentés en vitamine B12.

Brûlures d'estomac, « renvois »

Hyper-désagréable mais tout aussi simple à esquiver, ces brûlures sont loin d'être une fatalité. Plutôt que de prendre des médicaments antiacides, avec leur cortège d'effets secondaires, mieux vaut anticiper le problème.

Je mange…	**… parce que…**
Avoine	Il protège les muqueuses de l'estomac contre l'irritation. Si vous en prenez au petit-déjeuner, c'est plutôt avec du lait de soja (enrichi en calcium) qu'avec du lait classique.
Eau de Vichy Saint-Yorre	Un véritable antiacide ! Les bicarbonates de cette eau font chuter de près de 50 % la production d'acides.
Réglisse (pas les bonbons !)	Elle réduit l'acidité gastrique, augmente la sécrétion de mucus protecteur et restaure la paroi de l'estomac. Mais attention ! Il ne faut en consommer qu'occasionnellement car elle favorise l'hypertension artérielle.
Légumes secs, pomme, aloe vera	Leurs fibres sont bénéfiques.
Mais j'évite…	Lait, épices, mayonnaise, sauce piquante, tomates (surtout la peau, qui irrite l'estomac), ail et oignon crus, café et déca, excès de thé, colas, boissons gazeuses (sauf Saint-Yorre), jus de fruits, aliments gras (fritures, chocolat, viandes et fromages gras), menthe. Et je m'efforce de ne pas trop manger d'un coup (mieux vaut manger plus souvent dans la journée que de faire quelques gros repas).

Circulation du sang, constipation, hémorroïdes

Ce mariage à 3 est fréquent. La mauvaise circulation est impliquée dans les hémorroïdes, qui elles-mêmes résultent bien souvent d'une constipation opiniâtre. Un bon tuyau : pour prévenir les 3 d'un coup, la recette miracle, c'est l'activité physique. À votre rythme, mais d'intensité suffisante et, surtout, pratiquée avec la plus grande régularité.

Je mange…	**… parce que…**
Ail, oignons, piment, gingembre	Ils « réchauffent » et stimulent la circulation.
Fruits et légumes	Ils apportent des fibres et de l'eau, deux « trésors » en cas de constipation.
Agrumes, baies (cassis, myrtilles), poivrons, choux	La vitamine C et les flavonoïdes renforcent les vaisseaux sanguins.
Eau minérale riche en magnésium, fruits secs, chocolat, légumes secs, pain complet, céréales complètes, agrumes, pomme	Les déficits en magnésium sont fréquemment associés à la constipation.
Pâtes et céréales complètes, pain complet, légumineuses, figues, dattes, pruneaux, raisins secs	Les fibres et d'autres composés luttent contre la constipation.
Eau minérale	La déshydratation débouche automatiquement sur la constipation, donc sur les hémorroïdes.
Mais j'évite…	Les régimes carencés, surtout en protéines (ces dernières sont nécessaires à la solidité des vaisseaux sanguins).

Déprime

Vous avez peut-être mille raisons de déprimer, mais au moins, en équilibrant votre assiette, cela vous en fera une de moins.

Je mange…	**… parce que…**
Agrumes, cassis, myrtilles, kiwi, fraises, persil, les légumes de couleur vert foncé, champignons, pain, sélénium	La vitamine C, les vitamines B et le sélénium sont transformés en substances messagères de gaieté.
Poissons gras, produits de la mer, noix du Brésil	Ils améliorent l'humeur.
Eau minérale riche en calcium et magnésium, chocolat	Le calcium et le magnésium sont des protecteurs nerveux.
Viandes maigres, poisson, œuf, céréales complètes, légumineuses	Ils fournissent des éléments majeurs de l'équilibre psychique.
Légumes secs, légumes verts à feuilles (épinards)	Un déficit en vitamine B9 est néfaste pour l'humeur et peut même provoquer des déprimes et insomnies.
Céréales complètes, légumes secs, pain, pommes de terre	Les sucres à IG bas évitent les hypoglycémies, nerveusement épuisantes.
Mais j'évite…	Sucres à IG élevé, café, régimes carencés en protéines ou en oméga 3 (poissons gras, huile de colza).

Fatigue

N'importe qui serait fatigué à votre place. N'en rajoutez pas avec des menus inappropriés.

Je mange…	**… parce que…**
Fruits et légumes frais	La vitamine C est l'antifatigue n° 1.
Pommes de terre, riz complet, céréales complètes	Les « sucres lents » diffusent de l'énergie toute la journée.
Thé	Parce qu'il est moins excitant que le café mais propice à l'éveil, sans épuiser les neurones. À boire loin des repas pour ne pas entraver l'assimilation du fer des aliments.
Mais j'évite…	Céréales raffinées, viandes grasses, produits laitiers, sucreries.

Gencives fragiles et problèmes dentaires

Aïe ! Les gencives peuvent être vraiment fragilisées, surtout lors des 4 ou 5 premiers mois : irritées, rouges et gonflées, elles laissent leur empreinte carmin si vous croquez une belle pomme… Encore les hormones, vous vous en doutez. En attendant que tout rentre dans l'ordre, veillez à prendre un soin tout particulier de votre bouche, qui peut vous jouer d'autres vilains tours. Par exemple modifier vos goûts ou vous faire endurer des sensations dentaires bizarres. Un dernier conseil : mâchez, mastiquez, croquez (pomme crue, carotte crue…), faites travailler vos gencives, massez-les, elles ne demandent que cela.

Je mange…	**… parce que…**
Fruits et légumes, surtout baies (cassis, mûres, framboises…), orange, kiwi, fraises, mais aussi persil, choux (toute la famille !), mâche ou cresson	La vitamine C renforce les vaisseaux sanguins.
Choux, eaux minérales calciques, sardines en boîte (avec les arêtes), amandes, persil, cresson	Le calcium, c'est bon pour les dents !
Noix de cajou, soja (tofu et yaourt de soja), céréales complètes	Le magnésium et le calcium sont deux amis fidèles.
Poissons gras (saumon, maquereau, sardine…), le riz complet, les œufs et… le soleil	La vitamine D est nécessaire à l'absorption du calcium.
Thé	Il protège des caries, notamment grâce à son fluor.
Mais j'évite…	Sucre et toutes sucreries (dont boissons sucrées), sel et aliments salés, café, alcool.

Mal de dos

Bien sûr, le mal de dos est directement lié à « votre état ». Mais rappelez-vous que le dos est un ensemble de muscles, d'os et de tendons, et que tout ce petit monde a besoin d'attentions alimentaires. On y pense trop rarement.

Je mange...	**... parce que...**
Poissons blancs, volaille, œufs, fruits et légumes (dont citron), huile d'olive	Ils drainent les déchets et stoppent la production d'acidité, responsables de nombreuses douleurs musculaires et tendineuses.
Eau minérale gazeuse	Elle « dilue » les déchets.
Eau minérale plate riche en calcium et magnésium	Elle compense une déminéralisation liée au stress et décontracte les muscles.
Mais j'évite...	Viande grasse, produits laitiers, charcuteries, sauces, beurre, tous les produits à base de sucre (bonbons, desserts, pâtisseries, sodas), alcool, biscuits apéritifs, café, thé (sauf thé vert), pain blanc, tabac.

Mal de tête

Quelle que soit l'origine du mal de tête, il existe toujours une composante circulatoire, hormonale et inflammatoire. Trois terrains de prédilection pour votre fourchette. Quant à certains aliments, ils sont bien connus pour lui ouvrir grand la porte de votre pauvre crâne.

Je mange...	**... parce que...**
Poisson gras	Ses oméga 3, anti-inflammatoires, réduisent les maux de tête aigus et répétés.
Gingembre	Comme l'aspirine, il entrave le processus de la douleur.
Fruits de mer, crustacés, foie	Une carence en cuivre perturbe les échanges chimiques du cerveau et resserre les vaisseaux sanguins.
Mais j'évite...	Chocolat (sauf blanc), agrumes, raisins, alcool (de toute façon c'est interdit), produits laitiers (y compris yaourts et fromages), noix, figues et dattes, graisses saturées (viandes grasses, produits laitiers), levure (pain, brioche, gâteaux), poisson et viande fumés (canard, jambon, hareng, saumon, truite...), aspartam (faux sucre), glaces, viandes et charcuteries traitées aux nitrites, produits contenant du glutamate de sodium (il est présent dans de nombreux aliments industriels, du potage lyophilisé aux plats surgelés), restaurants chinois. Café et thé (ces deux aliments peuvent déclencher les maux de tête ou les traiter, selon les cas).

Nausées

Les hormones sont encore impliquées dans ce mauvais coup, mais on dira que c'est pour la bonne cause, puisqu'elles œuvrent à la formation du placenta. Par ailleurs, vous avez une chance sur deux d'y échapper (vous voyez, on est optimistes !), ce qui prouve que ces légendaires nausées ne sont pas une fatalité. Pour les moins bien loties, quelques bons choix alimentaires devraient limiter les dégâts.

Je mange...	**... parce que...**
Ce qui me fait plaisir	Sinon...
Gingembre	C'est le meilleur allié dans cette bataille. Il faut l'acheter frais et en mettre dans ses plats, mais surtout le laisser infuser et le boire en tisanes.
Fruits et légumes frais en pagaille	En général, ils « passent » mieux que les autres aliments. Leurs vitamines et minéraux sont encore plus précieux en cas de vomissements.
Pain complet, pois chiche, noisettes et raisins secs. Soja (tofu), eau minérale riche en magnésium, noix et amandes, chocolat noir, choux.	La vitamine B6 et le magnésium sont « antinausée ».
Poisson, blanc pour une digestion légère, mais aussi sardines, viande de bœuf maigre, volaille et... du boudin noir (une fois de temps à autre, lorsque vous vous sentez d'attaque)	Fer, zinc et vitamine B12 doivent être apportés en quantité suffisante.
Pain complet, poulet, pommes de terre, œufs - riz complet, pâtes complètes, légumes secs	Les sucres lents limitent le risquent d'hypoglycémie, responsable de nausées.
Eau minérale	Pour que les minéraux soient remplacés en cas de vomissements.
Mais j'évite...	Les sucres rapides et jus de fruits afin d'éviter les hypoglycémies. Les aliments lourds, gras, épicés.

Un dernier conseil. Si vos nausées surviennent dès le réveil (cas fréquent), ayez à portée de main des fruits secs et des amandes. Ou pourquoi pas du gingembre confit.

LE COACH VOUS RECOMMANDE

Aquagym
Natation
Yoga doux

HYPERTENSION

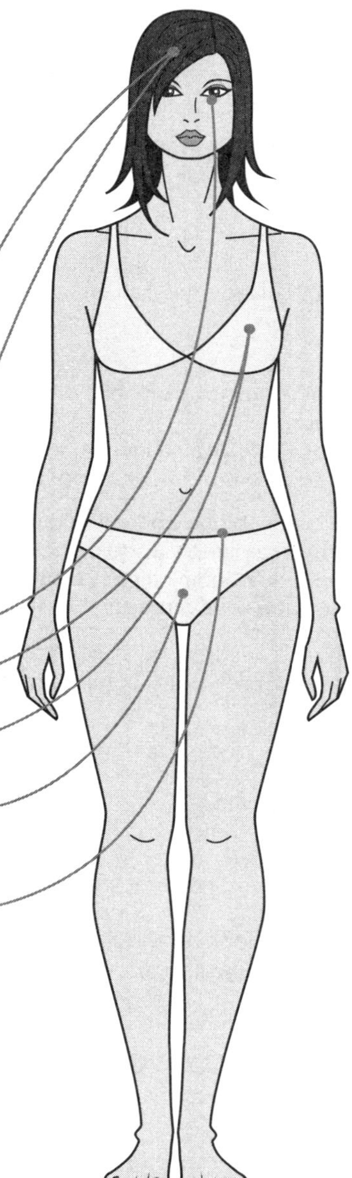

La pression artérielle est un indicateur majeur de notre santé. Jusqu'à 12/8, tout va bien, votre tension est normale. À partir de 14/9, c'est trop élevé : vous êtes en hypertension. Entre les deux, vous êtes pré-hypertendu, il faut rectifier le tir le plus vite possible. En fait, dès que les chiffres grimpent, le risque d'infarctus et d'attaque cérébrale s'accroît de façon vertigineuse. Et ce n'est pas tout, car l'hypertension, surnommée la tueuse silencieuse car elle accomplit ses méfaits dans l'ombre (si on ne prend pas sa tension, on ne sait pas que l'on est hypertendu), abîme la santé sur tous les plans.

> Elle favorise l'attaque (**accident vasculaire cérébral**), qui peut être très très grave et laisser la personne paralysée à vie. Voire décédée. 77 % des personnes ayant subi un AVC faisaient de l'hypertension : elle multiplie par 4 voire par 6 le risque d'AVC

> Elle augmente le risque de souffrir d'une **maladie d'Alzheimer**

> Elle abîme les **yeux**, perturbant la vue

> Elle fatigue le **cœur** : 75 % des personnes ayant une insuffisance cardiaque font de l'hypertension

> 70 % des victimes d'**infarctus** faisaient de l'hypertension au moment de l'accident

> Elle mène à l'**impuissance** car, à cause d'elle, le sang circule moins bien dans les fins vaisseaux des organes sexuels

> Elle favorise l'**insuffisance rénale**, c'est-à-dire l'incapacité par le corps de filtrer ses déchets – encore une maladie grave et fortement invalidante

Bref : mieux vaut tout faire pour contrôler sa pression artérielle.

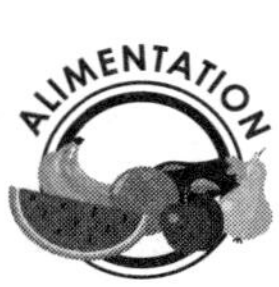

Bonne nouvelle : une alimentation adaptée « antihypertension » est efficace. Elle se révèle de toute façon indispensable, médicaments ou pas. Un seul exemple : certaines études rapportent qu'un régime pauvre en sel et riche en fruits et légumes peut faire chuter la tension de 17 % en quelques semaines ! Le meilleur modèle : le régime Dash entièrement conçu pour (Dietary Approaches to Stop Hypertension).

SPORT

Mais ce n'est pas tout : l'activité physique, elle aussi, a son mot à dire. Un exercice doux et régulier est l'une des meilleures garanties antihypertension.

VOTRE LISTE DE COURSES (à photocopier et à emporter dans votre poche ou à télécharger, voir p. 360)

Petit-déjeuner	Déjeuner	Dîner	Et bien sûr...
❒ Infusion : romarin, menthe... mélanges divers, de préférence sans caféine/théine	❒ Céleri branche	❒ Tomates	❒ Infusions (thé au ginkgo biloba, olivier, tilleul)
❒ Flocons d'avoine	❒ Noix concassées	❒ Pesto	❒ Chocolat noir
❒ Lait d'amande	❒ Estragon	❒ Mélange de céréales et de légumineuses	❒ Huile d'olive
❒ Cannelle	❒ Brochette de poisson	❒ Chou-fleur	❒ Huile de noix
❒ Fruits frais	❒ Pommes de terre	❒ Crème légère	❒ Vinaigre de vin (ou de cidre)
	❒ Ail	❒ Muscade	❒ Sel
	❒ Origan	❒ Fromage frais (sans sel),	❒ Poivre
	❒ Persil	❒ Abricots	
	❒ Compote de poire (sans sucre ajouté)		
	❒ Safran ou rooibos		

☺ ALIMENTS CONSEILLÉS

- Céleri nature (2 à 4 branches à croquer par jour)+++
- Ail, oignon+++
- Légumes en général (frais ou surgelés, nature) surtout blette, choux blanc/rouge/vert/fleur/de Bruxelles, épinard, légumes à feuilles vertes, patate douce, pomme de terre vapeur ou à l'eau (nature + filet d'huile d'olive), potiron et autres courges, brocoli, tomate, chou kale, carotte, pourpier
- Épices et herbes aromatiques (notamment pour remplacer le sel), surtout safran, origan, poivre noir, basilic, estragon++
- Fruits frais surtout banane, melon, poire, cassis et autres petits fruits noirs ou rouges+++
- Fruits secs, surtout figue, pruneau, abricot
- Légumes secs, surtout haricot sec, pois chiche
- Huile d'olive
- Lait demi-écrémé et yaourt nature
- Poissons gras
- Soja (tofu)

- Sel de potassium (en pharmacie, à voir avec votre médecin)
- Eau plate en grande quantité
- Eau minérale riche en calcium
- Jus de tomate*, de carotte, d'orange, de pamplemousse (pressés, frais), jus verts (green smoothies)
- Vin rouge : 2 verres maximum par semaine
- Infusion de safran (comme cette épice coûte cher, remplacez par du thé au safran si souhaité)
- Alimentation à tendance végétarienne
- Suivre le régime Dash

ALIMENTS DÉCONSEILLÉS

- Aliments trop riches en sucre + sel : biscuit, barre chocolatée, soda…
- Céleri rémoulade
- Réglisse
- Sel (de sodium = classique)
- Corn-flakes, riz soufflé et autres céréales du petit-déjeuner (hors muesli et flocons d'avoine)
- Amuse-gueules (cacahuète grillée, salée, chips)
- Fromages (camembert, emmenthal, roquefort, toutes les pâtes fondues)
- Charcuterie (jambon, rillettes, saucisson, saucisse)
- Boîtes en général (choucroute, petit salé, raviolis…)
- Viandes et poissons salés (anchois, œufs de poisson, sardine, thon et saumon en conserve…)
- Olive, marinade, sauce toute prête (béarnaise, mayonnaise, ketchup, moutarde, sauce soja…)
- Plat préparé, plat déshydraté (soupe…)
- Salade en barquette traiteur au supermarché (ou chez le traiteur)
- Quiche, tourte, tarte toute préparée
- Sucre, aliments très sucrés
- Alcool
- Café en excès (si vous êtes sensible à la caféine) donc méfiance envers le café, toutes les boissons contenant de la caféine (soda, boissons énergisantes…) et même le thé
- Kilos en trop

* Attention aux jus de tomate du commerce, généralement bien trop salés.

LE CONSEIL EN +

Il est essentiel, indispensable, de contrôler son hypertension artérielle. Dès que l'on marche, parle, mange, ou même dès que l'on se tourne dans son lit, la pression monte temporairement. C'est normal. Ce qui ne l'est pas, c'est qu'elle reste tout le temps élevée, y compris au repos. Il faut la faire baisser coûte que coûte, et si l'hygiène de vie ne suffit pas, prendre « un antihypertenseur » est absolument nécessaire.

LE COACH VOUS RECOMMANDE

Vélo
Natation
Marche rapide fractionnée

LE JOUR PARFAIT

PETIT-DÉJEUNER

- Infusion au choix (romarin, menthe… mélanges divers, de préférence sans caféine/théine) nature
- Flocons d'avoine, lait d'amande et cannelle
- Salade de fruits frais

15 MINUTES

VÉLO, COURSE À PIED, NATATION OU MARCHE RAPIDE FRACTIONNÉE

Avant de commencer, un chiffre enthousiasmant concernant l'hypertension : une activité physique modérée 3 fois par semaine permet de réduire le risque de 26 % chez les personnes génétiquement prédisposées.

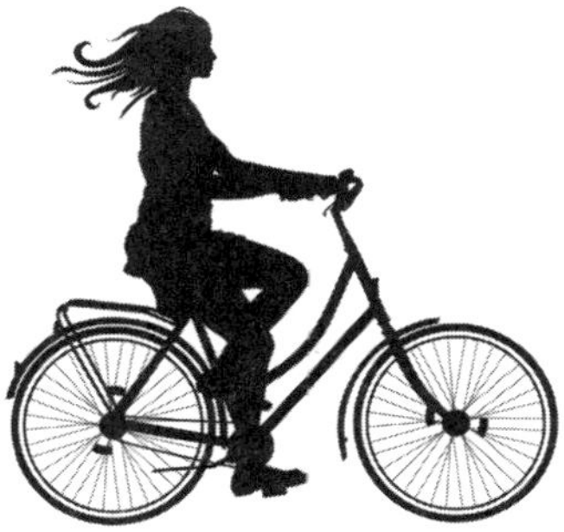

L'hypertension artérielle est (aussi) une histoire de famille. Lorsqu'un parent est hypertendu, les enfants multiplient par deux le risque de le devenir à leur tour. Heureusement, il est possible de conjurer le mauvais sort en pratiquant une activité physique adaptée et régulière.

L'activité physique agit directement sur les artères en conservant des vaisseaux souples et en limitant les dépôts de cholestérol et autres graisses malvenues. Elle permet également de diminuer l'activité du nerf lymphatique qui accroît la fréquence cardiaque, et d'augmenter l'efficacité du nerf vague impliqué dans le ralentissement de la fréquence cardiaque.

Une activité d'endurance comme le vélo, la course à pied ou la natation est la plus appropriée.
Les « total non sportifs » peuvent se mettre à la marche rapide fractionnée qui a le mérite de faire évoluer la fréquence cardiaque = on préserve la souplesse des artères qui s'adapteront ainsi plus facilement à la pression sanguine.

- ▶ Alternez des phases de marche rapide et des phases plus lentes.
- ▶ Commencez par marcher d'un bon pas pendant 5 minutes pour augmenter progressivement votre fréquence cardiaque.
- ▶ Puis, pendant 3 minutes, accélérez le pas en marchant au moins 2 fois plus vite. Maintenez un rythme régulier pendant ces 3 minutes, puis relâchez votre effort en ralentissant votre rythme de moitié pendant 2 minutes.
- ▶ Reprenez ensuite votre marche plus rapide pendant à nouveau 3 minutes avant de faire redescendre votre rythme cardiaque en marchant doucement pendant les 2 dernières minutes.

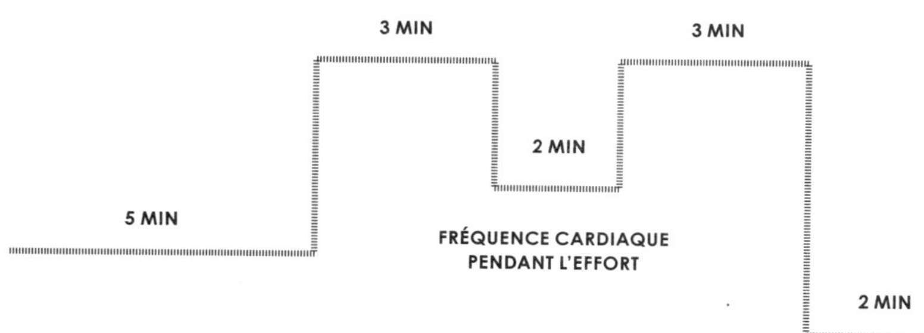

MA TISANE MAGIQUE

Thé au ginkgo biloba ou infusion d'olivier

DÉJEUNER

- Tronçons de céleri branche, noix concassées, huile de noix et estragon
- Brochette de poisson, pommes de terre à l'ail, à l'origan et au persil
- Compote de poire et cannelle (sans sucre ajouté)
- Infusion de safran ou rooibos
- 1 carré de chocolat noir

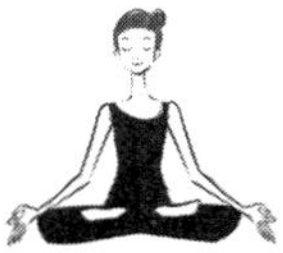

1 minute de pause magique

Fermez les yeux pour vous extraire à la fois de l'espace et du temps, et respirez profondément, tranquillement.

MA TISANE MAGIQUE

Infusion d'olivier

DÎNER

- Gaspacho de tomate au pistou (maison ou surgelé, peu salé)
- Mélange de céréales et de légumineuses, huile d'olive
- Gratin de chou-fleur à la crème légère, muscade, fromage frais (sans sel)
- 2 abricots
- Infusion de tilleul

IMMUNITÉ (RENFORCER)

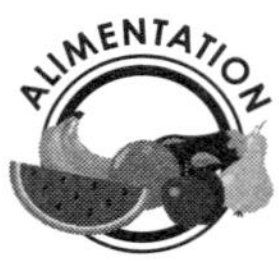

Notre système immunitaire est sur le qui-vive car notre corps est sans cesse « approché » par des dizaines de millions de substances, pour la plupart inoffensives. Bien réglé, il joue parfaitement son rôle de tri entre les microbes inoffensifs et les autres, les substances polluantes à éliminer, etc. En revanche, dès qu'il se dérègle, c'est la bérézina. Trop « fort », il peut provoquer des allergies (considérant injustement un aliment ou un pollen comme une agression grave, il déploie un arsenal de ripostes disproportionnées) et des maladies auto-immunes (nos anticorps, destinés à lutter contre l'ennemi, se retournent contre nous-mêmes, avec hélas toute la force de frappe dont ils disposent). À l'inverse, trop « faible », il laisse passer les microbes, nous condamnant à enchaîner les infections ORL, les poussées d'herpès et autres troubles. En plus, il reconnaît alors mal les cellules saines des cellules anormales (cancérigènes). Une bonne immunité n'est possible que grâce à un sommeil suffisant, une hygiène de vie correcte, un statut nutritionnel optimal et un écosystème intestinal en bon état. Eh oui ! c'est normal d'avoir besoin de tout cela pour constituer et entretenir une armée, cela ne se fait pas tout seul.

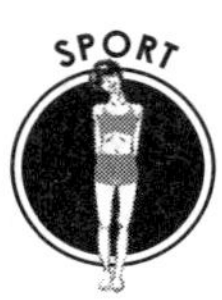

L'activité physique soutient l'immunité de multiples manières. Notamment, en stimulant la circulation sanguine, elle permet aux différentes molécules participant au système immunitaire de circuler plus facilement dans le corps et ainsi de rejoindre plus vite les sites « d'action ». Cette bonne circulation est indispensable pour prévenir l'infection d'une plaie par exemple. En plus, l'exercice augmente le nombre de nos globules blancs, c'est-à-dire de nos soldats ! Enfin, certains paramètres immunitaires sont boostés par l'activité physique. Il est donc préférable d'adopter une activité qui favorisera la circulation sanguine comme les activités de cardio. Nous vous conseillons de privilégier la course à pied fractionnée qui aura le mérite de bien faire fonctionner le système sanguin en faisant varier la fréquence cardiaque.

VOTRE LISTE DE COURSES (à photocopier et à emporter dans votre poche ou à télécharger, voir p. 360)

Petit-déjeuner	Déjeuner	Dîner	Et bien sûr...
❒ Thé noir	❒ Potiron	❒ 6 huîtres	❒ Infusions (échinacée, églantier, lapacho+++)
❒ Pain aux 6 céréales	❒ Poulet	❒ Œufs	❒ Chocolat noir
❒ Beurre	❒ Sauge	❒ Champignons shiitaké,	❒ Huile d'olive
❒ Miel	❒ Noix de cajou	❒ Roquette	❒ Huile de noix
❒ Kiwi	❒ Brocoli	❒ Pignons	❒ Vinaigre de vin (ou de cidre)
❒ Yaourt à l'acidophilus	❒ Muscade	❒ Poire	❒ Sel
	❒ Pomme	❒ Vin rouge	❒ Poivre
			❒ Gingembre frais
			❒ Citronnelle ou citron
			❒ Épices « de vin chaud »

☺ ALIMENTS CONSEILLÉS

- Champignon shiitaké
- Fruits et légumes frais, surtout kiwi, agrumes dont citron/jus de citron, baies, fraise, pomme
- Ail, oignon+++
- Cumin, fenouil, gingembre, muscade, clou de girofle, citronnelle (surtout si infection virale)
- Chou, choucroute
- Salades « fortes » : roquette, cresson, pourpier...
- Yaourt, surtout à l'acidophilus
- Aliments fermentés : kéfir, kimchi, choucroute...
- Banane, carotte, ciboulette, melon d'eau, miel, noix de cajou, certaines algues (dont nori : algue rouge), pomme, raifort, réglisse, sauge, origan, citrouille, épinard
- Huile de noix, noix
- Fruits de mer, surtout huître
- Poissons gras
- Miel (extrait à froid et de bonne qualité)
- Thé vert et thé blanc, ou en troisième thé noir, café (dans une moindre mesure)
- Vin rouge : 1 verre par jour, 2 grand maximum

ALIMENTS DÉCONSEILLÉS

- Graisses
- Alimentation acidifiante (= déséquilibre acido-basique, rien à voir avec le goût acide) : viandes grasses et d'une manière générale, excès de protéines et insuffisance de légumes
- Huiles de maïs, de soja
- Sucre et sucreries, boissons sucrées, boissons light
- Gros repas répétés
- Alcool
- Tabac

LE CONSEIL EN +

En matière d'immunité, le bon sens reste une valeur sûre : on ne sort pas habillé trop légèrement à la mauvaise saison, on ne reste pas les pieds trempés et froids, on ne surchauffe pas les appartements et bureau, on se lave les mains dès que l'on vient « du dehors » ou que l'on a été en contact avec d'autres personnes ou avec des surfaces potentiellement contaminées par des virus (billet de banque, poignée de porte, rampe d'escalier, d'ascenseur...).

LE COACH VOUS RECOMMANDE

Course à pied fractionnée
Voile
Vélo

LE JOUR PARFAIT

PETIT-DÉJEUNER

- Thé noir
- Pain aux 6 céréales, beurre, miel
- 1 kiwi
- 1 yaourt à l'acidophilus

15 MINUTES — COURSE À PIED FRACTIONNÉE

Vous allez alterner des phases de course rapide et des phases plus lentes.

- Commencez par courir à allure moyenne pendant 5 minutes pour augmenter progressivement mais légèrement votre fréquence cardiaque.
- Puis, pendant 3 minutes, accélérez en courant au moins 2 fois plus vite. Tenez le rythme pendant ces 3 minutes, puis relâchez votre effort en ralentissant votre rythme de moitié pendant 2 minutes.
- Reprenez ensuite votre course plus rapide pendant à nouveau 3 minutes avant de faire redescendre votre rythme cardiaque en marchant pendant les 2 dernières minutes.

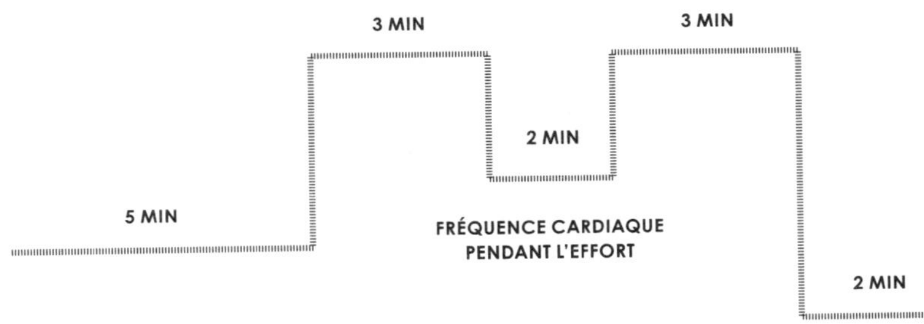

MA TISANE MAGIQUE

Infusion de gingembre frais sucrée au miel (Thermos si au bureau)

DÉJEUNER

- Soupe au potiron
- Poulet à la sauge et aux noix de cajou, brocoli à la muscade
- Pomme cuite

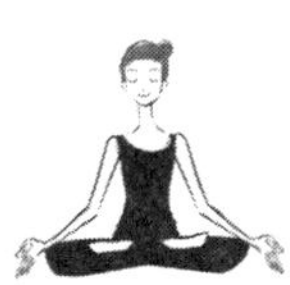

1 minute de pause magique

Fermez les yeux pour vous extraire à la fois de l'espace et du temps, et respirez profondément, tranquillement.

MA TISANE MAGIQUE

Infusion de citronnelle ou de citron chaud aux épices « de vin chaud »

DÎNER

- 6 huîtres
- Omelette aux champignons shiitaké
- Salade de roquette aux pignons
- Poire pochée au vin rouge
- Infusion de lapacho

INCONTINENCE URINAIRE

Voir « Cystite, fuites urinaires » (p. 176).

INSOMNIE

Voir « Sommeil, troubles » (p. 329).

INTESTINS IRRITABLES

L'alimentation ne soigne pas la colite (on reste colitique toute sa vie) mais est la pierre angulaire du traitement. Ne serait-ce que pour avoir une réelle paix du ventre, ce qui est exactement ce que recherchent toutes les victimes de leurs intestins. Douceur, régularité et calme de rigueur. Traquez les Fodmaps. Le lactose, le gluten… d'accord, mais veillez surtout à renouer avec une alimentation variée, saine, fraîche et équilibrée. Souvent, c'est le problème et l'on accuse à tort les aliments.

Plusieurs études ont été réalisées pour analyser l'intérêt de l'activité physique dans le traitement des symptômes du côlon irritable. Ces études ont démontré que la pratique régulière d'une activité physique permettait de réduire de moitié l'intensité des douleurs abdominales et les troubles du transit. Ces résultats sont notamment liés à la réduction du niveau de stress, facteur de risque connu dans ce trouble.

VOTRE LISTE DE COURSES (à photocopier et à emporter dans votre poche ou à télécharger, voir p. 360)

Petit-déjeuner	Déjeuner	Dîner	Et bien sûr…
❒ Thé	❒ Jus de carotte	❒ Épinard	❒ Infusions (lavande, romarin, menthe)
❒ Biscottes	❒ Choucroute	❒ Pomme	❒ Chocolat noir
❒ Beurre	❒ Poisson	❒ Concombre	❒ Huile d'olive
❒ Compote de pommes (sans sucre ajouté)	❒ Poire	❒ Escalope de poulet	❒ Huile de noix
	❒ Menthe	❒ Pommes de terre	❒ Vinaigre de vin (ou de cidre)
		❒ Haricots verts	❒ Sel
		❒ Basilic (ou pesto)	❒ Poivre
		❒ Riz au lait	

☺ ALIMENTS CONSEILLÉS

- Aliments pauvres en fibres insolubles (agressives), comme les céréales complètes (choisissez-les semi-complètes), et toutes les fibres « dures » et grains « durs » (peau épaisse de poire, de tomate, de poivron, grains de concombre, de framboise, de grenade…)
- Yaourt nature (bifidus), sauf si intolérance au lactose
- Myrtille et autres baies
- Pomme (bio)
- Tomate
- Noix
- Choucroute (= le chou, nous ne parlons pas ici de la charcuterie) et autres aliments lactofermentés
- Curcuma, gingembre, réglisse (poudre, pas les bonbons !)
- Menthe, lavande, marjolaine, romarin, basilic, camomille (en cuisine et en infusion)+++
- Aneth, anis, cumin, fenouil
- Eau minérale riche en magnésium
- Jus de carotte, jus de chou
- Jus vert en général (les fibres sont attendries et on peut ainsi consommer des crudités, sinon « interdites »)

☹ ALIMENTS DÉCONSEILLÉS

- Excès d'aliments riches en Fodmaps* (petits sucres indigestes se présentant sous la forme de fibres particulières)
- Crudités (fruits ou légumes) : ce n'est pas qu'elles soient « mauvaises », c'est que vous ne les supportez pas. Essayez-les en petite quantité, en jus (exemple jus de carotte plutôt que carottes râpées), elles sont importantes pour l'équilibre de la flore intestinale… donc au final anti-colite fonctionnelle, à condition de surmonter la barrière des fibres
- Fruits frais en fin de repas (mais tout dépend de la tolérance individuelle)
- Légumes riches en soufre (chou, salsifis, concombre, radis, oseille), artichaut
- Légumes secs : lentille, haricot sec
- Excès de fibres : figue, pruneau, céréales complètes…
- Excès de graisses : viandes grasses, poissons gras, friture (tout ce qui est « long à digérer » vous fera « mal au ventre »)
- Excès d'eau au cours des repas (= distension)
- Consommation d'air (boissons pétillantes, chewing-gum…)
- Vin blanc

* Lire *Plus jamais mal au ventre avec le régime Fodmaps*, Leduc.s Éditions.

- Tous les aliments dits « sans sucres », notamment toutes les confiseries près des caisses des supermarchés, bureaux de tabac... (c'est-à-dire en fait « aux polyols » : des « faux sucres » hyper-indigestes si vous êtes intolérant aux Fodmaps)
- Rechercher une intolérance aux Fodmaps, au lactose, ou une sensibilité au gluten
- Tabac

CE QUE VEUT DIRE « FODMAPS »		
Cette lettre...	**... signifie...**	**... c'est-à-dire...**
F	Fermentable	La fermentation intestinale due au fait que les Fodmaps n'ont pas été digérés plus haut, dans l'intestin grêle, comme le sont les autres aliments.
O	Oligosaccharides	On les trouve dans **certains légumes et légumes secs**.
D	Disaccharides	On les trouve dans **le lait et les produits laitiers**.
M	Monosaccharides	On les trouve dans **certains fruits**.
A	And	= et
P	Polyols	Aucun humain ne les digère correctement. On les trouve principalement dans **les confiseries dites « sans sucre »**.

LES CONSEILS EN +

> La gestion du stress est essentielle.

> Ce qui pose problème généralement en cas d'intestin irritable, c'est la quantité. En réalité on peut (il faut !) manger de tout, c'est très important, mais chez vous, le seuil de tolérance est plus bas. Vous supportez moins. Mais, de grâce, ne faites pas la guerre à tous les aliments riches en fibres, ils sont essentiels à votre santé et même à votre confort digestif, malgré les apparences, simplement il faut évaluer finalement ce que vous pouvez avaler. Le mieux : variez au maximum en ayant plein d'aliments différents et en toute petite quantité dans votre assiette, c'est le plus intelligent à viser. Trop de lentilles passeront mal, mais une cuillère à soupe ira parfaitement et favorisera une flore intestinale équilibrée, donc anti-douleurs digestives. Ainsi de suite avec tous les aliments sains mais « à fibres ».

LE COACH VOUS RECOMMANDE

Yoga doux
Shadow boxing
TRX

LE JOUR PARFAIT

PETIT-DÉJEUNER

- Thé léger
- Biscottes, beurre
- Compote de pomme (sans sucre ajouté)

15 MINUTES

YOGA DOUX ET SHADOW BOXING

La pratique d'une activité physique régulière permet de contrôler son niveau de stress. Il est possible d'aborder le sujet de deux façons.

Soit vous souhaitez adopter une activité de relaxation comme le *yoga doux* allié à des techniques de respiration :

Relaxation sur le dos

- Allongé sur le dos, jambes et bras légèrement écartés. Vous respirez profondément et doucement.

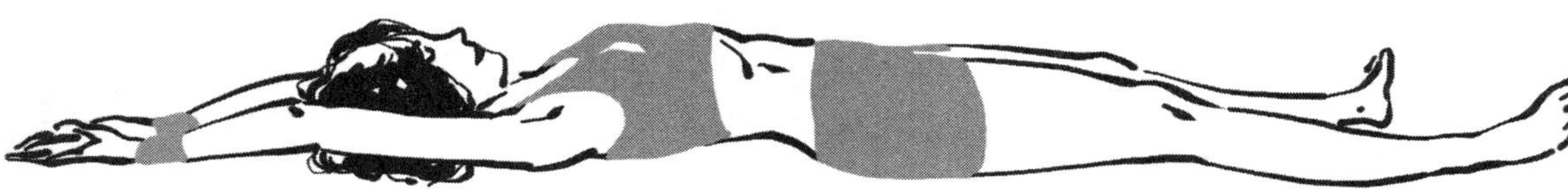

Respiration en mouvement

- Doucement, vous positionnez vos bras en croix en inspirant, puis vous continuez le mouvement en amenant les bras derrière la tête. En expirant, vous montez les bras devant vous et enfin laissez les bras redescendre le long du corps. Répétez le mouvement 10 fois.

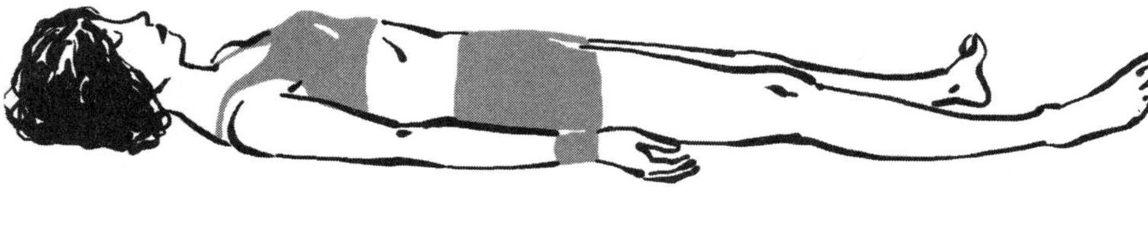

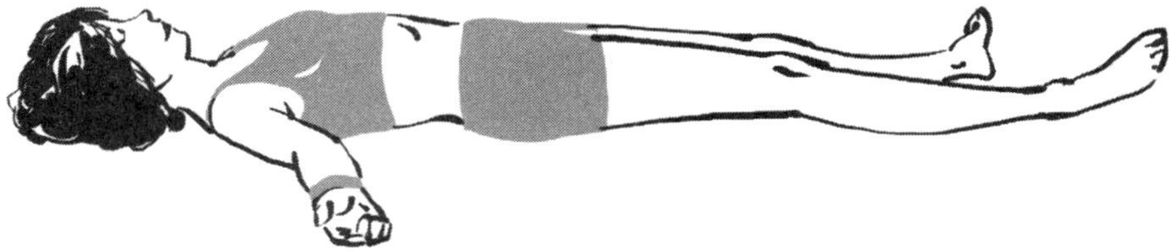

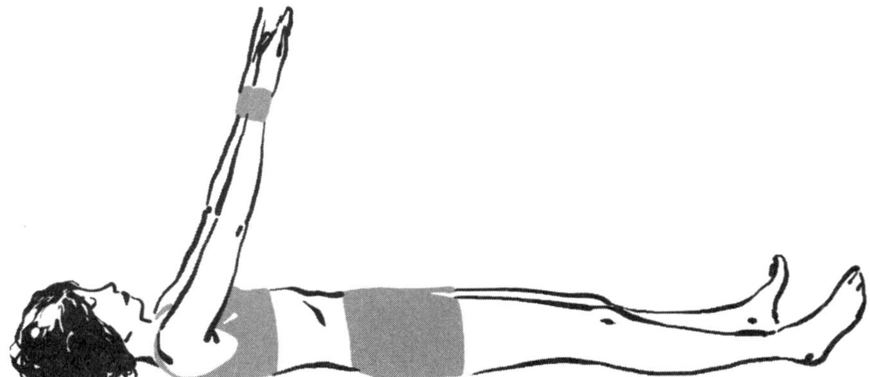

Bascule du bassin

▶ Repliez vos jambes et poussez les pieds dans le sol, contractez les fessiers et montez le bassin et le dos sans le cambrer. Revenez doucement à la position de départ en déposant successivement le haut du dos, le milieu, le bas et enfin le bassin. Répétez le mouvement 10 fois.

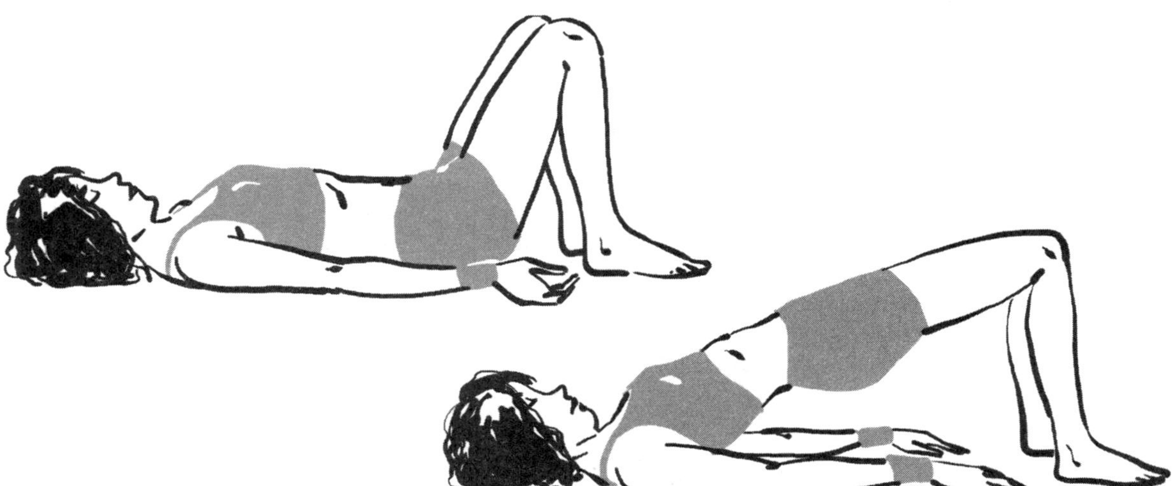

Grand étirement

▶ Bras derrière la tête, attrapez votre poignet gauche et étirez tout le côté gauche. Étirez ensuite le côté droit. Tenez 30 secondes par côté.

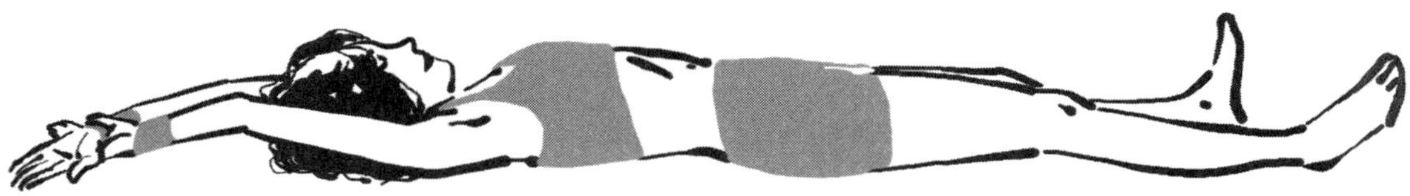

Étirement des lombaires

▶ Assis sur les talons, mains sur les cuisses sans cambrer le dos, placez vos mains au sol en tendant les bras et en gardant le dos droit. Poussez vos mains dans le sol et votre coccyx sur les talons. Les muscles du dos travaillent en profondeur. Répétez le mouvement 10 fois.

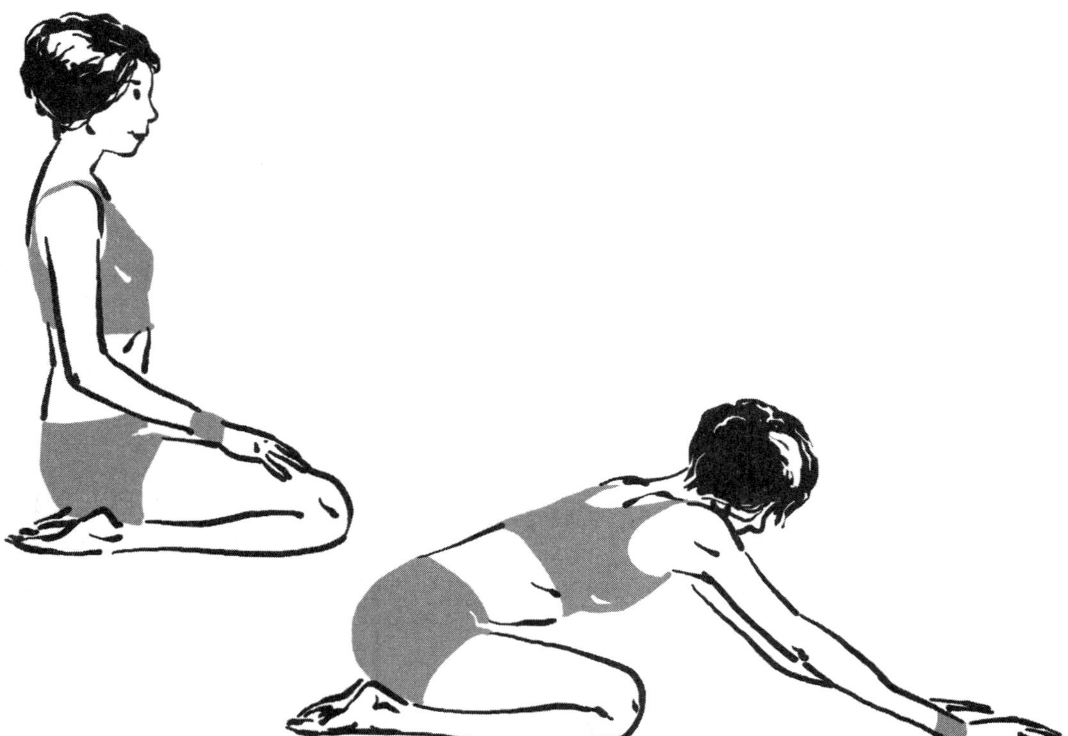

Soit vous souhaitez pratiquer une activité physique qui vous permettra de vous défouler comme le **shadow boxing**.

- Face à un miroir, prenez vos distances en reculant de 1,50 mètre. Tenez-vous en position boxeur : jambe d'appui en avant d'un pas, les poings serrés devant le visage.
- Enchaînez 3 sessions de 3 minutes pendant lesquelles vous allez donner des coups de poing face au miroir. Il s'agit d'un exercice cardio : le rythme d'enchaînement de vos coups doit impérativement être rapide.

Alternez avec 3 mouvements différents :

- Les directs : bras tendus devant vous, vous punchez le visage de votre adversaire virtuel.
- Les crochets : le coup vient latéralement et vous frappez la joue de votre adversaire virtuel.
- Les uppercuts : le coup vient de bas en haut et vous frappez le menton de votre adversaire virtuel.

Réservez-vous des périodes de 2 minutes de récupération entre chaque session.
Pour les plus à l'aise avec ce type d'exercice, vous pouvez tenir dans vos mains des petits haltères, ou des petites bouteilles d'eau de 50 cl (pleines !).

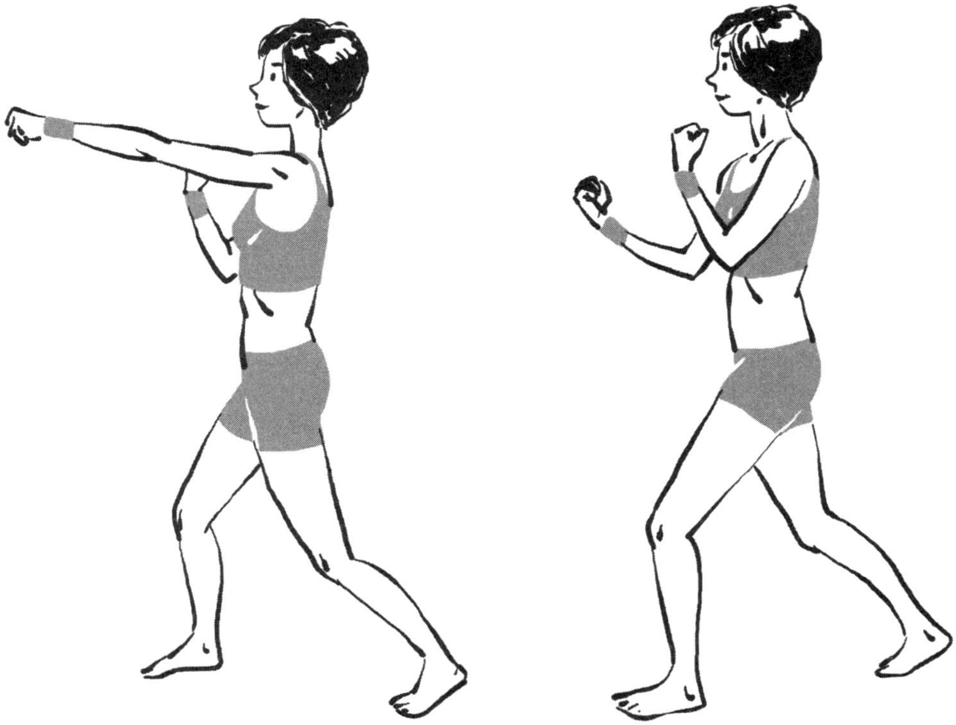

Vous pouvez également alterner ces deux exercices afin d'être mieux à même de gérer votre stress et ainsi diminuer vos symptômes.

MA TISANE MAGIQUE

Infusion de menthe

DÉJEUNER

- Jus de carotte
- Choucroute de la mer
- Poire pochée à la menthe
- Infusion de romarin

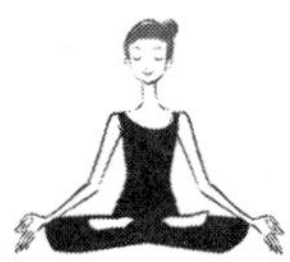

1 minute de pause magique

Fermez les yeux pour vous extraire à la fois de l'espace et du temps, et respirez profondément, tranquillement.

MA TISANE MAGIQUE

Infusion de romarin

DÎNER

- Jus vert (par exemple épinard, pomme, concombre)
- Escalope de poulet, purée maison, haricots verts au basilic (ou pesto)
- Riz au lait
- Infusion de lavande

LIBIDO (LES CONSEILS APHRODISIAQUES)

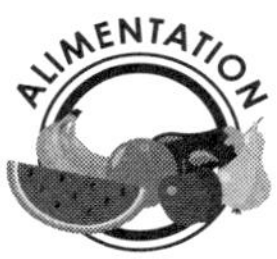

Il y a des hauts et des bas. Surtout des bas ? Avez-vous déjà songé que l'alimentation influait fortement sur le moral ? (Imaginez votre état d'esprit avant de manger une platée de haricots verts avec des fils. Et maintenant, avant une bonne mousse au chocolat. Alors ?) Et que votre assiette avait également un lien direct avec la santé de tout le « matériel » nécessaire à l'acte sexuel : fins vaisseaux sanguins alimentant les organes sexuels, fluidité sanguine, sucres à IG bas pour une bonne endurance, etc. À la table des amants, on ne sert pas n'importe quelle mixture !

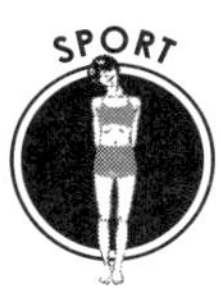

Par ailleurs, certains exercices physiques sont particulièrement recommandés pour réveiller le désir et améliorer l'endurance. C'est un genre de sport sous la couette, après tout, il est logique de s'entraîner un peu !

Selon plusieurs études, le sport augmenterait la libido chez les hommes et les femmes. Des recherches menées sur des hommes pratiquant un programme de course à pied pendant 9 mois ont démontré que la fréquence mensuelle de leurs rapports sexuels s'élevait à 12 par mois en fin de programme alors qu'ils ne passaient pas les 7 avant... Mêmes résultats obtenus chez les femmes : la fréquence de l'activité sexuelle a été augmentée de 30 % à la suite d'un programme de danse sur 3 mois ! Plus besoin de vous convaincre, si vous souhaitez conserver (ou retrouver) une sexualité épanouie, il faut se mettre au sport !

VOTRE LISTE DE COURSES (à photocopier et à emporter dans votre poche ou à télécharger, voir p. 360)

Petit-déjeuner	Déjeuner	Dîner	Et bien sûr...
❒ Thé au safran ❒ Flocons d'avoine ❒ Lait d'amande ❒ Cannelle ❒ Kiwis	❒ Chou-fleur ❒ Fromage blanc ❒ Herbes ❒ Curcuma ❒ Riz arborio ❒ Cèpes ❒ Sorbet au citron	❒ Plateau de fruits de mer ❒ Banane ❒ Gingembre en poudre ❒ Chocolat noir	❒ Infusions (cannelle, gingembre, safran, thé au safran, berce) ❒ Chocolat noir ❒ Huile d'olive ❒ Huile de noix ❒ Vinaigre de vin (ou de cidre) ❒ Sel ❒ Poivre

☺ ALIMENTS CONSEILLÉS

- Poissons gras (attention à la digestion !)
- Œuf++
- Huiles d'olive et de colza
- Cuisses de grenouille (folklore, folklore…)
- Fruits de mer (coquillages, crustacés), dont huîtres
- Fruits et légumes (notamment agrumes, kiwi, légumes de couleur vert foncé, choux, épinards++)
- Pomme de terre ou, mieux encore, châtaigne+++, patate douce, riz complet, céréales complètes (dont flocons d'avoine, si possible complets)
- Chocolat noir (phényléthylamine)
- Épices : vanille, cannelle, curcuma, gingembre+++, safran++
- Lait végétal (amande notamment), super-digeste et super-doux
- 1 petit verre de vin rouge (accroît l'oxyde nitrique dans le sang)
- Thé

HOT GINGER

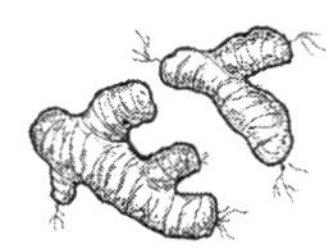

> Le gingembre stimule la libido (augmentation du débit salivaire, action sur le tonus en général et protection de l'ADN des spermatozoïdes) et la digestion pour un « after » olympique. Pelez-le très légèrement, les pros utilisent le dos d'une petite cuillère, car sa saveur la plus exquise se concentre juste à fleur de peau. Utilisez en sirop (avec du champagne), marinade (plat de poisson blanc), dessert (glace, poire pochée, sablé…). Associé au ginseng, il stimule les hormones sexuelles des femmes comme des hommes.

☹ ALIMENTS DÉCONSEILLÉS

- Ail, oignon, café (haleine)
- Graisses saturées (viandes, produits laitiers) car elles interfèrent avec les sécrétions hormonales, abaissant le taux de testostérone, hormone mâle par excellence
- Alcool (au-delà de 1 verre, 2 grand maximum)
- Tabac

LE COACH VOUS RECOMMANDE

Course à pied fractionnée
Stretching
Zumba

LE JOUR PARFAIT

PETIT-DÉJEUNER

- Thé
- Flocons d'avoine, lait d'amande et cannelle
- 2 kiwis

15 MINUTES

COURSE À PIED FRACTIONNÉE, EXERCICE DE KEGEL, STRETCHING

Exercice n° 1 : Course à pied fractionnée

L'activité physique en général et la course à pied en particulier favorisent la production d'endorphines. Ces petites hormones à la base de notre bonheur. De plus, la course à pied a le mérite d'évacuer le stress, ô combien défavorable pour la libido… Un petit footing régulier vous permettra de retrouver un rythme cardiaque adapté à l'effort que vous fournirez pendant l'acte amoureux.

Vous allez alterner des phases de course rapide et des phases plus lentes.

- Commencez par courir à allure moyenne pendant 5 minutes pour augmenter progressivement mais légèrement votre fréquence cardiaque.
- Puis, pendant 3 minutes, accélérez en courant au moins 2 fois plus vite. Tenez le rythme pendant ces 3 minutes, puis relâchez votre effort en ralentissant votre rythme de moitié pendant 2 minutes.
- Reprenez ensuite votre course plus rapide pendant à nouveau 3 minutes avant de faire redescendre votre rythme cardiaque en marchant pendant les 2 dernières minutes.

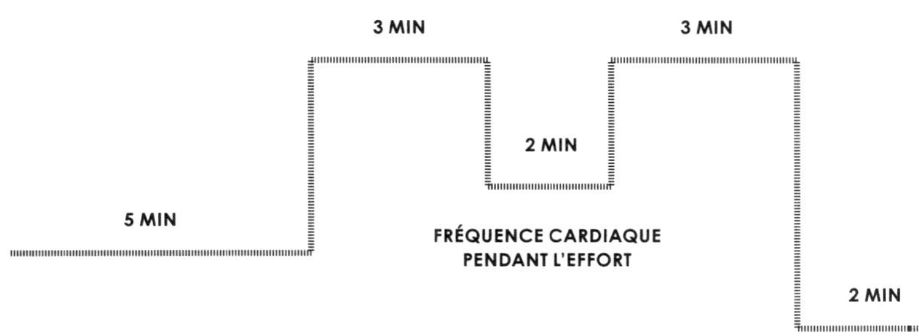

Pratiquez la course à pied 1 à 2 fois par semaine.

Exercice n° 2 : Exercice de Kegel

On reparle encore de notre plancher pelvien ! Il est à la base d'une sexualité épanouie. Le plaisir sexuel chez les femmes est directement lié au tonus musculaire du vagin et à une bonne fonction musculaire du plancher pelvien. Plus la musculature est forte, plus le plaisir est intense. Un muscle capable de se contracter et décontracter augmente le plaisir.

- Contractez vos muscles pelviens pendant 5 secondes puis relâchez pendant 10 secondes. Répétez 10 fois cet exercice.

Exercice n° 3 : Stretching

Pour plus de souplesse et ainsi plus de possibilités… rien de tel que le stretching ! La souplesse augmente les performances physiques, les facultés de contraction musculaire et l'endurance. Grâce à vos nouvelles compétences physiques, vous expérimenterez de nouvelles positions.

- Allongé sur le dos au sol, tendez une jambe et ramenez la seconde sur votre ventre. Attrapez votre genou avec vos mains et tirez vers vous. Tenez la position 30 secondes et changez de jambe.

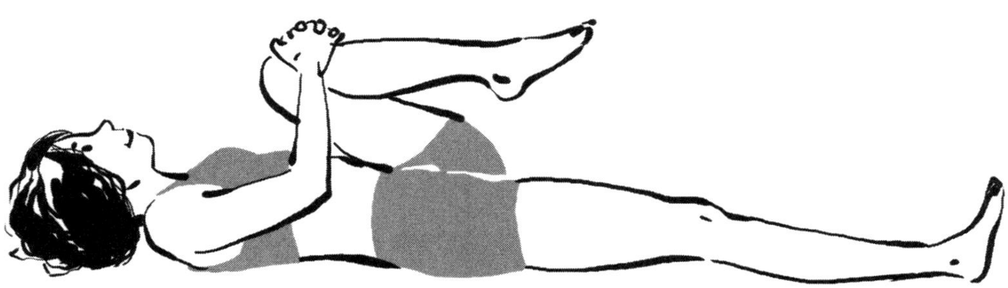

- Dans la même position que le mouvement précédent, attrapez l'arrière de votre cuisse au niveau du genou et effectuez de petites pressions avec votre cuisse vers le ciel. Tenez la position 30 secondes et changez de jambe.

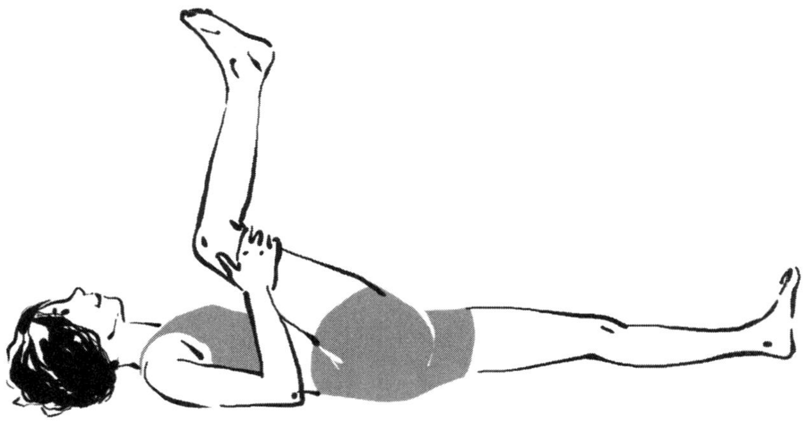

- Assis en tailleur, joignez vos deux plantes de pied. Avec vos mains, effectuez de petites pressions sur vos genoux pour écarter les cuisses et étirer les adducteurs. Maintenez la position 30 secondes.

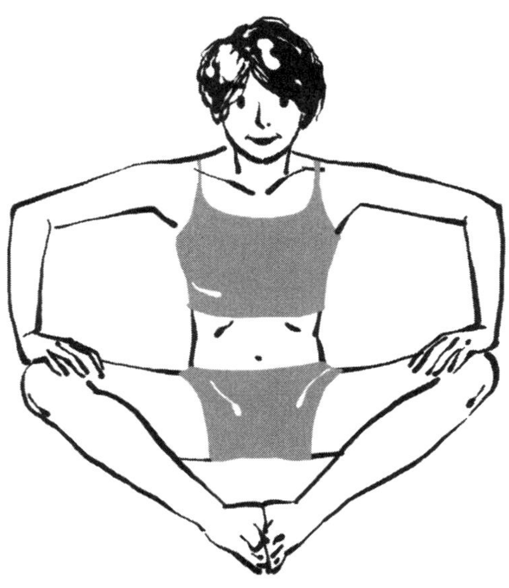

MA TISANE MAGIQUE

Infusion de gingembre

DÉJEUNER

- Chou-fleur cru avec fromage blanc aux herbes et curcuma
- Risotto aux cèpes
- Sorbet au citron

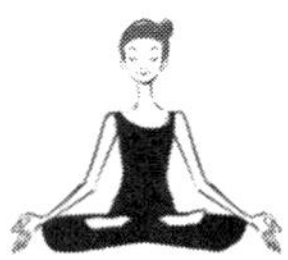

1 minute de pause magique

Fermez les yeux pour vous extraire à la fois de l'espace et du temps, et respirez profondément, tranquillement.

MA TISANE MAGIQUE

Infusion de gingembre

DÎNER

- Plateau de fruits de mer
- Si dessert (non indispensable), banane au chocolat chaud fondu et pincée de gingembre
- Infusion de cannelle

MAUX DE TÊTE, MIGRAINES

Quand l'étau se resserre, il est souvent déjà trop tard. Quoique… ne jamais désespérer : bien des médicaments antimigraine sont à base de caféine. Et les crayons/sticks au menthol apaisent car la menthe est antidouleur ! Mais c'est surtout en prévention que l'alimentation espacera très sensiblement vos maux de tête, y compris les migraines les plus violentes : les oméga 3 ont fait la preuve de leur efficacité dans ce domaine.

Quant à l'activité physique, elle est incontournable pour plusieurs raisons. De nombreuses études ont récemment démontré son intérêt dans la prévention des maux de tête et des migraines. La marche active ou fractionnée a été utilisée dans ces études, mais on peut imaginer que, quelle que soit la pratique, ce sera bénéfique. Après 10 semaines de pratique assidue, 62 % des patients ont vu leurs symptômes régresser et la fréquence des crises divisée par deux. Elles étaient aussi moins longues et moins intenses. L'exercice physique régulier et adapté permet également de diminuer le stress et les mini-crispations musculaires inconscientes, souvent en cause dans les céphalées. De plus, en bougeant, vous libérez des endorphines qui vont agir comme des analgésiques et neutraliser la douleur. Bonheur !

VOTRE LISTE DE COURSES (à photocopier et à emporter dans votre poche ou à télécharger, voir p. 360)

Petit-déjeuner	Déjeuner	Dîner	Et bien sûr…
❒ Infusion : menthe poivrée ❒ Muesli ❒ Lait de soja ❒ Poire	❒ Pavé de saumon bio ❒ Aneth ❒ Mâche ❒ Noix ❒ Fraises ❒ Menthe ❒ Café	❒ Moules ❒ Pourpier ou roquette ou mâche ❒ Ail ❒ Oignon ❒ Gâteau de semoule ❒ Gingembre frais ❒ Miel	❒ Infusions (mélisse, romarin, menthe) ❒ Chocolat noir ❒ Huile d'olive ❒ Huile de noix ❒ Vinaigre de vin (ou de cidre) ❒ Sel ❒ Poivre

☺ ALIMENTS CONSEILLÉS

- Eau : 1 litre minimum par jour. Davantage si vous vivez en atmosphère chaude, dans des bureaux avec la climatisation ou si vous buvez de l'alcool (boire 2 verres d'eau pour 1 verre d'alcool)
- Ail
- Fruits de mer et crustacés
- Gingembre (dans les plats et en infusion, de préférence associé au curcuma, autre épice anti-inflammatoire), piment rouge+++
- Huiles de colza, de noix
- Mâche, pourpier
- Graines de chia
- Poissons gras, frais ou en boîte (évitez le fumé) : maquereau, saumon, sardine, anguille, hareng…
- Soja (tofu)
- Infusions : menthe poivrée, mélisse, thym, romarin et aussi (surtout si maux de tête liés à une mauvaise digestion) basilic, carvi, coriandre, lavande (si maux de tête liés au stress)
- Café fort, thé fort (= caféine), mais attention quand même selon votre sensibilité

Reportez-vous aussi aux conseils proposés à « Arthrite » (p. 99) (aliments antidouleur, anti-inflammatoires)

☹ ALIMENTS DÉCONSEILLÉS : À VOIR AU CAS PAR CAS, MAIS ILS SONT SOUVENT À L'ORIGINE DE CRISES MIGRAINEUSES

- Agrumes
- Alcool (surtout le vin, notamment le blanc de qualité médiocre), mais le rosé et le rouge peuvent aussi provoquer des réactions, surtout à cause des sulfites
- Aspartame (faux sucre)
- Chocolat (sauf blanc)
- Glace, sorbet (ce qui est gelé en bouche)
- Levure : pain, brioche, gâteau
- Noix, figue et datte
- Produits laitiers, y compris yaourt et fromage
- Raisin
- Viandes grasses
- Viandes et charcuteries traitées aux nitrites
- Poisson et viande fumés : canard, jambon, hareng, saumon, truite…
- Additifs à risque pour vous, par exemple le glutamate (« E620 » et suivants)
- Attention au café et au thé, susceptibles de déclencher les maux de tête ou les traiter, selon les cas.

POUR LES ENFANTS, MÉFIEZ-VOUS DE...

- Blé
- Chocolat
- Fromage
- Maïs
- Œuf
- Orange
- Porc
- Tomate

Eux aussi peuvent souffrir de maux de tête répétés, et même de migraines.

LE COACH VOUS RECOMMANDE

Marche rapide fractionnée
Qi gong
Yoga

LE JOUR PARFAIT

PETIT-DÉJEUNER

- Infusion de menthe
- Muesli et lait de soja
- 1 poire

15 MINUTES

MARCHE RAPIDE FRACTIONNÉE

- Alternez des phases de marche rapide et des phases plus lentes.
- Commencez par marcher d'un bon pas pendant 5 minutes pour augmenter progressivement votre fréquence cardiaque.
- Puis, pendant 3 minutes, accélérez le pas en marchant au moins 2 fois plus vite. Maintenez un rythme régulier pendant ces 3 minutes, puis relâchez votre effort en ralentissant votre rythme de moitié pendant 2 minutes.
- Reprenez ensuite votre marche plus rapide pendant à nouveau 3 minutes avant de faire redescendre votre rythme cardiaque en marchant doucement pendant les 2 dernières minutes.

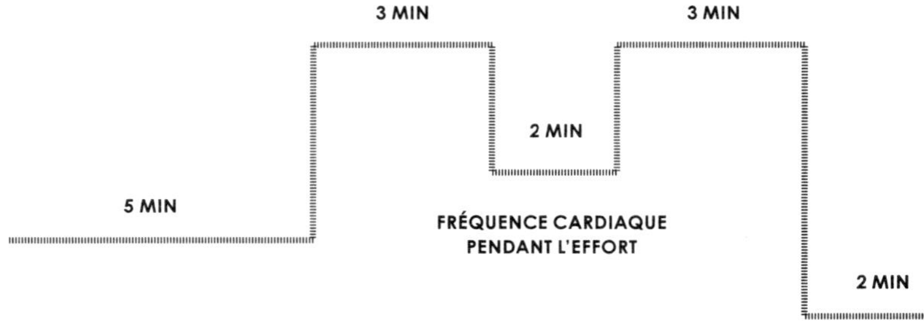

MA TISANE MAGIQUE

Infusion de romarin (Thermos si au travail)

DÉJEUNER

- Tartare de saumon à l'aneth
- Mâche aux noix et à l'huile de noix
- Fraises à la menthe
- Café (sans sucre)

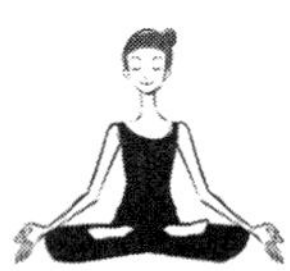

1 minute de pause magique

Fermez les yeux pour vous extraire à la fois de l'espace et du temps, et respirez profondément, tranquillement.

COLLATION

- Infusion de mélisse
- 6 amandes

DÎNER

- Moules marinières
- Pourpier (ou roquette ou mâche) avec ail et oignon
- Gâteau de semoule
- Infusion de gingembre frais sucrée au miel

MÉNOPAUSE (PRÉVENTION OSTÉOPOROSE)

La ménopause n'est pas une maladie, quoi que l'on vous dise sur ce sujet ; de même que la puberté d'ailleurs, c'est une étape normale et naturelle dans la vie d'une femme. Mais les modifications hormonales qui l'accompagnent peuvent fragiliser os et cœur, et provoquer des troubles de la libido, de la peau, de l'humeur, etc. Certains aliments renferment des composés dits « hormone-like » (= « comme nos hormones ») susceptibles de limiter nos « grands écarts hormonaux », ce qui explique leur utilité contre les bouffées de chaleur par exemple (soja). D'autres aident à mieux contrôler son tour de taille et à éviter les fameux « kilos-ménopause ». D'autres encore, riches en bons gras, protègent le cœur, organe clé à surveiller spécialement après la ménopause. Mais tous ces aliments ne peuvent fonctionner qu'à condition d'avoir une flore intestinale en bon état, il faut donc également la prendre en compte dans notre liste de courses.

De l'importance de l'équilibre acido-basique pour protéger son squelette

Et en toile de fond, surtout, veiller à un bon équilibre acido-basique. Concrètement, à chaque fois que vous avalez un morceau de viande (ou d'œuf, de poisson, de crevette...), il faut consommer 3 ou 4 portions de légumes verts, qui « tamponnent » l'acidité générée par la dégradation des protéines. C'est ESSENTIEL, surtout à la ménopause, car trop d'acidité « ronge » l'os, comme lorsque vous plongez une coquille de calcium (par exemple une coquille d'œuf, mais ça marche aussi avec une coquille d'huître, de praire...) dans un verre de jus de citron ou de vinaigre : elle se dissout ! Avec le déséquilibre acido-basique, même chose : pour tamponner un excès d'acidité provoqué par la dégradation des « viandes » (au sens large), le corps a besoin de minéraux alcalinisants (potassium, magnésium...) et de bicarbonates qu'il trouve dans les légumes verts et aussi dans les fruits frais. Si vous n'en mangez pas suffisamment, le corps ira chercher ailleurs ces minéraux alcalinisants, c'est-à-dire là où ils se trouvent... dans l'os ! Eh oui, le squelette est constitué en grande partie de minéraux, vous le savez n'est-ce pas ?

Quant à l'activité physique, si elle est essentielle tout au long de la vie, c'est peut-être un moment charnière encore plus important au moment de la ménopause. Bouger suffisamment et à un bon rythme est la condition *sine qua non* d'un bon état général : un cœur en meilleure santé, moins de risque d'ostéoporose, d'arthrose et autres douleurs, une bonne circulation sanguine et lymphatique, une meilleure estime de soi et une meilleure humeur, un joli teint et une belle peau, un corps plus ferme, plus souple et plus fort (plus musclé et plus apte à se défendre contre les maladies). Vous avez encore la vie devant vous, faites en sorte qu'elle soit belle !

VOTRE LISTE DE COURSES (à photocopier et à emporter dans votre poche ou à télécharger, voir p. 360)

Petit-déjeuner	Déjeuner	Dîner	Et bien sûr...
❒ Thé vert	❒ Crudités	❒ Artichaut	❒ Infusions (verveine, sauge, aubépine ou rooibos)
❒ Œufs	❒ Citron	❒ Noix de pétoncle	❒ Chocolat noir
❒ Pain noir	❒ Sardines à l'huile d'olive	❒ Brocoli	❒ Huile d'olive
❒ Fruits rouges	❒ Noix	❒ Spaghettis complets	❒ Huile de noix
❒ Banane	❒ Germes de blé	❒ Ananas frais	❒ Vinaigre de vin (ou de cidre)
	❒ Cerfeuil	❒ Cannelle	❒ Sel
	❒ Avocat		❒ Poivre
	❒ Yaourt à l'acidophilus		

☺ ALIMENTS CONSEILLÉS

- Anis vert, cumin, sauge
- Céréales complètes : pain intégral, noir ou, à la rigueur, complet, pâtes complètes, riz complet, germes de céréales, avoine (flocons complets)
- Fruits de mer (coquillages et crustacés)
- Fruits et légumes à chaque repas : pas un déjeuner ou un dîner sans salade, légume cuit et fruit. Les indispensables : choux, cresson, persil, cerfeuil, brocoli+++, oignon+++, avoine, fenouil, pissenlit, épinard, ananas (y compris le jus)+++, pomme+++, poire, pêche, raisin, agrumes, figue
- Cœur d'artichaut, asperge, topinambour, chicorée, choucroute (le chou, par la charcuterie !) et autres végétaux riches en prébiotiques (bons pour la flore intestinale)
- Graines de lin
- Huiles d'olive, de noix, de noisette, d'avocat
- Lentille, haricot sec
- Noisette, noix, amande
- Poissons gras (saumon, maquereau, hareng, sardine…) : augmenter les quantités et la fréquence en hiver car il y a moins de lumière
- Produits laitiers (avec modération, 2 par jour maxi, avec une préférence pour les yaourts et autre lait fermenté)
- Réglisse (déconseillée en cas d'hypertension)
- Sardines en boîte avec arêtes (égouttez soigneusement)

- Sel de potassium (en pharmacie ou boutiques diététiques et spécialisées) pour remplacer le sel traditionnel (à voir avec votre médecin)
- Soja et produits dérivés (tofu…)
- Eau riche en magnésium à alterner avec eau riche en calcium
- Thé (surtout vert)
- Smoothies (jus de fruits total avec la peau, les pépins, etc. sans sucre ajouté) et smoothies verts (jus de légumes ou jus mi-légumes mi-fruits, préparés à la centrifugeuse ou, dans l'idéal, à l'extracteur de jus à la maison)

ALIMENTS DÉCONSEILLÉS

- Beurre cuit (le beurre cru sur les tartines du matin est au contraire recommandé)
- Colas et tous sodas, avec ou sans sucre
- Produits laitiers au lait entier
- Sel et aliments renfermant beaucoup de sel caché (aliments lyophilisés, soupes en poudre, plats industriels préparés y compris les salades, charcuteries, cornichon et autres pickles…), pain de médiocre qualité
- Sucres « rapides » (aliments à index glycémique élevé) sous toutes leurs formes : bonbon, biscuit, soda, jus de fruits, confiture, farine blanche, pain blanc, céréales raffinées (riz blanc et pâtes blanches, surtout à cuisson rapide), purée. Voir tableau complet p. XXX.
- Viande rouge en excès (c'est-à-dire plus de 2 fois par semaine) et viandes transformées en général (raviolis en boîte, boulettes, lasagnes…)
- Aliments acidifiants (viandes, céréales raffinées, tous les produits à base de sucre et de lait, d'une manière générale, excès de protéines sans compensation avec des légumes verts)
- Alcool (mais d'accord pour 1 verre de vin rouge/jour)
- Café

LE COACH VOUS RECOMMANDE

Marche rapide fractionnée
Sport en salle (cours collectifs type abdos-fessiers)
Saut à la corde

LE JOUR PARFAIT

PETIT-DÉJEUNER

- Thé vert
- 2 œufs coques, mouillettes de pain noir
- Smoothie 100 % fruits (pas de lait)

15 MINUTES

MARCHE RAPIDE FRACTIONNÉE

La ménopause est un moment critique qu'il faut savoir anticiper si l'on souhaite conserver la pleine possession de ses moyens et éviter les désagréments quotidiens de cette phase. Le sport vous aidera à lutter contre ses « symptômes » désagréables.

Pratiquez régulièrement une activité d'endurance comme la marche rapide fractionnée. Deux avantages :
> Les bouffées de chaleur seront réduites et, pour certaines, disparaîtront complètement. L'activité vasculaire est en cause dans les bouffées de chaleur. La vasodilatation des vaisseaux laisse affluer plus de sang à la surface de la peau et ainsi provoque un réchauffement de l'organisme. En pratiquant une activité cardio régulière, vous entretenez votre système cardiaque et ainsi limitez cette dilatation des vaisseaux. De plus, le surpoids est une des causes des bouffées de chaleur. En contrôlant votre poids, vous maîtrisez ce symptôme.
> Ce type d'activité, surtout à impact, participe très activement à la prévention de l'ostéoporose. Marcher rapidement ou courir favorise la prise de masse osseuse ET stoppe au contraire sa perte, limitant ainsi l'ostéoporose.

- Alternez des phases de marche rapide et des phases plus lentes.
- Commencez par marcher d'un bon pas pendant 5 minutes pour augmenter progressivement votre fréquence cardiaque.
- Puis, pendant 3 minutes, accélérez le pas en marchant au moins 2 fois plus vite. Maintenez un rythme régulier pendant ces 3 minutes, puis relâchez votre effort en ralentissant votre rythme de moitié pendant 2 minutes.
- Reprenez ensuite votre marche plus rapide pendant à nouveau 3 minutes avant de faire redescendre votre rythme cardiaque en marchant doucement pendant les 2 dernières minutes.

Alternez 1 jour sur 2

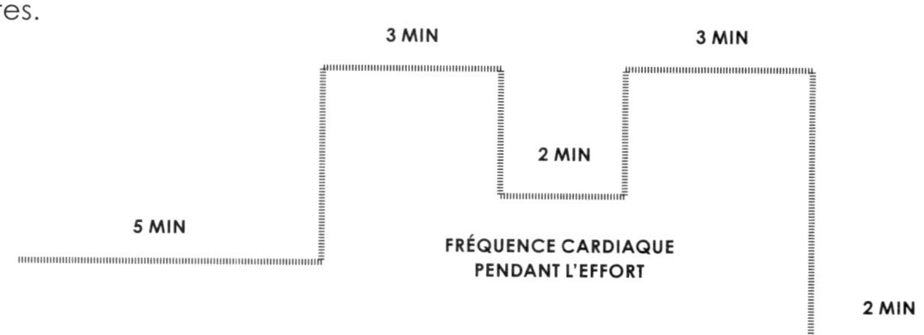

15 MINUTES

ABDOS ET GAINAGE

À la ménopause, un autre phénomène se produit : la modification de la répartition des graisses dans le corps. Jusqu'à présent, elles étaient situées au niveau des cuisses et des fesses (forme gynoïde typiquement féminine). À partir de la ménopause, les hormones féminines n'étant plus produites comme par le passé, on observe une modification des graisses avec une prise au niveau du ventre (forme androïde, plus masculine). Il est temps d'agir pour éviter de voir apparaître une petite bouée disgracieuse et délétère pour la santé. Cap sur les exercices « Gros Ventre » : des abdominaux et du gainage.

Exercice n° 1 : Sautez à la corde comme Rocky Balboa

D'une manière générale, tous les sports cardio (course à pied, vélo, natation, rameur…) sont excellents pour éliminer les calories superflues. La corde à sauter est reine dans cette discipline car en plus de vous faire transpirer à grosses gouttes, vous travaillez vos abdominaux. En effet, le mouvement vous contraint à gainer votre sangle abdominale pour vous permettre de ne pas vous prendre les pieds dans la corde.

Comment pratiquer la corde à sauter comme un champion de boxe ?

- Commencez déjà par bien choisir votre corde à sauter. Prenez-en une en nylon, plus légère et donc plus facile à manœuvrer. Ensuite, adaptez la longueur. Pour cela, placez un pied au milieu de la corde, relevez les poignées vers le haut, le long du corps. Il faut que les poignées arrivent au niveau de l'épaule.
- Pour sauter à la corde, il faut d'abord rentrer le ventre et contracter les abdominaux. Pour maîtriser les sauts et l'équilibre, ne remontez pas les talons au niveau des fesses mais conservez les jambes relativement droites pour ne fléchir que légèrement le genou. Commencez par sauter sur un seul pied à chaque rotation de la corde, alternativement, 2 fois sur le pied droit, puis 2 fois sur le gauche. Réalisez au moins 5 sessions de 30 secondes.

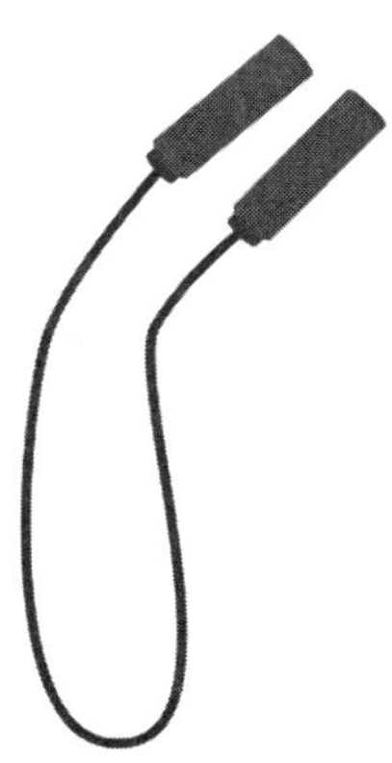

Exercice n° 2 : Des abdos en béton

1er mouvement :

- Rapprochez vos genoux vers votre ventre afin de former un angle droit.
- Placez vos mains sur vos tempes et non derrière la nuque (pour éviter de tirer sur vos cervicales), décollez les épaules du sol et réalisez de petits mouvements de flexion en relevant votre buste vers vos genoux.
- Faites 3 séries de 20 mouvements.

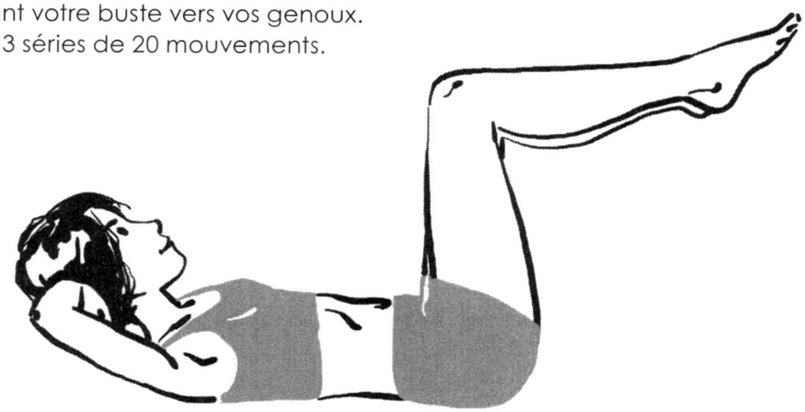

2e mouvement

- Allongez-vous sur le dos et tirez vos genoux vers votre ventre.
- Pédalez avec les jambes vers l'avant puis vers l'arrière, en allongeant bien les jambes.
- Répétez ce mouvement 20 fois dans un sens, puis 20 fois dans l'autre.

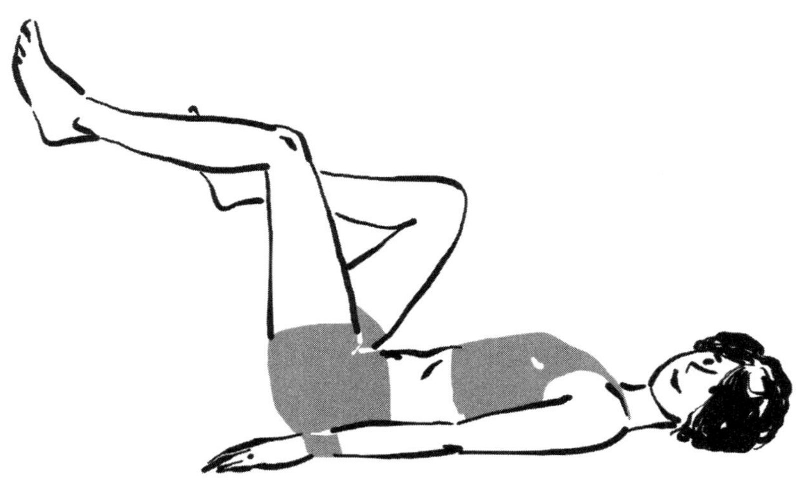

Exercice n° 3 : Dur comme une planche en bois !

- Munissez-vous d'une serviette ou d'un tapis de sol
- Prenez appui sur le sol avec vos avant-bras et la pointe des pieds (plus vous les écarterez, plus l'exercice sera facile). Maintenez la position 30 secondes, reposez-vous 30 secondes puis répétez 3 fois de plus cet exercice.

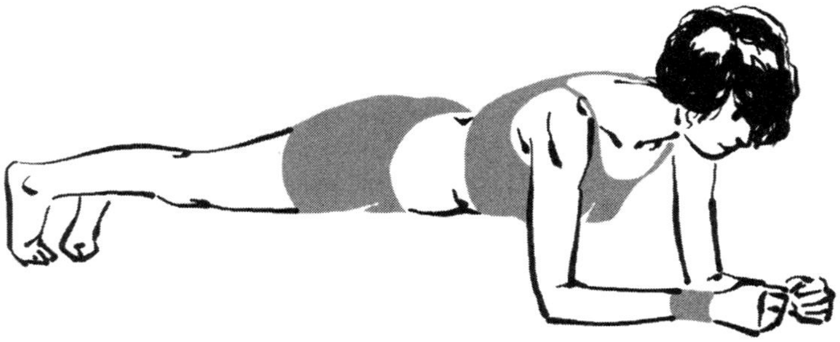

MA TISANE MAGIQUE

Infusion d'aubépine

DÉJEUNER

- Belle assiette de crudités avec huile d'olive et filet de citron (pas de sauce toute prête)
- Sardines à l'huile égouttées, noix, germes de blé, cerfeuil
- ½ avocat
- Yaourt à l'acidophilus
- Infusion de sauge

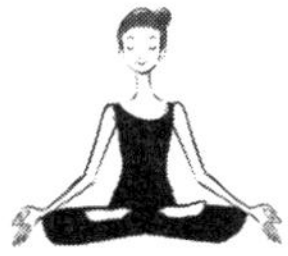

1 minute de pause magique

Fermez les yeux pour vous extraire à la fois de l'espace et du temps, et respirez profondément, tranquillement.

MA TISANE MAGIQUE

Infusion de sauge

DÎNER

- Cœur d'artichaut et vinaigrette
- Noix de pétoncle, brocolis, spaghettis complets
- 3 tranches d'ananas frais saupoudrées de cannelle (pas de sucre)
- Infusion de verveine

POIDS (POUR EN PRENDRE)

ALIMENTATION

Tandis que la course (fractionnée) à la minceur frise parfois l'hystérie collective, on en oublie tous ceux et toutes celles qui, au contraire, souhaitent prendre du poids, s'étoffer. Contrairement à ce que l'on pourrait imaginer, ce challenge est très délicat à remporter car, certes, il s'agit d'augmenter les apports caloriques, mais il ne s'agit pas de grossir n'importe comment en s'abîmant la santé ! L'option « quiche/frites/barre chocolatée/soda » est donc une très mauvaise idée. En revanche, la fréquentation d'une salle de sport (ou de la piscine, la plage ou le bois à côté de chez vous) est vivement recommandée, car pour prendre de jolies formes, fabriquer du muscle est impératif.

D'un point de vue strictement alimentaire, il y a 3 cas de figure :
1) Vous avez perdu du poids suite à un événement particulier : choc, grossesse (si, si, ça existe !), maladie… vous devriez pouvoir le retrouver assez facilement.
2) Votre constitution est maigre, vous êtes « fait comme ça » : inutile de vous cacher que pour votre cas, ce n'est pas gagné… mais pas non plus perdu : il y a moyen de faire quelque chose à condition d'être motivé.
3) Vous perdez du poids régulièrement depuis quelque temps sans cause particulière, là c'est direction le médecin.

SPORT

Prendre du poids lorsque l'on est naturellement fin et menu est une tâche ardue, mais pas impossible. L'alimentation apportera le carburant nécessaire mais si vous ne l'utilisez pas de la bonne façon, votre organisme le stockera sous forme de graisse. Ce n'est évidemment pas ce que vous recherchez. Une prise de poids harmonieuse en muscle passe évidemment par un entraînement adéquat.

Attention : si vous cherchez à « prendre de la masse » pour être plus performant (plus fort, plus endurant…) dans votre discipline, il est indispensable de vous faire suivre par un professionnel du sport, et pas par n'importe quel coach. En effet, une prise de masse au mauvais endroit peut-être contre-productive pour vous : dans certaines disciplines, il faut plutôt gagner en rapidité et en vélocité qu'en masse, sinon vous risquez de vous blesser, de perdre en vitesse et en souplesse, voire de changer de catégorie à votre corps défendant.

Et, s'il vous plaît, ne faites rien de dangereux allant contre vos besoins physiologiques (dopage, prise exagérée de protéines, notamment en poudre, aux conséquences dramatiques à moyen terme).

VOTRE LISTE DE COURSES (à photocopier et à emporter dans votre poche ou à télécharger, voir p. 360)

Petit-déjeuner

- ❒ Chocolat en poudre (ou thé ou café)
- ❒ Lait
- ❒ Riz au lait
- ❒ Banane
- ❒ Pâte à tartiner au praliné (maison)

Déjeuner

- ❒ Haricots verts
- ❒ Steak haché
- ❒ Œuf
- ❒ Pâtes
- ❒ Fromage râpé
- ❒ Tomate
- ❒ Persil
- ❒ Mousse au chocolat
- ❒ Clémentine

Dîner

- ❒ Escalope
- ❒ Petits pois
- ❒ Maïs
- ❒ Endive
- ❒ Noix
- ❒ Raisins secs
- ❒ Pain
- ❒ Roquefort
- ❒ Flan à la noix de coco

Et bien sûr...

- ❒ Infusions (verveine ou rooibos)
- ❒ Chocolat noir
- ❒ Huile d'olive
- ❒ Huile de noix
- ❒ Vinaigre de vin (ou de cidre)
- ❒ Sel
- ❒ Poivre

Collation

- ❒ Fruits secs (dont dattes, figues, ananas...)
- ❒ Noix, noisettes
- ❒ Infusion de fenugrec

Collation

- ❒ Fromage blanc
- ❒ Céréales(muesli par exemple)
- ❒ Miel
- ❒ Œuf ou jambon ou jambon de dinde
- ❒ Fruit

☺ ALIMENTS CONSEILLÉS

- Protéines+++* en ciblant bien ses acides aminés, surtout la L-glutamine les acides aminés ramifiés (ou branchés, voir p. 126) : L-leucine, L-isoleucine, L-valine, aussi appelés BCAA(= pour prendre de la masse musculaire). Volaille, lait écrémé en poudre, blanc d'œuf, poisson. Ne tombez pas dans l'excès cependant !
  - L-leucine : bœuf+++, céréales complètes, farine complète ou farine de soja, fève, fromage (surtout gouda)+++, noix, petit-lait (liquide surnageant au-dessus du yaourt), poulet+++, riz complet, viandes
  - L-isoleucine : amande, graines, lentille, noix, œuf, pois chiche, poisson, poulet, seigle, soja (graines, tofu...), viande
  - L-valine : cacahuète et beurre de cacahuète, champignons, fromage, fromage blanc, lait, soja (graines, tofu...), viande, yaourt
- Aliments caloriques (mais bons pour la santé !) : noix, fruits secs, oléagineux, graines

* Il est beaucoup plus facile d'atteindre de hauts niveaux d'acides aminés branchés en consommant des produits d'origine animale, mais c'est possible aussi malgré tout en étant végétarien, voire végétalien, à condition de bien comprendre et maîtriser les apports protéiques d'origine végétale.

- Légumes verts en grande quantité. Certes ils sont pauvres en protéines, certes ils ne participent pas beaucoup à l'élaboration des muscles, mais ils évitent un déséquilibre acido-basique, très mauvais pour la santé (et même pour les muscles, qui sont alors douloureux !). Plus vous augmentez vos apports en protéines (« pour faire du muscle »), plus vous devez veiller à consommer de légumes verts et, aussi, de fruits frais
- Fenugrec (conseillé en cure) pour plus d'appétit si besoin
- Faire 3 repas + 2 collations par jour

ALIMENTS DÉCONSEILLÉS

- Plats tout préparés, caloriques mais déséquilibrés (trop salés, mauvaises graisses… et peu de saveurs : ne développent pas la gourmandise)
- Tabac (fumer maintient artificiellement un poids au-dessous de la normale)
- Tous aliments synthétiques pour « prendre de la masse », vendus en boutiques de sport et magasins spécialisés (= nous recommandons exclusivement les « vrais aliments »).
- Aliments sucrés, et gras sucrés (bonbons, barres chocolatées, desserts... l'exemple type du mauvais réflexe)
- Boissons sucrées (toutes, y compris le jus de fruits)

LES CONSEILS EN +

> Le sommeil est important pour la prise de masse musculaire. Ne souriez pas, c'est vrai ! Bien dormir = muscle ! En réalité, c'est pendant le sommeil, après une séance de musculation ou d'un sport quelconque que le corps est en phase de récupération. Il ne fait pas rien pendant cette phase : il répare et régénère les muscles « abîmés », « malmenés » pendant le sport, et c'est justement à ce moment-là que l'on « prend de la masse ».

> Faites vous plaisir ! Plaisir + jolie résentation + bonne compagnie = prolongement du repas à table. Très bien !

LE COACH VOUS RECOMMANDE

TRX
Judo et autres sports de combat
Rugby

LE JOUR PARFAIT

PETIT-DÉJEUNER

- Chocolat au lait ou thé ou café
- Riz au lait
- Banane avec pâte à tartiner au praliné

COLLATION

- Fruits secs (dont dattes, figues, ananas…)
- Noix, noisettes (pas trop, pour arriver au déjeuner avec appétit)
- Infusion de fenugrec

DÉJEUNER

- Salade de haricots verts tièdes, vinaigrette
- Steak haché avec œuf à cheval, pâtes au fromage, tomate poêlée avec persil
- Mousse au chocolat
- 1 clémentine

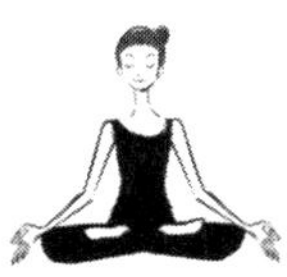

1 minute de pause magique

Fermez les yeux pour vous extraire à la fois de l'espace et du temps, et respirez profondément, tranquillement.

COLLATION

30 minutes avant la séance de sport

- 1 bol de fromage blanc avec des céréales dedans (muesli par exemple), miel

Entre 0 et 30 minutes après la séance de sport :

- 1 œuf ou 1 tranche de jambon ou 1 tranche de jambon de dinde (ou toute autre forme de protéine bien assimilée)
- 1 fruit (l'association protéine + glucide dans les minutes qui suivent un entraînement sportif facilite la « prise de masse »)

15 MINUTES — POMPES ET SQUAT

Pour créer du muscle, il faut s'entraîner dur et surtout régulièrement si vous souhaitez que les résultats soient visibles. Pour gagner en masse musculaire, il est nécessaire de travailler avec des charges plus lourdes que d'habitude pour forcer l'organisme à créer de nouvelles fibres musculaires. Travailler avec le poids du corps est une excellente chose. Cela évite de se blesser en portant des charges trop lourdes comme des barres chargées de fonte.

Voici deux mouvements pour gagner rapidement en muscles.

Exercice n° 1 : Les pompes
Certainement l'exercice musculaire le plus connu, ce mouvement a l'avantage de travailler de nombreux groupes musculaires : pectoraux, triceps, épaules et même abdominaux et fessiers.
Comment bien pratiquer les pompes ?

- L'exercice doit se faire avec les mains écartées, le buste relevé en prenant appui sur la pointe des pieds et la paume des mains.
- Le buste doit descendre au ras du sol sans le toucher. Les abdominaux restent bien gainés pour bien maintenir le dos droit.
- Réalisez 4 séries de 10 pompes et augmentez progressivement le nombre de pompes par série. Pour les débutant(e)s, prenez appui sur les genoux et non sur la pointe des pieds, le mouvement sera plus facile car il y aura moins de poids à soulever.

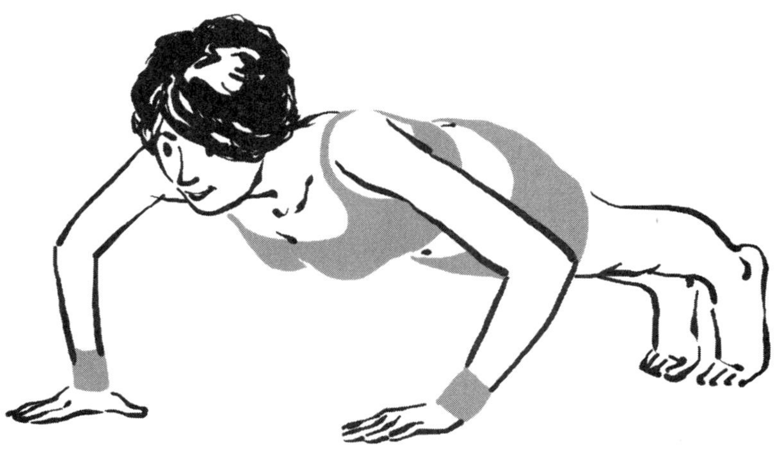

Exercice n° 2 : Les squats

Le squat est l'exercice de base qui sollicite de nombreux groupes musculaires, comme pour les pompes. Si vous souhaitez prendre du poids et donc du muscle, il ne faut pas négliger les muscles du bas du corps, car ils sont grands et donc font vite la différence sur la balance. De plus, il est important d'équilibrer la silhouette et ne pas travailler que le haut du corps.

- ▶ Vous avez juste besoin d'un manche à balai. L'important est de le garder en équilibre sur vos épaules. Le mouvement s'effectue accroupi, le dos droit, légèrement penché vers l'avant. Vous devez vous relever doucement grâce à la pression des quadriceps.
- ▶ Réalisez 4 séries de 10 squats. Si vous trouvez l'exercice trop facile, vous pouvez ajouter des lests à l'extrémité du manche comme deux sacs plastiques contenant une bouteille d'eau de 1,5 litre. Ou, bien sûr, deux « vrais » haltères si vous avez envie d'investir un peu dans du matériel adapté.

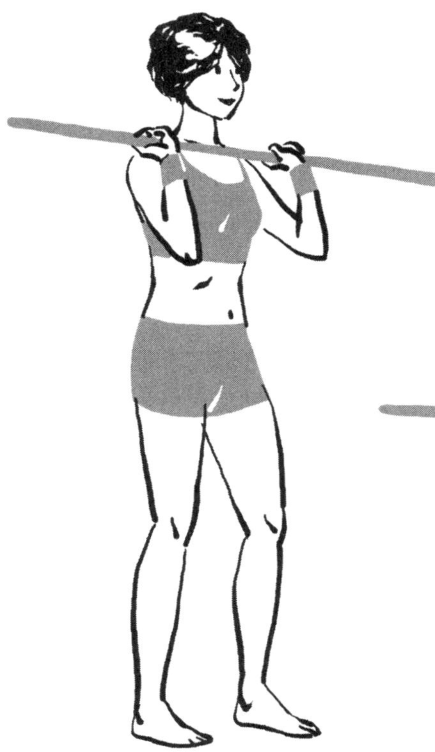

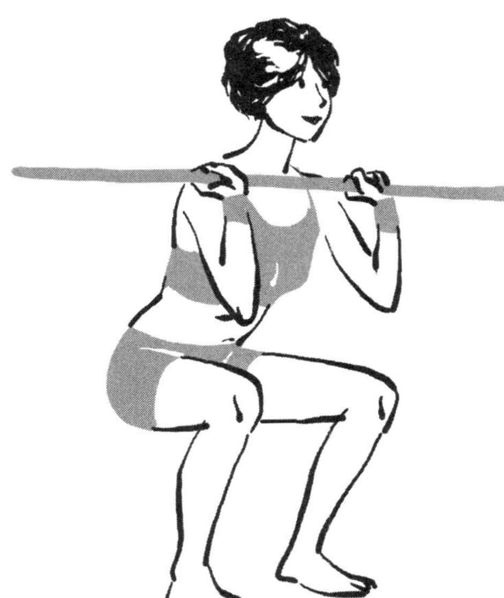

🕘 DÎNER

🍴 Escalope poêlée, petits pois et maïs
🍴 Endives aux noix, huile de noix, raisins secs
🍴 Pain, roquefort
🍴 Flan à la noix de coco
☕ Infusion de fenugrec

POITRINE (TONIFIER)

Comme toujours, c'est lorsqu'on a la chance d'avoir une poitrine tonique et ferme qu'on n'en est pas consciente. Autrement dit, quand on est jeune, pour mettre les pieds dans le plat. Mais les années passent et le décolleté a tendance à être moins pigeonnant… sauf que là, vraiment, ce n'est pas une fatalité. Oui, c'est plus difficile, et oui, contrairement à une jeune fille, il est nécessaire de faire des efforts pour. Mais ils sont très payants !

VOTRE LISTE DE COURSES (à photocopier et à emporter dans votre poche ou à télécharger, voir p. 360)

Petit-déjeuner	Déjeuner	Dîner	Et bien sûr…
❒ Thé ❒ Œufs ❒ Pain complet ❒ Yaourt ❒ Pêche ou orange	❒ Lentilles ❒ Oignon ❒ Crevettes roses ❒ Petits légumes ❒ Poire	❒ Avocat ❒ Mélange de céréales/ légumineuses/ graines diverses ❒ Épinards ❒ Crème légère ❒ Pomme ❒ Noix	❒ Infusions (verveine ou rooibos) ❒ Chocolat noir ❒ Huile d'olive ❒ Huile de noix ❒ Vinaigre de vin (ou de cidre) ❒ Sel ❒ Poivre

☺ ALIMENTS CONSEILLÉS

- Aliments riches en protéines animales et en zinc – poissons (tous), coquillages et crustacés, les œufs (5 par semaine maxi, avec le jaune surtout), viande (volailles et viande blanche pour le quotidien + 2 plats de viande rouge par semaine) à CHAQUE repas. Recommandés car riches en créatine (protéines « spécial muscles ») : hareng, porc, bœuf, saumon, thon et morue
- Aliments riches en protéines végétales (pour compléter encore l'apport en protéines) :
  - Céréales : avoine, blé, épeautre, kamut, maïs, millet, orge, quinoa, riz, sarrasin, seigle
  - Légumes secs : coco, dolic, fève, flageolet vert, haricot, lentille, lingot, pois cassé, pois chiche, soja
  - Graines : anis, arachide, citrouille, colza, lin, melon, sésame, soja, tournesol – à grignoter à l'apéritif, comme des cacahuètes, ou à glisser dans les salades, plats, desserts…

- Oléagineux : amande, cacahuète, noix, noisette, pistache, pignon de pin
- Autres bonnes graisses : avocat, olive, graines de chia, de sésame, de pavot…

- Petit-lait (le lait qui surnage sur les yaourts et les fromages blancs)
- Fromage et/ou œuf et/ou jambon au petit-déjeuner
- Fruit frais : 3 par jour, avec une préférence pour les petits fruits très colorés (myrtille, cassis…)
- Légumes verts : accompagnant systématiquement les plats de poisson, viande, etc. (ex : évitez steak/pâtes ou steak/frites, préférez steak/haricots verts)
- Légumes crucifères (principalement toute la famille des choux) : ils réduisent l'action « antitestostérone » des hormones féminines
- Levure de bière (à saupoudrer sur les plats)
- Spiruline (dans des jus verts, smoothies...)
- Eau minérale très riche en magnésium

ALIMENTS DÉCONSEILLÉS

- Régime drastique ou végétarien mal équilibré en protéines
- Alimentation exclusivement crue (les protéines sont bien mieux assimilées lorsqu'elles sont cuites)

LE CONSEIL EN +

Tous vos efforts de raffermissement seront vains si : 1) vous continuez à exposer votre décolleté au soleil, 2) vous fumez. Ces deux ennemis mortels de la peau détruisent implacablement le collagène. Choisissez votre camp !

LE COACH VOUS RECOMMANDE

Sport en salle (machines)
Stand-up paddle
Judo et autres sports de combat

POITRINE (TONIFIER)

LE JOUR PARFAIT

PETIT-DÉJEUNER

- Thé
- Œufs au plat et pain complet
- Yaourt (consommer le petit-lait en surface)
- 1 pêche

15 MINUTES

PECTORAUX

Pour bien tonifier sa poitrine, il est important de travailler les pectoraux. C'est cette chaîne de muscles qui soutient la poitrine. Voici trois exercices très efficaces :

Exercice n° 1 : Les pompes

- L'exercice doit se faire avec les mains écartées, le buste relevé en prenant appui sur la pointe des pieds et la paume des mains.
- Le buste doit descendre au ras du sol sans le toucher. Les abdominaux restent bien gainés pour bien maintenir le dos droit.
- Réalisez 4 séries de 10 pompes et augmentez progressivement le nombre de pompes par série. Pour les débutant(e)s, prenez appui sur les genoux et non sur la pointe des pieds, le mouvement sera plus facile car il y aura moins de poids à soulever.

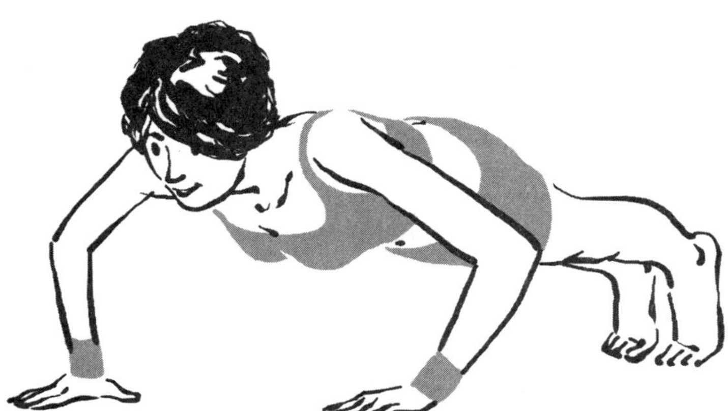

Exercice n° 2 : Le développé-couché

- Allongée sur le dos, saisissez un manche à balai avec les mains écartées de la largeur des épaules. Relevez vos genoux à angle droit pour bien plaquer votre dos au sol. Poussez sur vos bras en expirant pour remonter le manche et inspirez en abaissant le manche jusqu'à ce que celui-ci touche votre poitrine.
- Réalisez 5 séries de 20 mouvements

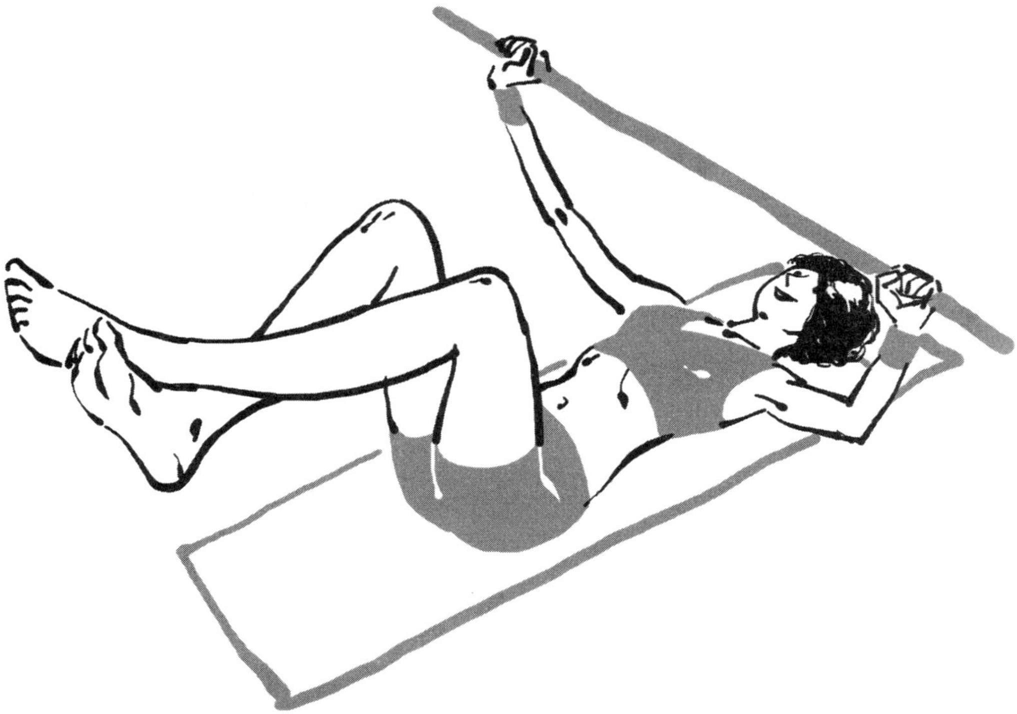

Exercice n° 3 : Pull-over

- Allongée sur le dos, prenez une bouteille de 1,5 litre à deux mains et amenez la bouteille derrière votre tête en essayant de descendre aussi bas que possible puis remontez.
- Réalisez 4 séries de 10 mouvements

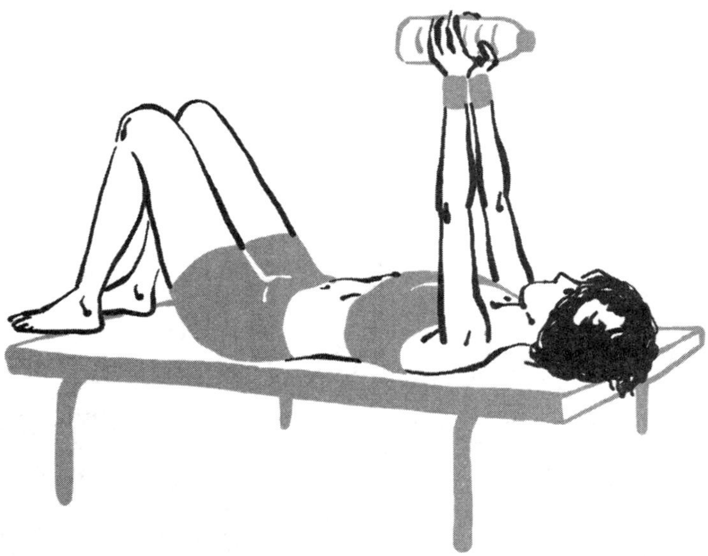

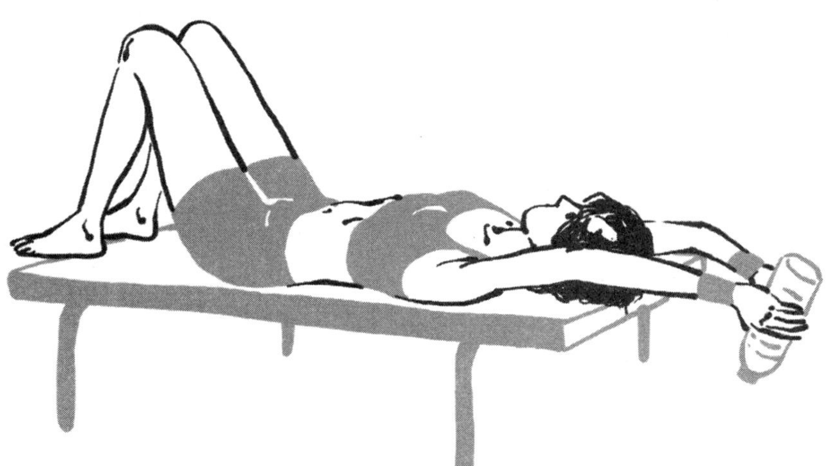

MA TISANE MAGIQUE

Infusion de rooibos

DÉJEUNER

- Salade de lentilles, oignon
- Poêlée de crevettes roses avec mélange de petits légumes
- Poire pochée

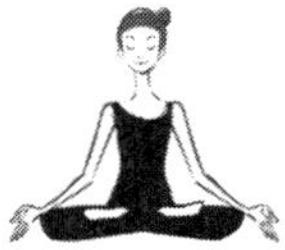

1 minute de pause magique

Fermez les yeux pour vous extraire à la fois de l'espace et du temps, et respirez profondément, tranquillement.

MA TISANE MAGIQUE

Infusion de rooibos

DÎNER

- Avocat au poivre
- Mélange de céréales/légumineuses/graines diverses, bol d'épinards à la crème
- 1 pomme
- 3 noix
- Infusion de verveine

RÉGIME PALÉOLITHIQUE (REVENIR À UNE VIE NATURELLE)

ALIMENTATION

Le régime paléo[*], c'est manger comme le faisaient nos ancêtres du paléolithique, c'est-à-dire il y a environ 3 millions d'années. Une époque où, grosso modo, l'homme mangeait ce qu'il trouvait, donc beaucoup de végétaux (c'était le plus facile à cueillir et à consommer), des œufs (facile aussi), du poisson et des fruits de mer (quand il vivait au bord de l'eau) et enfin de la viande (quand la chasse était propice et relativement sans danger). Et époque à laquelle s'est constitué notre génome. Lequel a peu évolué, contrairement à notre alimentation et à nos conditions de vie, d'où un décalage de plus en plus grand entre nos besoins et ce que nous apportons à notre corps. Aujourd'hui, nos aliments sont industrialisés au maximum, avec des ribambelles d'additifs et autres résidus de pesticides non reconnus par nos gènes, et même des molécules intrinsèques aux aliments, que nous considérons comme naturelles mais qui pourtant ont été, elles aussi, modifiées par l'homme (toujours pour des raisons de rendement), et sont, elles aussi, considérées comme indésirables par les gènes (le « nouveau » gluten du blé par exemple, aux molécules de plus en plus grosses et de moins en moins digestes). Résultat : de plus en plus de médecins soupçonnent cette alimentation dénaturée d'être à l'origine, ou au moins en partie responsable de nombreuses maladies comme les problèmes cardiaques, la majorité des cancers, les maladies auto-immunes (sclérose en plaques, polyarthrite rhumatoïde…) et les maladies métaboliques (diabète de type 2, obésité, surpoids…). Bien sûr, ces maladies sont multifactorielles c'est-à-dire que divers facteurs sont impliqués dans leur déclenchement et dans leur développement – des facteurs génétiques, environnementaux, de mauvaises habitudes de vie (sédentarité, tabac, alcool, manque de sommeil…). Mais l'alimentation tient une bonne place dans ce triste palmarès, et peut même « réveiller » de « mauvais gènes », capables de déclencher une maladie, alors qu'une meilleure alimentation aurait laissé ces « mauvais gènes » endormis. Il ne s'agit donc pas de chercher le responsable « le plus important » de tous ces problèmes, mais de comprendre que tous sont liés et interagissent les uns avec les autres. Or, l'assiette est vraiment le facteur sur lequel il est le plus facile d'agir : il est facile de ne pas choisir des nuggets de poisson, des bonbons, des produits avec de longues listes d'additifs. Il est moins facile de respirer un air plus propre. Qu'observe-t-on quand on passe au régime paléo ? Pour résumer : une perte de poids plus ou moins rapide (si votre ancienne alimentation était basée sur les féculents et les glucides en général, chez vous

[*] Lire *Maigrir avec le régime paléo, c'est malin*, Leduc.s Éditions.

les résultats seront spectaculaires), un bien meilleur sommeil, une digestion hyper-facilitée et une super-énergie.

Et si, en plus, vous y ajoutez du paléo fitness, aux antipodes des mouvements modernes répétitifs « sur les machines », alors vous voilà prêt à affronter le pire. Et comme chacun sait, qui peut le plus peut le moins : si vous êtes désormais capable de faire face aux mammouths, lions et autres dangers mortels de votre ex-environnement, vous ne ferez qu'une bouchée des petits soucis contemporains.

VOTRE LISTE DE COURSES (à photocopier et à emporter dans votre poche ou à télécharger, voir p. 360)

Petit-déjeuner	Déjeuner	Dîner	Et bien sûr...
❐ Thé vert ou café	❐ Pousses d'épinards	❐ Soupe de légumes	❐ Infusions (verveine ou rooibos)
❐ Œuf	❐ Orange	❐ Colombo de veau	❐ Chocolat noir
❐ Avocat	❐ Filet mignon	❐ Courgettes	❐ Huile d'olive
❐ Amandes	❐ Carottes	❐ Banane	❐ Huile de noix
	❐ Poire	❐ Cannelle	❐ Vinaigre de vin (ou de cidre)
	❐ Vin rouge	❐ Citron	❐ Sel
			❐ Poivre

Les aliments autorisés en paléo strict

> Fruits, légumes, noix, œuf, poisson, viande.

Les aliments autorisés en slow paléo

> Ils sont beaucoup plus nombreux, et c'est ce régime paléo que nous retenons dans ce livre.

☺ ALIMENTS CONSEILLÉS EN SLOW PALÉO

- Aliments bio
- Aliments les plus nature et les moins transformés possibles
- Farine de châtaigne (= pas de farines de céréales, ou peu)
- Fruits (surtout baies+++)
- Légumes verts : le socle du régime paléo
- Noix, amande...
- Œuf (bio ou au minimum de poules élevées en plein air nourries aux grains, type Label bleu blanc cœur)

- Viandes (toutes, mais exclusivement de bonne qualité : chez le boucher et/ou bio)
- Poissons, escargots (sans beurre à l'ail), fruits de mer, oursin, poulpe…
- Produits laitiers : yaourt, fromage blanc, fromage frais, 2 à 3 par semaine
- Céréales : flocons d'avoine, riz basmati, quinoa (avec modération)
- Légumineuses : lentilles… (avec modération)
- Épices
- Herbes aromatiques fraîches ou surgelées
- Huiles végétales de fruits (avocat, olive, noix, noisette, noix de macadamia…)
- Aliments crus ou peu cuits (pas grillés)
- Miel
- Vin rouge : 1 verre par jour maxi

ALIMENTS DÉCONSEILLÉS

- Sucre, sucreries, bonbons, pâtisseries, gâteaux, « desserts » en général
- Faux sucres, édulcorants de synthèse
- Toutes préparations industrielles, surtout à base de viande/poisson (nuggets, surimi, boulettes, lasagnes, raviolis…)
- Produits laitiers en général (sauf les basiques mentionnés plus haut, en petite quantité)
- Beurre
- Huiles végétales de graines/de céréales
- Céréales en général (sauf celles mentionnées plus haut), le blé en particulier
- Boîtes de conserve et autres formes de conservation « industrielle » (frais et surgelés nature OK)
- Herbes aromatiques déshydratées
- Alcool en général (sauf vin rouge). Alcools de céréales interdits (bière…)
- Tabac

LE COACH VOUS RECOMMANDE

Marche
Course à pied
Slack

LE JOUR PARFAIT

PETIT-DÉJEUNER

- Thé vert, Earl grey ou café allongé (sans sucre ni lait)
- Œuf à la coque
- ½ avocat
- 5 amandes

15 MINUTES

L'ACTIVITÉ PHYSIQUE PALÉO

Le Paléo-fitness s'inspire de nos mouvements naturels, il est pratiqué si possible dans la nature (ou dans un square en milieu urbain). Il complète le régime paléolithique, en fait, il en fait même totalement partie. Cette activité consiste à réaliser les mouvements que pratiquaient nos ancêtres quand ils étaient obligés de chasser pour se nourrir : marcher, courir, porter, lancer, attraper, nager et se défendre. Autant d'aptitudes universelles, toutes essentielles à la vie ou à la survie de l'homme dans la nature.

Quels mouvements pratiquer pour redevenir une bête de la nature ?

Exercice n° 1 : Se déplacer beaucoup mais à un rythme lent

- Cela semble assez simple sur le papier, mais cet exercice se pratique tout au long de la journée. Vous devez vous déplacer par vos propres moyens, c'est-à-dire la marche ! Pas besoin d'aller vite, le principal est de marcher ! Essayez de marcher au moins 20 minutes par jour.

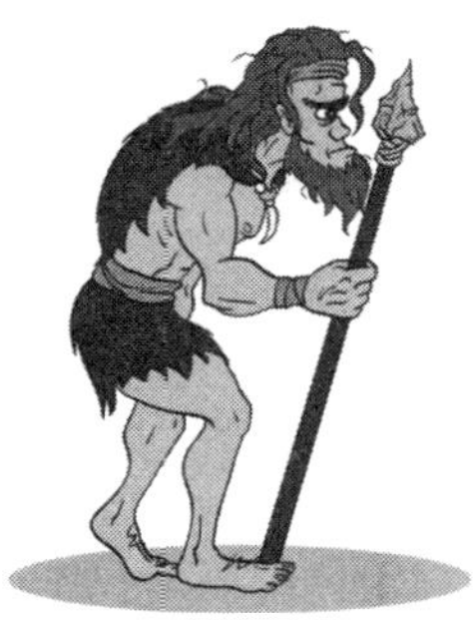

Exercice n° 2 : Soulever des objets lourds

- Pour gagner en musculature, soulevez des poids. Prenez un pack d'eau par exemple : 6 bouteilles de 1,5 litre. Saisissez le pack à deux mains et redressez-vous avec. Puis reposez-le au sol et répétez le mouvement. Reproduisez le mouvement 10 à 15 fois par jour. Essayez de porter le pack avec la force des cuisses en gardant le dos bien droit pour ne pas vous blesser.

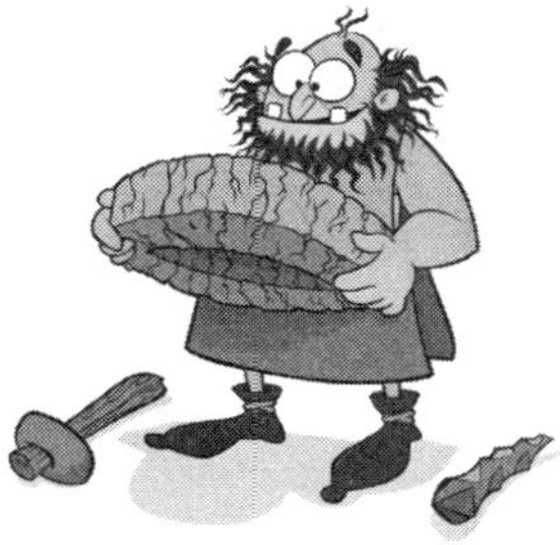

Exercice n° 3 : Sprintez !

- Eh oui ! on peut être chasseur, mais on peut aussi être chassé. Dans ce cas, il faut savoir fuir et fuir vite ! Réalisez de petites accélérations sur une distance de 100 mètres maximum. L'objectif est de sprinter aussi vite que vous pouvez. Reproduisez cet exercice 3 fois.

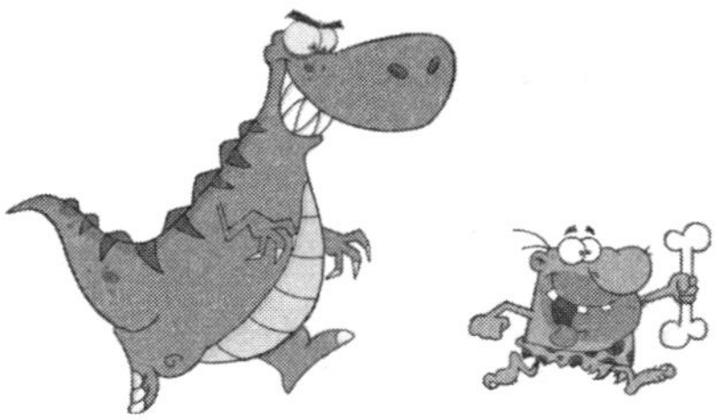

MA TISANE MAGIQUE

Infusion de rooibos

DÉJEUNER

- Salade de pousses d'épinards aux oranges
- Filet mignon aux carottes
- Poire pochée au vin rouge

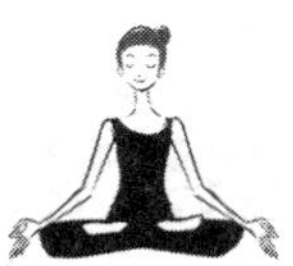

1 minute de pause magique

Fermez les yeux pour vous extraire à la fois de l'espace et du temps, et respirez profondément, tranquillement.

MA TISANE MAGIQUE

Infusion de rooibos

DÎNER

- Soupe de légumes
- Colombo de veau aux courgettes
- Banane à la cannelle et jus de citron
- Infusion de verveine

RÉTENTION D'EAU/ MAIGRIR DU BAS

Quand on garde trop d'eau dans son corps, on gonfle. C'est mathématique. On prend du poids (des kilos d'eau), des jambes (en poteau), on se plaint d'être bouffi. En dehors de l'aspect esthétique de la chose, un autre problème concerne les conséquences médicales : tout ce poids à porter, tout ce liquide à faire circuler, cela fatigue l'appareil locomoteur, le cœur, l'appareil circulatoire. « Maigrir du bas », même combat.

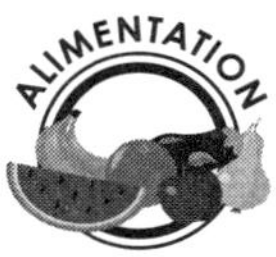

1 : on raye définitivement de son vocabulaire l'abus d'aliments trop salés et/ ou sucrés, et l'insuffisance de fruits et légumes.

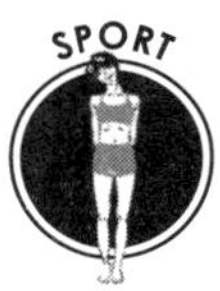

2 : on se rend le plus souvent possible à la piscine pour des séances d'*aquagym* ou, au moins, de *natation*, selon le grand principe : l'eau attire l'eau, idéale et indispensable. Et à la maison, on applique les conseils des pages suivantes à la lettre.

VOTRE LISTE DE COURSES (à photocopier et à emporter dans votre poche ou à télécharger, voir p. 360)

Petit-déjeuner	**Déjeuner**	**Dîner**	**Et bien sûr...**
❒ Thé ❒ Muesli ❒ Lait de soja ❒ Framboises (fraîches ou surgelées)	❒ Melon ou pamplemousse ❒ Poisson ❒ Aneth ❒ Pommes de terre ❒ Herbes ❒ Brocoli ❒ Poire ❒ Amandes effilées ❒ Cannelle	❒ Tomate ❒ Petits pois ❒ Champignons ❒ Calamars ❒ Clémentines ou prunes	❒ Infusions (artichaut, chiendent, ortie, reine-des-prés) ❒ Chocolat noir ❒ Huile d'olive ❒ Huile de noix ❒ Vinaigre de vin (ou de cidre) ❒ Sel ❒ Poivre

☺ ALIMENTS CONSEILLÉS

- Herbes et épices (pour remplacer le sel)
- Fruits et légumes frais ou surgelés, nature, surtout abricot (sec), agrumes (citron, orange, pamplemousse, clémentine), asperge, artichaut, banane, carotte, cassis, céleri, fenouil, légumes secs, légumes verts à feuilles, persil, pissenlit (feuilles), poireau, pomme de terre (vapeur ou à l'eau)
- Aliments riches en protéines animales – poisson, coquillages et crustacés, escargot (sans le beurre à l'ail !), œuf, viande… et en protéines végétales – céréales, légumineuses, graines, tofu… nécessaires pour le maintien en bon état des veines
- Sel gris (non raffiné) type « Guérande » (avec grande modération)
- Eau de source ou minérale très faiblement minéralisée, à alterner avec une eau minérale riche en magnésium si vous souffrez aussi de syndrome prémenstruel. 8 verres minimum par jour
- Jus de bouleau (cure drainante)
- Infusions de piloselle, queue-de-cerise, aubier de tilleul
- Thé

EXPERT EN ERGONOMIE

> Au bureau, ne croisez pas les jambes. Ou, si c'est vraiment une manie, changez régulièrement de jambe et installez un appui-pieds pour plus de stabilité sur votre siège.

☹ ALIMENTS DÉCONSEILLÉS

- Sel et aliments riches en « sel caché » : plats préparés (industriels, traiteur), soupes et produits déshydratés, sauces, viandes et poissons salés et/ou fumés, charcuterie (y compris jambon), tous les biscuits apéritifs (et cacahuète grillée/salée, tarama, olive…), fromage (sauf frais), céréales « du matin » ou en barre, soda (y compris « light »), pain, pâtisserie industrielle…

LE COACH VOUS RECOMMANDE

Aquagym/Natation/Aquabike
Pilates
Stretching

LE JOUR PARFAIT

PETIT-DÉJEUNER

Thé
Muesli et lait de soja
Barquette de framboises

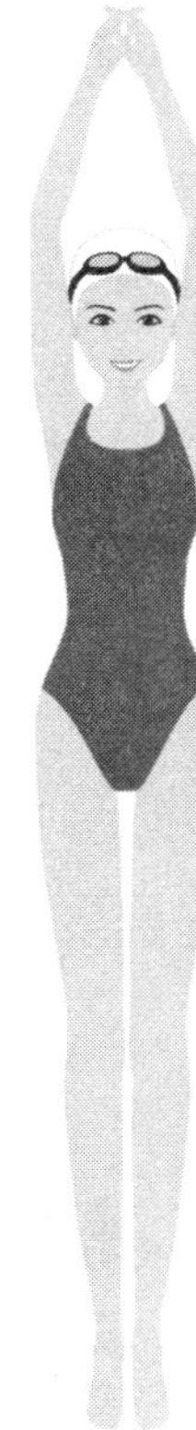

15 MINUTES

AQUAGYM, NATATION, AQUABIKE

Contre la rétention d'eau, l'idéal est la pratique d'une gymnastique aquatique comme l'aquagym ou la natation ou encore l'aquabike. L'intérêt réside dans le mouvement de l'eau qui masse les cuisses ainsi que le long de la jambe, et qui agit comme un frottement drainant facilitant la circulation. De plus l'eau froide permet la vasoconstriction (et la vasodilatation lorsque la peau se réchauffe) des vaisseaux sanguins qui active également la circulation.

À défaut d'avoir une piscine à proximité de son domicile ou de son lieu de travail, nous vous conseillons de pratiquer certains exercices à la maison.

OU

15 MINUTES

ÉTIRER, TONIFIER, MUSCLER

Exercice n° 1 : Étirements

- Commencez par 5 minutes d'étirement des cuisses et des fesses.
- Asseyez-vous par terre, jambes tendues et allez saisir les orteils avec les mains. Ensuite, écartez les jambes au maximum de façon à étirer l'intérieur de la cuisse.

Exercice n° 2 : Tonifier les fesses

- Placez-vous à quatre pattes au sol puis, en alternance, soulevez une jambe en pointant le talon vers le plafond. L'exercice doit être effectué 2 fois à raison de 15 répétitions par jambe.

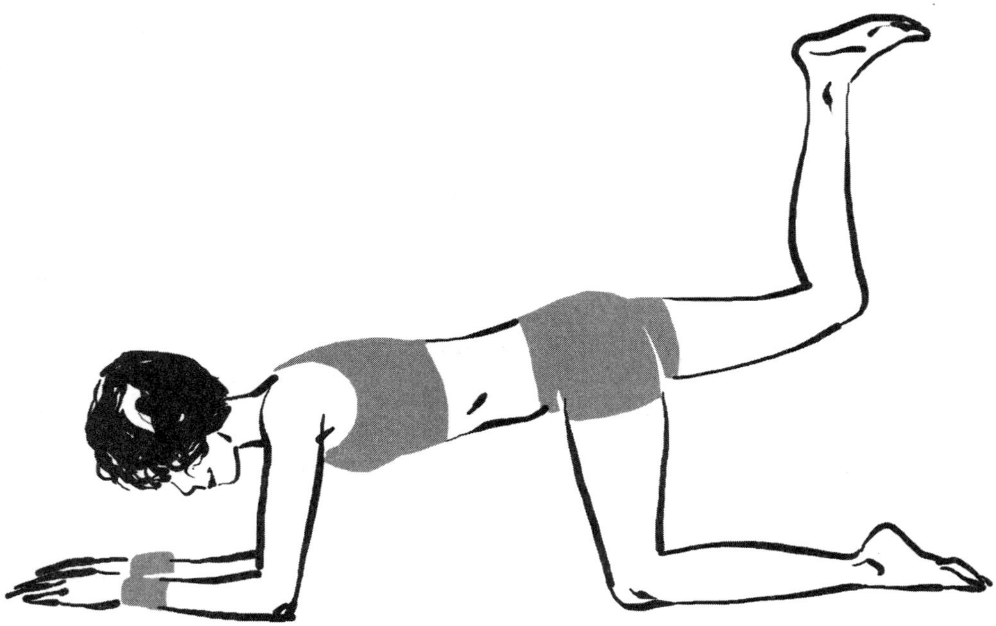

Exercice n° 3 : Muscler les jambes

- Au départ, tenez-vous debout puis descendez les fesses comme si vous vouliez vous asseoir sur une chaise basse. Ensuite, remontez en effectuant un saut. L'action de sauter favorisera la circulation du système lymphatique. L'exercice doit être effectué 2 fois à raison de 15 répétitions.

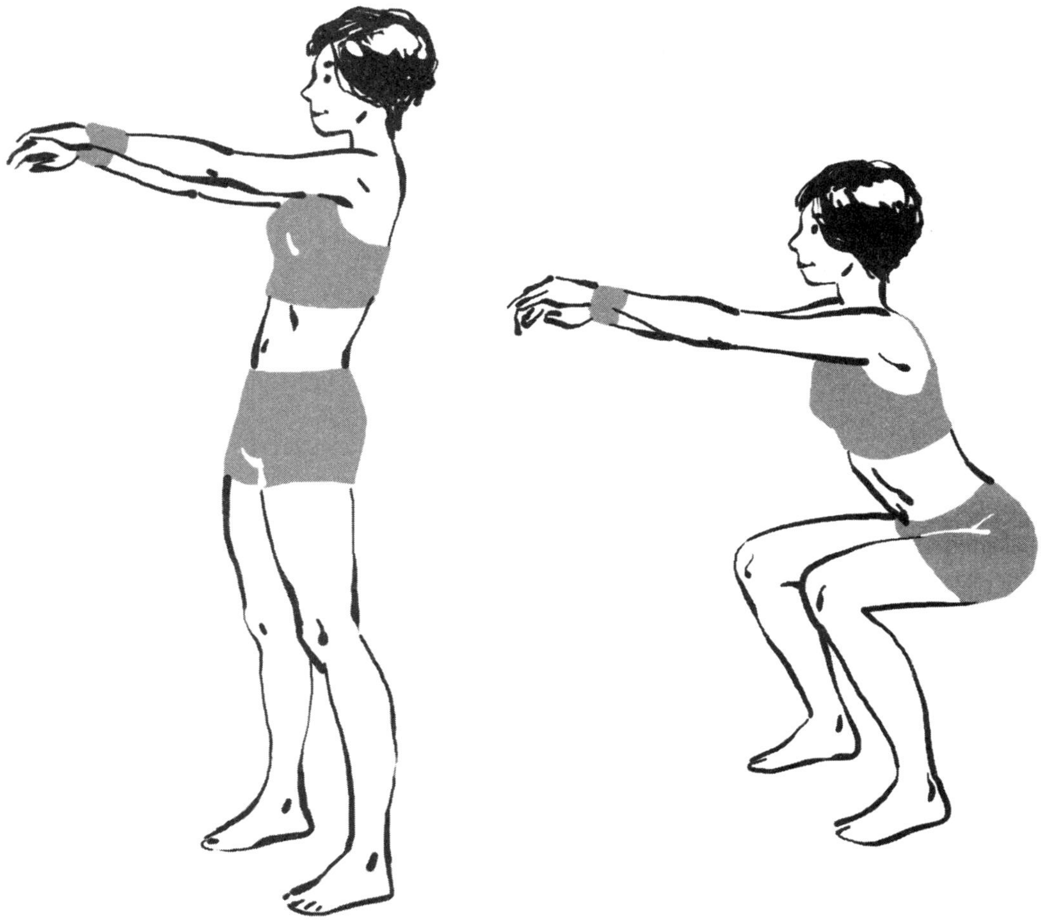

- Enfin, les massages drainants activent la circulation. Vous pouvez agir sous votre douche ! Avec la douchette (si possible réglée sur le gros jet) et de l'eau froide, réalisez des petits mouvements circulaires sur les cuisses et les fesses. 5 minutes tous les jours sous la douche et les résultats seront rapidement visibles !

MA TISANE MAGIQUE
Infusion de reine-des-prés

DÉJEUNER

- ½ melon
- Poisson froid assaisonné à l'aneth, pommes de terre froides aux herbes, brocoli râpé
- Poire poêlée avec amandes effilées et cannelle

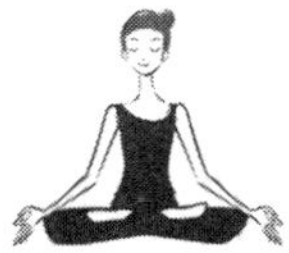

1 minute de pause magique

Fermez les yeux pour vous extraire à la fois de l'espace et du temps, et respirez profondément, tranquillement.

MA TISANE MAGIQUE

Infusion de reine-des-prés

DÎNER

- Tomate à croquer
- Calamars, petits pois, champignons et huile d'olive
- 1 clémentine
- 2 carrés de chocolat noir
- Infusion de reine-des-prés

MASSAGE AROMA

Mélangez 5 gouttes d'huile essentielle de cyprès de Provence, 5 gouttes de cèdre de l'Atlas et 5 gouttes de genévrier dans 10 ml d'huile végétale, de préférence de macadamia.

- Le cyprès de Provence. La « star » anticellulite. Il draine, déstocke, fait dégonfler, est antiœdème, favorise la circulation – notamment veineuse.
- Le cèdre de l'Atlas. Il déstocke les graisses et favorise le drainage.
- Le genévrier. Diurétique, c'est un excellent décongestionnant veineux.

▸ ***Femmes adultes.*** Appliquez chaque matin avant la douche sur les zones concernées les 2 dernières semaines du cycle menstruel (rappel : le 1er jour du cycle correspond au 1er jour des règles). Renouvelez tous les mois.

▸ ***Après la ménopause.*** Appliquez localement 2 fois par jour pendant 30 jours. Renouvelez autant de fois que nécessaire.

RHUMATISMES

Voir « Arthrose, arthrite » (p. 99).

SOMMEIL (TROUBLES)

Nous avons tous expérimenté des mauvaises nuits après des repas trop chargés, trop arrosés (alcool) ou à cause d'un café ou d'un thé pris tardivement dans l'après-midi. Si certains aliments peuvent « empêcher de dormir », d'autres, au contraire, facilitent l'endormissement, favorisent un sommeil profond, induisent une détente nerveuse propice au sommeil. Notamment grâce à des composés qui se transforment en tryptophane (une substance sédative), à du fer ou encore à des acides aminés anti-insomnie. Sans compter que certaines carences (oméga 3, fer toujours) favorisent les troubles du sommeil. Par ailleurs, les personnes sensibles aux protéines animales dynamisantes (œuf, jambon, poisson, viande…) devraient les consommer de préférence le midi. Un dîner à tendance végétarienne est plus indiqué, à condition de consommer suffisamment de protéines végétales.

Quant à l'activité physique, elle est évidemment indispensable pour une « bonne fatigue ». Rappelez-vous quand vous étiez enfant, vous vous écrouliez dans la voiture, de retour d'une journée plage, square ou montagne… Attention en revanche, le sport pratiqué intensément et tard en soirée augmente la température corporelle et, du coup, empêche de dormir. Il faut donc choisir la bonne activité, à la bonne heure.

VOTRE LISTE DE COURSES (à photocopier et à emporter dans votre poche ou à télécharger, voir p. 360)

Petit-déjeuner	Déjeuner	Dîner	Et bien sûr…
❒ Thé vert ❒ Pain aux céréales ❒ Fromage frais ❒ Fruits rouges	❒ Endives ❒ Germes de blé ❒ Pavé de saumon bio ❒ Aneth ❒ Tagliatelles complètes ❒ Yaourt nature	❒ Mâche ❒ Tomate ❒ Pignons ❒ Oignon ❒ Lentilles ❒ Riz basmati ❒ Petits légumes ❒ Curcuma ❒ Banane ❒ Muscade*ou tilleul ou lavande ou eau de fleur d'oranger ❒ Vinaigre de cidre ❒ Miel	❒ Infusions (tilleul, fleur d'oranger, camomille, passiflore, mélisse) ❒ Chocolat noir ❒ Huile d'olive ❒ Huile de noix ❒ Vinaigre de vin (ou de cidre) ❒ Sel ❒ Poivre ❒ Fruits frais ou fruits séchés ❒ Graines de citrouille ❒ Amandes, noix

☺ ALIMENTS CONSEILLÉS

- Amande, noix, noisette+++
- Aubergine
- Avocat
- Banane+++
- Boudin noir (de préférence le midi)
- Chou
- Cresson, mâche
- Foie (de préférence le midi)
- Poissons gras : saumon, anguille, hareng, maquereau, sardine… et la plupart des produits de la mer. Au minimum 3 plats de poissons gras par semaine, davantage en hiver+++
- Dîner : privilégiez les protéines végétales (tofu, céréales + légumes secs), la viande blanche ou la volaille, le riz blanc ou complet
- Fruits de mer (au déjeuner)+++
- Germes de blé+++
- Gingembre
- Levure de bière, graines de citrouille
- Huiles de colza ou de noix+++
- Muscade+++
- Oignon+++
- Pain complet
- Tomate
- Vinaigre de cidre
- Miel
- Eau minérale très riche en magnésium, y compris pour infusion de tilleul après le dîner

☹ ALIMENTS DÉCONSEILLÉS, SURTOUT LE SOIR

- Pain blanc, farine blanche, pâtes blanches, tapioca, gnocchis… tous aliments à index glycémique élevé (voir tableau complet p. XXX)
- Couscous, pizza garnie, lardons, fromage gras
- Bacon
- Datte, miel, sucre, crème glacée, pâtisserie, beignet...
- Chocolat en fin de journée (contient un peu de caféine, sauf le blanc)
- Viande longue à digérer ou riche en protéines dynamisantes (bœuf…), au dîner
- Repas trop chargé, épicé et/ou trop arrosé
- Fruits rouges (à limiter le soir)
- Attention aux additifs favorisant l'hyperactivité
- Alcool, notamment bière, Irish-coffee
- Café (et aliments en renfermant : gâteau, glace…), soda, surtout au cola, et même thé après 16 heures

LE COACH VOUS RECOMMANDE

Yoga doux
Qi gong
Voile

LE JOUR PARFAIT

PETIT-DÉJEUNER

- Thé vert
- Pain aux céréales
- Fromage frais
- Petit bol de fruits rouges

MA TISANE MAGIQUE

Infusion de tilleul

DÉJEUNER

- Salade d'endive, germes de blé
- Carpaccio de saumon à l'aneth, tagliatelles complètes
- Yaourt nature (boire petit lait en surface)

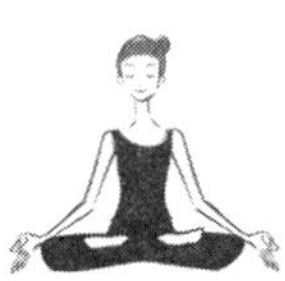

1 minute de pause magique

Fermez les yeux pour vous extraire à la fois de l'espace et du temps, et respirez profondément, tranquillement.

COLLATION

- Eau infusée de fruits frais, infusion de fruits séchés ou de romarin (tout sauf de la caféine, donc pas de thé ni de chocolat ni de café)
- Graines de citrouille, amandes, noix
- 2 carrés de chocolat noir

15 MINUTES

YOGA DOUX

Il existe des exercices qui facilitent l'endormissement. Ces mouvements ont pour objectif de vous relaxer afin de trouver le sommeil plus rapidement. Il est conseillé de les pratiquer en fin de journée avant le dîner par exemple pour vous plonger dans un univers apaisant. Le but : que le corps évacue les tensions de la journée (ce sont souvent elles qui maintiennent éveillé, les muscles prêts à s'activer pour que vous puissiez étrangler votre collègue/patron/prof…). Plutôt que tout cela se termine soit en drame soit en comptage compulsif de moutons, détendez-vous !

Relaxation sur le dos

- Allongé sur le dos, jambes et bras légèrement écartés. Vous respirez profondément et doucement.

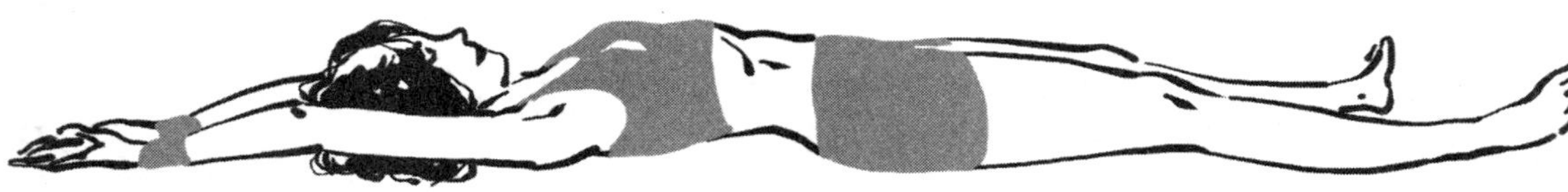

Respiration en mouvement

- Doucement, vous positionnez vos bras en croix en inspirant, puis vous continuez le mouvement en amenant les bras derrière la tête. En expirant, vous montez les bras devant vous et enfin laissez les bras redescendre le long du corps. Répétez le mouvement 10 fois.

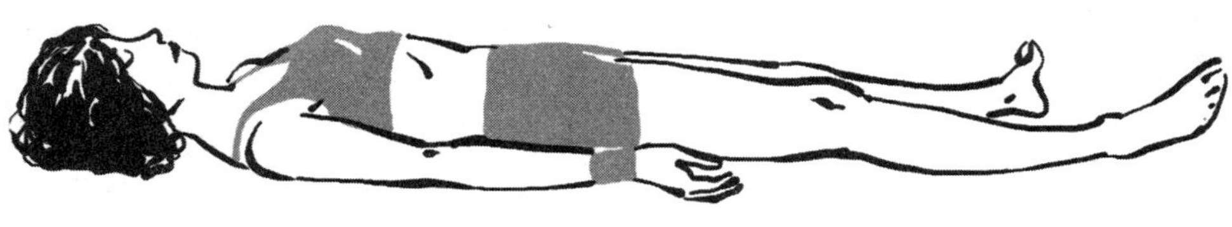

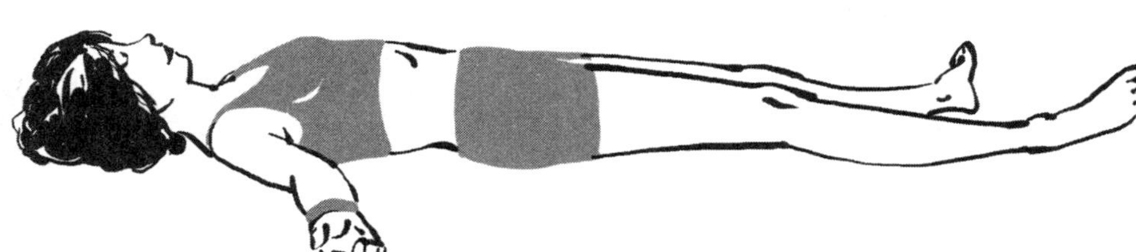

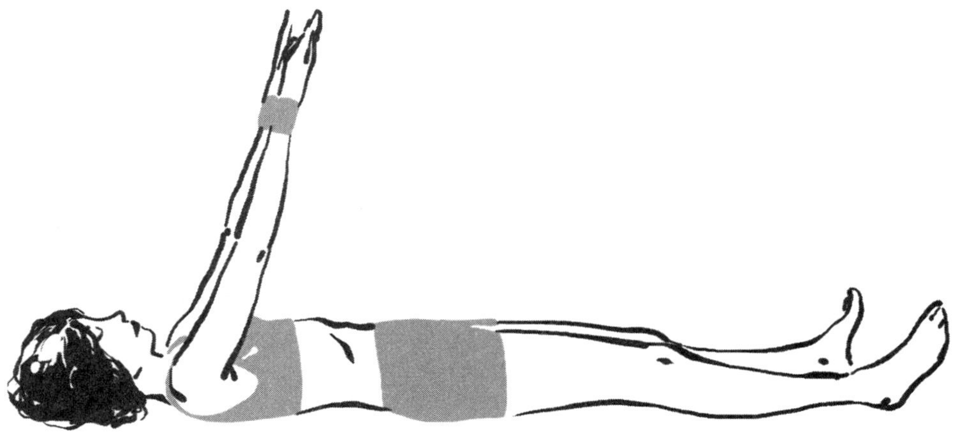

Bascule du bassin

▶ Repliez vos jambes et poussez les pieds dans le sol, contractez les fessiers et montez le bassin et le dos sans le cambrer. Revenez doucement à la position de départ en déposant successivement le haut du dos, le milieu, le bas et enfin le bassin. Répétez le mouvement 10 fois.

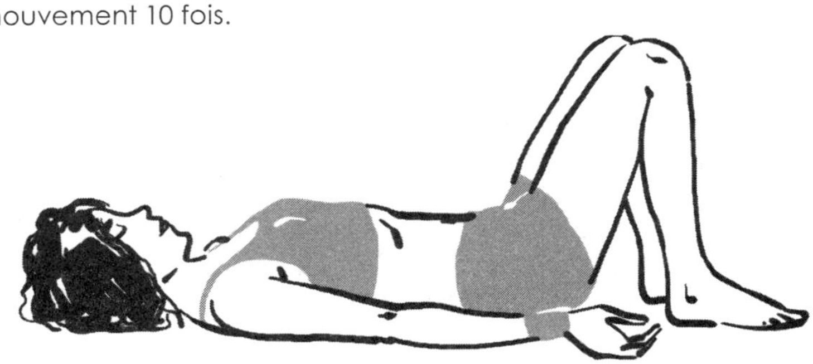

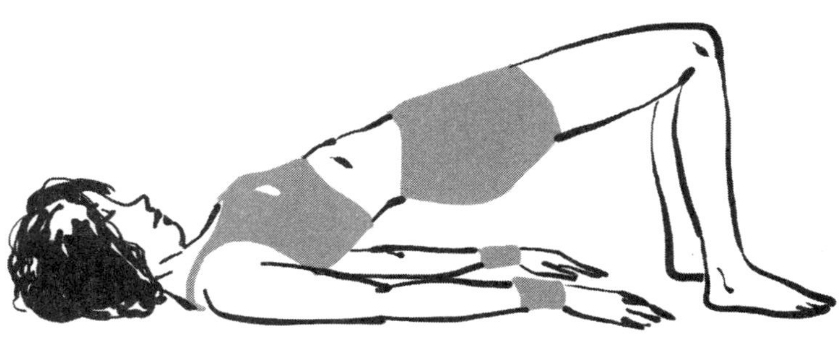

Grand étirement

- Bras derrière la tête, attrapez votre poignet gauche et étirez tout le côté gauche. Étirez ensuite le côté droit. Tenez 30 secondes par côté.

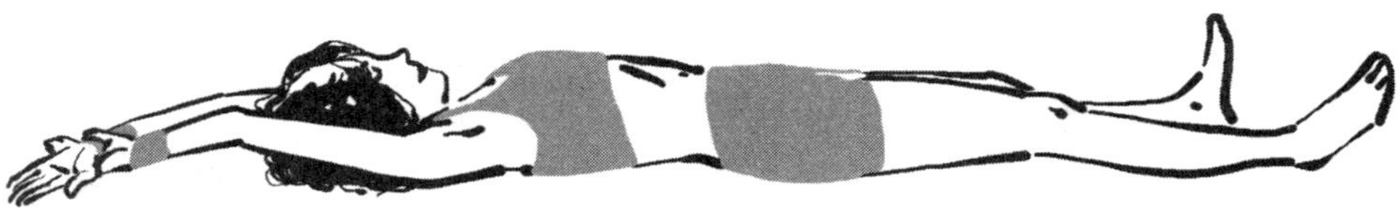

Étirement des lombaires

- Assis sur les talons, mains sur les cuisses sans cambrer le dos, placez vos mains au sol en tendant les bras et en gardant le dos droit. Poussez vos mains dans le sol et votre coccyx sur les talons. Les muscles du dos travaillent en profondeur. Répétez le mouvement 10 fois.

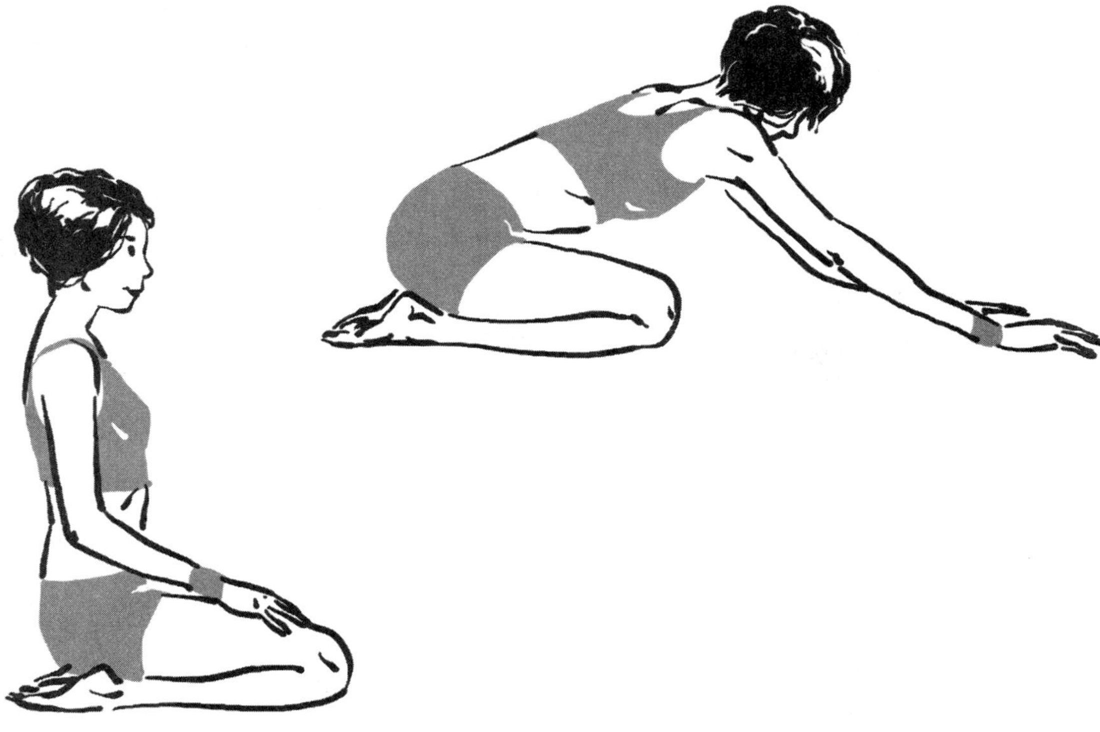

DÎNER

- Mâche, tomate, pignons, oignon, huile d'olive
- Assiette de lentilles, riz basmati, petits légumes taillés en julienne, curcuma (le tout ensemble à la poêle)
- Banane au four
- Infusion de muscade* (avalez la muscade avec l'eau chaude) ou de tilleul, de lavande, d'eau de fleur d'oranger (« café blanc ») ou mélisse

SYNDROME DU CANAL CARPIEN

Voir « Arthrose/arthrite » (p. 99).

SYNDROME PRÉMENSTRUEL/ DOULEURS DE RÈGLES

ALIMENTATION

Près de 8 femmes sur 10 ressentent un inconfort quelques jours avant les règles dont 1 subit un véritable syndrome prémenstruel : douleurs dans le ventre et les reins, rétention d'eau, acné, troubles digestifs, humeur en dents de scie (voire vraie déprime), migraines, asthme, herpès… tous ces symptômes sont possibles, mais, heureusement, il est rare d'en cumuler plus de 2 ou 3, ce qui est déjà beaucoup. Déséquilibre hormonal et mauvaise circulation sanguine sont les deux responsables principaux… Deux fronts sur lesquels vous pouvez lutter avec votre fourchette. Un bon statut en magnésium et en calcium est aussi essentiel. Favoriser la détox hépatique aussi, ainsi le foie élimine plus facilement l'excès d'œstrogènes responsable de vos malheurs. La condition pour que votre stratégie diététique soit efficace : consommer régulièrement les aliments recommandés tout au long du cycle. Surtout les 15 derniers jours avant l'arrivée présumée des règles.

SPORT

Et la bonne nouvelle c'est que la pratique d'une activité physique ciblée et sur mesure est très efficace, d'une part pour limiter les symptômes, d'autre part pour que les règles « se passent mieux ». Cela peut paraître étrange mais même pendant les jours de règles, bouger peut faire un bien fou – il suffit juste de ne pas chercher l'exploit ces jours-là ! Dernier détail : plus on est stressée, plus on a mal. Alors, si c'est aussi votre cas, voyez aussi du côté de notre programme antistress (p. 94).

VOTRE LISTE DE COURSES (à photocopier et à emporter dans votre poche ou à télécharger, voir p. 360)

Petit-déjeuner	Déjeuner	Dîner	Et bien sûr…
❒ Thé vert au jasmin	❒ Carottes	❒ Artichaut	❒ Infusions (framboisier, armoise, sauge)
❒ Muesli sans sucre ajouté	❒ Œuf	❒ Coquillettes	❒ Chocolat noir
❒ Lait de soja	❒ Gouda	❒ Petits pois	❒ Huile d'olive
❒ Kiwis	❒ Estragon	❒ Haricots verts	❒ Huile de noix
	❒ Endive	❒ Yaourt	❒ Vinaigre de vin (ou de cidre)
	❒ Noix	❒ Menthe	❒ Sel
	❒ Graines de lin	❒ Banane	❒ Poivre
	❒ Ananas frais	❒ Cannelle	❒ Miel de thym
	❒ Poudre de gingembre	❒ Tisane d'ortie	
	❒ Tisane de framboisier		

☺ ALIMENTS CONSEILLÉS

- Soja et produits dérivés (tofu…), graine de lin, cacahuète, pois et toute autre légumineuse
- Huiles de bourrache, d'onagre (soit dans la salade, à raison de 1 cuillère à soupe minimum par jour, soit en capsules à avaler = magique !)
- Fruits secs, chocolat, légumes secs, pain complet, céréales complètes, agrumes, pomme
- Poissons en conserve avec arêtes (sardine, saumon), choux (y compris brocoli), figue
- Asperge, artichaut, cassis, céleri, poireau, persil
- Ananas (y compris le jus), avoine, noix, amande, céréales, haricot sec, épinard
- Pomme de terre, banane, poivron rouge, choux, graines germées
- Angélique
- Ortie (soupe, tarte, tisane…)
- Radis, radis noir et tout ce qui favorise la détox (notamment toute la famille des choux)
- Framboisier (en herboristerie)
- Oignon, persil (si règles irrégulières)
- Fenouil, persil (si règles un peu faibles)
- Ortie (si règles abondantes), estragon (si spasmes douloureux)
- Eau minérale riche en magnésium et en calcium

☹ ALIMENTS DÉCONSEILLÉS

- Mauvaises graisses (chips, beignet, glace, frites, produits laitiers) qui augmentent encore le taux d'œstrogènes dans le sang
- Sel, surtout dans les 15 jours précédant les règles (il favorise la rétention d'eau)
- Thé, café (même décaféiné), cola : la caféine peut aggraver tous les symptômes ainsi que l'anxiété ou la mauvaise humeur
- Alimentation à teneur insuffisante en matière grasse (régime drastique)

LE COACH VOUS RECOMMANDE

Yoga
Stretching
Natation

LE JOUR PARFAIT

PETIT-DÉJEUNER

Thé vert au jasmin
Muesli sans sucre ajouté au lait de soja
2 kiwis

15 MINUTES

YOGA

Lors des périodes de règles, des douleurs attaquent dans le ventre et le bas du dos. De plus, le stress et les sautes d'humeur n'arrangent pas cette période peu agréable. Pratiquez certains étirements qui allégeront votre dos et étireront votre ventre pour limiter les douleurs. Et si vous en avez le courage, essayez de trottiner tout doucement (mais vraiment très très doucement) : les inconforts, crispations, douleurs, humeur noire, sensations « bizarres » s'estompent voire disparaissent, c'est vraiment magique !

Exercice n° 1 : La posture du chameau ou l'arc à genoux

- Mettez-vous à genoux sur un tapis de sol ou une serviette éponge.
- Tenez-vous droite puis commencez à creuser le dos. Saisissez vos talons et avancez le bassin au maximum.
- Tenez la position au moins 20 secondes et répétez le mouvement 3 à 4 fois en laissant 1 minute de repos entre chaque.

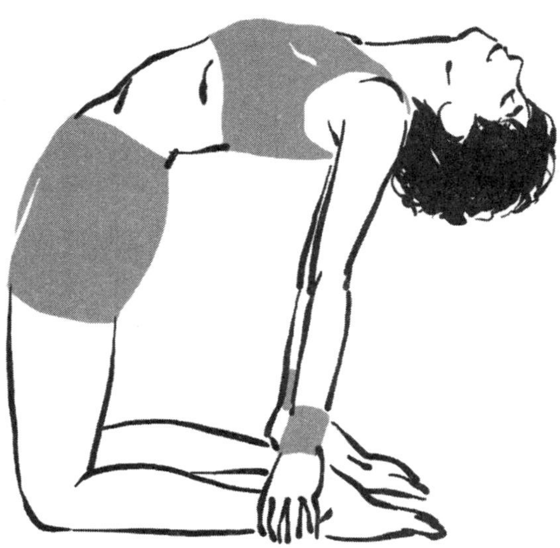

Ce mouvement permet d'étirer les organes abdominaux et d'alléger les douleurs de ventre. Si vous n'aspirez qu'à une chose : vous rouler en boule avec une bouillotte sur le ventre, cet exercice ne vous tente probablement pas. Mais essayez-le quand même, ne serait-ce qu'une fois, pour voir ?

Exercice n° 2 : La posture de la cigogne également appelée la pince debout

- Debout, les pieds serrés, vous vous penchez doucement vers l'avant en courbant le dos.
- Vos mains saisissent vos tibias ou vos chevilles en fonction de votre souplesse.
- Tenez la position au moins 20 secondes et répétez le mouvement 3 à 4 fois en laissant 1 minute de repos entre chaque.

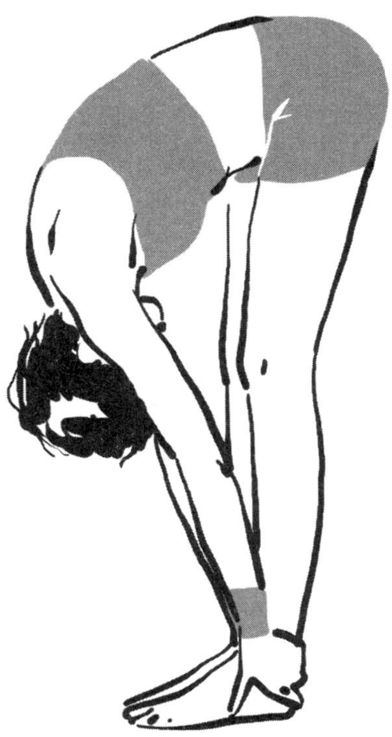

Ce mouvement permet d'étirer la colonne vertébrale et les lombaires et allège les douleurs de dos.

MA TISANE MAGIQUE

Infusion de framboisier

DÉJEUNER

- Purée de carottes avec un œuf cassé dedans et du gouda, le tout à faire chauffer au four
- 1 endive, noix, graines de lin
- 1 tranche d'ananas frais parsemée de poudre de gingembre
- Tisane de framboisier (surtout en cas de mal au ventre)

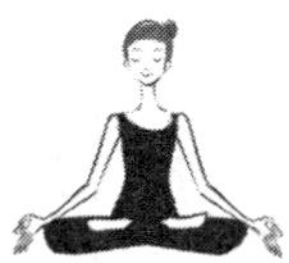

1 minute de pause magique

Fermez les yeux pour vous extraire à la fois de l'espace et du temps, et respirez profondément, tranquillement.

MA TISANE MAGIQUE

Infusion de sauge

DÎNER

- Artichaut à la vinaigrette
- Coquillettes aux petits pois et haricots verts
- Yaourt et menthe fraîche
- Banane poêlée à la cannelle
- Tisane d'ortie (surtout en cas d'œdèmes, de tensions dans les seins)

TABAC (SEVRAGE)

Des millions d'entre nous succombent chaque année à ses méfaits. Pourtant, suicidaire, l'humanité continue à fumer. Une fois pris dans les filets du tabac, on a du mal à en sortir, en partie parce que le spectre du surpoids plane sur les fumeurs repentis. Résultat, nombreux sont ceux qui n'osent pas s'arrêter, voire reprennent la cigarette car ils ne parviennent pas à maîtriser leur poids. Pourtant, l'assiette peut encore une fois venir à notre secours : certains aliments « appellent » la cigarette, d'autres, au contraire, aident à espacer l'envie d'en griller une.

Quant à l'activité physique, non seulement elle vous permettra de ne pas prendre de poids lors du sevrage, non seulement elle vous aidera à récupérer plus rapidement un souffle « normal » en décrassant vos poumons, mais enfin elle vous fera penser « à autre chose ». Pas question d'allumer une cigarette en pleine séance d'aquagym ou d'une partie de tennis !

VOTRE LISTE DE COURSES (à photocopier et à emporter dans votre poche ou à télécharger, voir p. 360)

Petit-déjeuner	Déjeuner	Dîner	Et bien sûr...
❐ Infusion de réglisse ou thé vert à la réglisse	❐ Haricots rouges	❐ Tomate	❐ Infusions (angélique, réglisse, cyprès, menthe)
❐ Flocons d'avoine complets	❐ Poivrons	❐ Mozzarella	❐ Chocolat noir
❐ Lait (ou lait de soja)	❐ Bœuf	❐ Pavé de saumon	❐ Huile d'olive
❐ Cannelle	❐ Salade verte	❐ Épinards	❐ Huile de noix
❐ Pomelo ou orange	❐ Quinoa	❐ Riz basmati	❐ Vinaigre de vin (ou de cidre)
	❐ Fruits frais	❐ Yaourt nature	❐ Sel
	❐ Thé earl grey	❐ Poire	❐ Poivre
	❐ Amande enrobée de chocolat		❐ Noix
			❐ Fruits secs
			❐ Citron
			❐ Miel

☺ ALIMENTS CONSEILLÉS

- Agrumes en général (surtout citron)
- Avoine en flocons
- Bette (ou blette)
- Betterave
- Bœuf (en tartare ou carpaccio)
- Carotte à croquer
- Céréales complètes : pain complet, farine complète, pâtes complètes, riz brun…
- Choux
- Courgette
- Épinard
- Fruits et légumes frais (tous, crus et cuits) à volonté
- Légumes secs : lentille, haricot sec, pois chiche…
- Mâche
- Poisson blanc ou gras (maquereau, saumon…), de préférence en tartare ou carpaccio, ou peu cuit
- Réglisse+++
- Spaghetti *al dente*
- Volaille
- Eau minérale naturelle riche en magnésium (type Hépar, Vittel, Contrex)
- Infusions : angélique, réglisse, cyprès, menthe

GRIGNOTAGE (QUAND L'ENVIE D'EN GRILLER UNE SE PRÉSENTE)

- Salé : carotte, radis, tomate cerise, bouquet de chou-fleur
- Sucré : fruit frais à croquer, fruits secs mélangés (amande, raisin, figue…)
- Pastille à la menthe ou brossage des dents

☹ ALIMENTS DÉCONSEILLÉS

- Barre chocolatée
- Pain blanc (baguette de médiocre qualité, pain de mie et de campagne…)
- Pâtes trop cuites, pâtes blanches
- Riz précuit ou cuisson rapide
- Sucre, sucrerie
- Alcool
- Soda et autres boissons sucrées, même avec du faux sucre (édulcorant)
- Boisson acide (surtout Coca, café, jus de fruits, bière), particulièrement si vous mâchez des gommes à la nicotine pour aider au sevrage : l'acidité les rend totalement inefficaces, incitant à fumer encore plus !

LE COACH VOUS RECOMMANDE

Saut à la corde
Foot
Judo et autres sports de combat

LE JOUR PARFAIT

PETIT-DÉJEUNER

- Infusion de réglisse, ou de thé vert à la réglisse
- Flocons d'avoine complets au lait (ou lait de soja), cannelle
- ½ pomelo ou 1 orange

15 MINUTES

EXERCICE

On l'a dit, on le répète : l'activité physique est un excellent partenaire dans le sevrage tabagique. En effet, grâce à certains exercices vous limitez le stress lié au manque, et par d'autres mouvements vous évitez la prise de poids. En effet, la crainte de la prise de poids lors de l'arrêt du tabac est un frein à cette bonne initiative ou un facteur prédictif de rechute. Il est donc primordial de se bouger si l'on souhaite tenir sa bonne résolution.

Exercice n° 1 : Sautez à la corde comme Rocky Balboa
La corde à sauter vous permettra d'une part d'évacuer le stress par ce mouvement dynamique et d'autre part de brûler les calories supplémentaires apportées par l'alimentation.

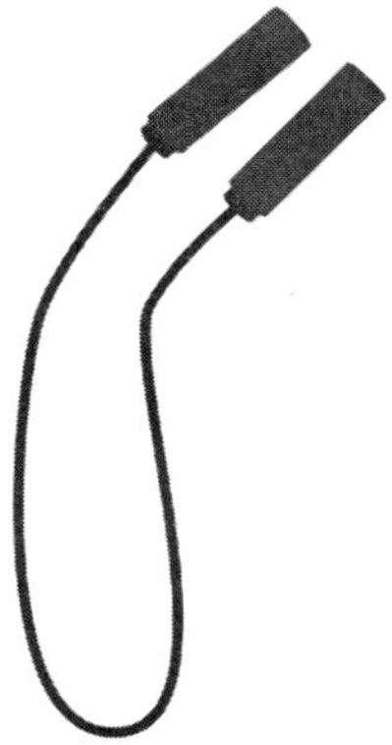

- Commencez déjà par bien choisir votre corde à sauter. Prenez-en une en nylon, plus légère et donc plus facile à manœuvrer. Ensuite, adaptez la longueur. Pour cela, placez un pied au milieu de la corde, relevez les poignées vers le haut, le long du corps. Il faut que les poignées arrivent au niveau de l'épaule.
- Pour sauter à la corde, il faut d'abord rentrer le ventre et contracter les abdominaux. Pour maîtriser les sauts et l'équilibre, ne remontez pas les talons au niveau des fesses mais conservez les jambes relativement droites pour ne fléchir que légèrement le genou. Commencez par sauter sur un seul pied à chaque rotation de la corde, alternativement, 2 fois sur le pied droit, puis 2 fois sur le gauche. Réalisez au moins 5 sessions de 30 secondes.

Exercice n° 2 : Respiration profonde

- Installez-vous confortablement, de préférence assis, le dos droit, et concentrez-vous sur vos poumons. Réalisez de très grandes respirations, les plus profondes possibles.
- Au fur et à mesure, votre rythme respiratoire doit ralentir, car votre corps aspire assez d'oxygène à chaque fois.
- Inspirez dans le ventre pour faire travailler le diaphragme.
- Inspirez dans la cage thoracique sur les côtés, pour faire travailler les muscles intercostaux.
- Inspirez aussi dans le haut des poumons pour faire travailler les clavicules.
- Le renforcement de ces muscles permet de garder les bénéfices de cet exercice.
- Pratiquez cet exercice pendant 5 à 10 minutes

Cet exercice permet de se réapproprier la pleine capacité des poumons à se remplir d'air. Cela libère les muscles qui participent à la respiration et favorise un bon retour du réflexe d'une respiration libre.

MA TISANE MAGIQUE

Infusion de menthe

DÉJEUNER

- Salade de haricots rouges et poivrons
- Carpaccio de bœuf, salade verte à volonté, quinoa
- Salade de fruits frais
- Thé earl grey nature avec 1 amande enrobée de chocolat

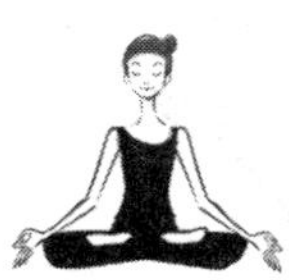

1 minute de pause magique

Fermez les yeux pour vous extraire à la fois de l'espace et du temps, et respirez profondément, tranquillement.

COLLATION

- Noix et fruits secs (une petite poignée en tout)
- Jus de citron chaud (citron pressé + eau minérale chaude + miel)

DÎNER

- Tomate-mozza
- Pavé de saumon, épinards, riz basmati
- 1 yaourt nature avec des cubes de poire
- 1 infusion d'angélique

VENTRE PLAT ET MUSCLÉ, BALLONNEMENTS

Si votre problème se situe dans un excès de graisses, reportez-vous à nos conseils « Brûle-graisses » (p. 124). Si votre ventre n'est pas plat essentiellement parce qu'il ballonne, vous êtes à la bonne page. À partir d'aujourd'hui, il s'agit de lui donner à manger uniquement des choses qu'il est capable de digérer ! Car votre problème de « gonflette » et de « gaz » vient de là et seulement de là : vous n'avez pas l'équipement enzymatique pour digérer certaines choses, du coup c'est votre flore intestinale qui s'en charge (alors qu'elle n'est pas du tout là pour ça) et le fruit de son travail de forçat, c'est la production de gaz.

VOTRE LISTE DE COURSES (à photocopier et à emporter dans votre poche ou à télécharger, voir p. 360)

Petit-déjeuner	Déjeuner	Dîner	Et bien sûr…
❒ Thé ou café ❒ Pancakes de sarrasin ❒ Beurre ❒ Miel ❒ Pomme ❒ Cannelle	❒ Saumon frais ❒ Lait de coco ❒ Bananes ❒ Germes de soja ❒ Crevettes ❒ Huile de sésame ❒ Sauce soja ❒ Eau de fleur d'oranger ❒ Café ❒ Miel	❒ Mâche ❒ Blanc de poulet ❒ Pommes de terre ❒ Curcuma ❒ Abricots	❒ Infusions (anis, aneth, basilic, menthe, lavande, romarin) ❒ Chocolat noir ❒ Huile d'olive ❒ Huile de noix ❒ Vinaigre de vin (ou de cidre) ❒ Sel ❒ Poivre

☺ ALIMENTS CONSEILLÉS

Pour une fois, nous allons procéder par élimination. Vos aliments doivent être :

- Pauvres en Fodmaps, des petits sucres naturellement présents dans de nombreux aliments, qui font partie des ingrédients les moins digestes qui soient. On les classe par familles, indiquées dans ce petit tableau ci-dessous. Vous pouvez être intolérant à une seule famille de Fodmaps, ou à plusieurs : par exemple vous pouvez mal supporter les oligosaccharides (et, du coup, l'ensemble des légumes secs et pas mal de légumes) mais digérer parfaitement les monosaccharides (et donc digérer parfaitement les fruits). Ou alors, vous pouvez avoir maille à partir avec toutes les familles, mais à des degrés divers (voir tableau p. 283).
- Les Fodmaps provoquent des fermentations, mais sont « dose-dépendants » : plus vous avalez de Fodmaps, plus vous risquez de gonfler. Cela signifie qu'une petite quantité de Fodmaps ne posera pas (ou peu) de problèmes. Tout est question de tolérance individuelle, nous ne pouvons pas vous donner de seuil, vous seul pouvez le déterminer. Et en plus, il sera fluctuant : certains jours, vous semblez mieux tolérer des « incartades », alors que d'autres, le moindre bout de pain en trop est sévèrement sanctionné.
- Sans fibres « dures » (salsifis, asperges « vieilles »), petites peaux indigestes (poivron)
- Pauvres en gluten : même si vous n'y êtes pas intolérant, mais seulement « sensible », ou même encore si vous n'y êtes pas sensible, manger 3 fois trop de spaghettis n'est pas OK, tout comme de manger 3 fois trop d'un autre féculent d'ailleurs
- Pauvres en lactose : yaourt et fromages affinés, c'est OK, mais lait, fromage frais et produits laitiers en général type crème dessert, ce n'est pas OK
- Sans additifs industriels indigestes : il suffit d'éviter les plats préparés industriels
- Avec un choix d'huiles végétales particulièrement faciles à digérer (huile d'olive+++) ; le beurre cru est OK mais méfiez-vous fortement du beurre cuit, comme de la crème, surtout cuite
- Sans ingrédient qui pourrait provoquer des aigreurs ou des brûlures d'estomac : saveur acide (tomate, citron, vinaigre, piment violent...)
- Aptes à favoriser le travail du foie, de la vésicule biliaire, et de tous les organes impliqués dans la digestion (c'est particulièrement le cas des aliments soufrés, comme les choux, le cresson, le poireau, les radis...)
- Et faites-les cuire avec un mode de cuisson doux (vapeur, pochage, étouffée...), pour éviter de créer des molécules très indigestes (notamment le noirci, le cramé)

☹ ALIMENTS DÉCONSEILLÉS

- Les crudités en excès (par rapport à vos capacités digestives personnelles)
- Les lentilles, haricots secs en excès
- Le lait et les produits laitiers en excès

- Fruits riches en fructose ou en sorbitol (poires, prunes…) en excès
- Agrumes (surtout en fin de repas : mangez-les en dehors des repas, par exemp 11 heures ou à 16 heures)
- Produits industriels, plats préparés, confiseries, chewing-gums, confitures allégé ce sont les aliments les plus indigestes de tous, **surtout** toutes les confiseries dites « sans sucre » (polyols qui font gonfler)
- Graisses en excès : sauces, fromages, viandes grasses, crème…
- Excès de féculents : pâtes, riz, pomme de terre, pain, lentilles…
- Sucreries, pâtisseries, boissons, sodas… avec ou « sans sucre » (les « sans sucre » sont pires sur le plan digestif)
- Partie vert foncé des légumes, ou légumes vert foncé
- Les fruits et légumes à grains : concombre, framboises, kiwis…
- Les fruits et légumes à peau indigeste, notamment le poivron, la tomate
- Riz complet, pâtes complètes… : préférez-les semi-complets
- Fruits et légumes entiers : moulinez, coupez, râpez, réduisez en purée, en smoothie, en jus, tout passera beaucoup mieux

LE COACH VOUS RECOMMANDE

Saut à la corde
TRX
Sport en salle (cours collectifs type abdos-fessiers)

LE JOUR PARFAIT

PETIT-DÉJEUNER

- Thé ou café (nature)
- Pancakes de sarrasin, beurre et miel
- ½ pomme cuite à la cannelle

15 MINUTES

SAUT À LA CORDE ET ABDOS

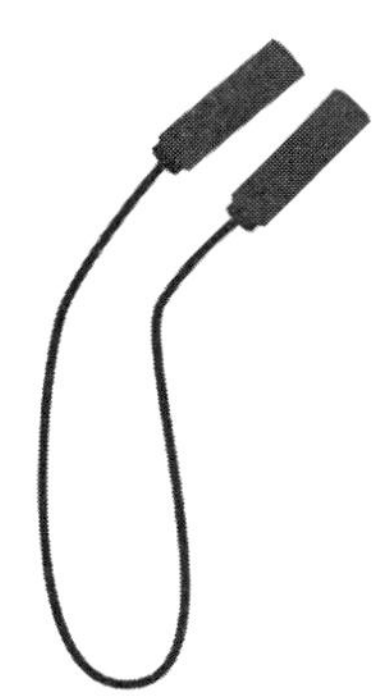

Exercice n° 1 : Sautez à la corde comme Rocky Balboa
D'une manière générale, tous les sports cardio (course à pied, vélo, natation, rameur…) sont excellents pour éliminer les calories superflues. La corde à sauter est reine dans cette discipline car en plus de vous faire transpirer à grosses gouttes, vous travaillez vos

abdominaux. En effet, le mouvement vous contraint à gainer votre sangle abdominale pour vous permettre de ne pas vous prendre les pieds dans la corde.

Comment pratiquer la corde à sauter comme un champion de boxe ?

- Commencez déjà par bien choisir votre corde à sauter. Prenez-en une en nylon, plus légère et donc plus facile à manœuvrer. Ensuite, adaptez la longueur. Pour cela, placez un pied au milieu de la corde, relevez les poignées vers le haut, le long du corps. Il faut que les poignées arrivent au niveau de l'épaule.
- Pour sauter à la corde, il faut d'abord rentrer le ventre et contracter les abdominaux. Pour maîtriser les sauts et l'équilibre, ne remontez pas les talons au niveau des fesses mais conservez les jambes relativement droites pour ne fléchir que légèrement le genou. Commencez par sauter sur un seul pied à chaque rotation de la corde, alternativement, 2 fois sur le pied droit, puis 2 fois sur le gauche. Réalisez au moins 5 sessions de 30 secondes.

Exercice n° 2 : Des abdos en béton

1er mouvement :

- Rapprochez vos genoux vers votre ventre afin de former un angle droit.
- Placez vos mains sur vos tempes et non derrière la nuque (pour éviter de tirer sur vos cervicales), décollez les épaules du sol et réalisez de petits mouvements de flexion en relevant votre buste vers vos genoux.
- Faites 3 séries de 20 mouvements.

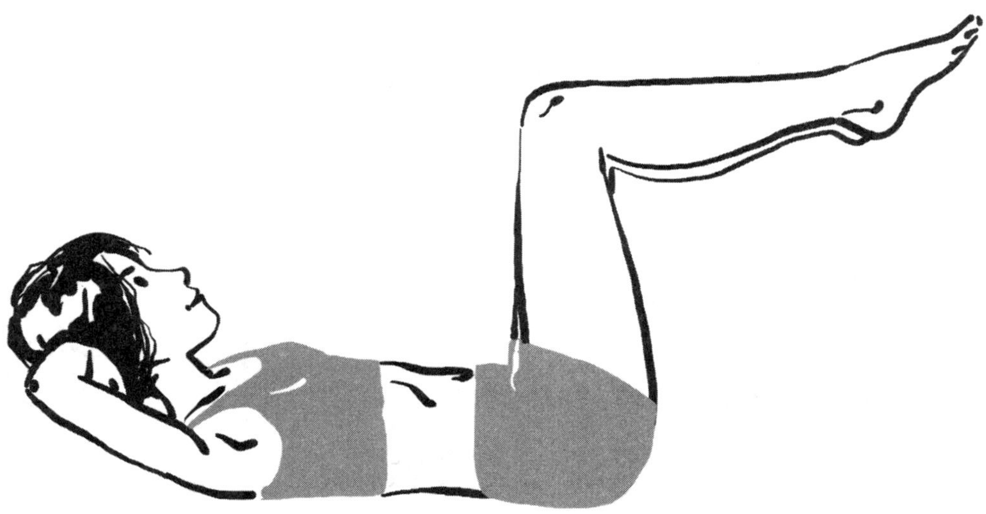

2e mouvement

- Allongez-vous sur le dos et tirez vos genoux vers votre ventre.
- Pédalez avec les jambes vers l'avant puis vers l'arrière, en allongeant bien les jambes.
- Répétez ce mouvement 20 fois dans un sens, puis 20 fois dans l'autre.

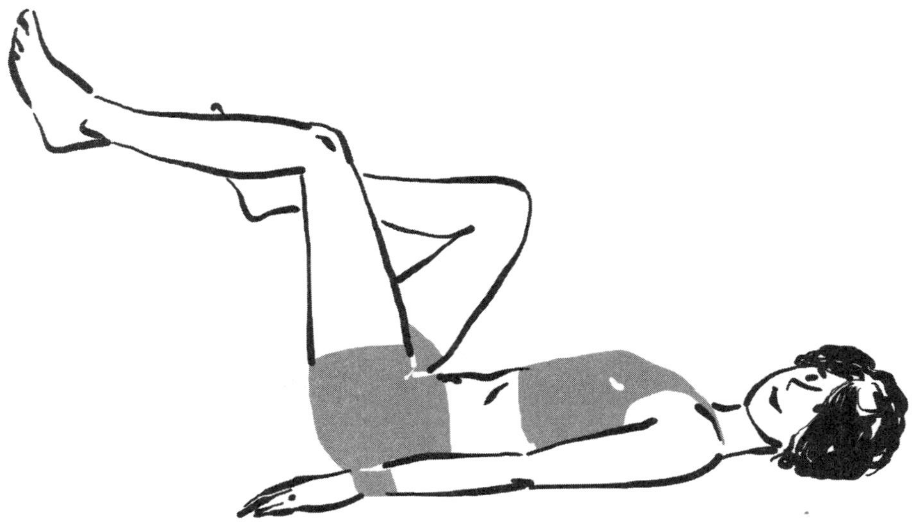

Exercice n° 3 : Dur comme une planche en bois !

- Munissez-vous d'une serviette ou d'un tapis de sol
- Prenez appui sur le sol avec vos avant-bras et la pointe des pieds (plus vous les écarterez, plus l'exercice sera facile). Maintenez la position 30 secondes, reposez-vous 30 secondes puis répétez 3 fois de plus cet exercice.

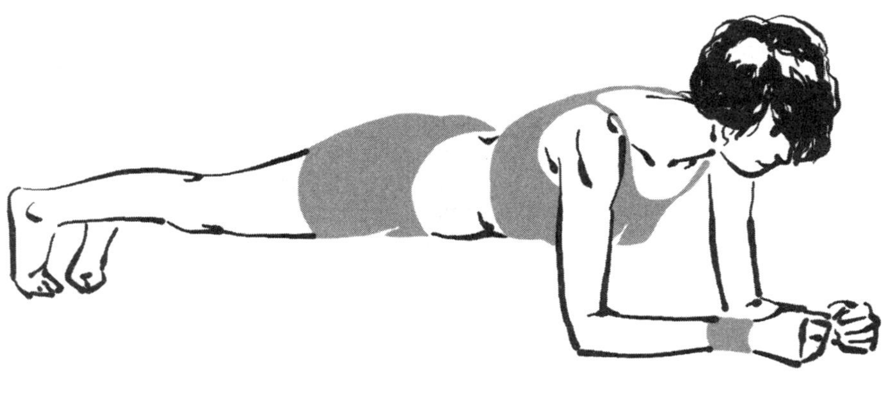

MA TISANE MAGIQUE

Infusion de basilic

DÉJEUNER

- Saumon au lait de coco et aux bananes
- Salade asiatique aux germes de soja
- Café blanc : eau bouillante + eau de fleur d'oranger + miel

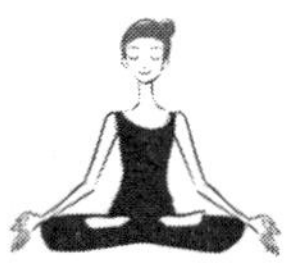

1 minute de pause magique

Fermez les yeux pour vous extraire à la fois de l'espace et du temps, et respirez profondément, tranquillement.

MA TISANE MAGIQUE

Infusion « digestion » : anis, aneth, basilic, menthe poivrée… Ou thé glacé maison : laissez infuser du thé dans de l'eau froide, une nuit dans le frigo

DÎNER

- Mâche vinaigrette
- Poulet, pommes de terre au curcuma
- 2 abricots
- Infusion de lavande

MASSAGE AROMA

Mélangez 5 gouttes d'huile essentielle de cyprès de Provence, 5 gouttes de cèdre de l'Atlas et 5 gouttes de genévrier dans 10 ml d'huile végétale, de préférence de macadamia.

- Le cyprès de Provence. La « star » anticellulite. Il draine, déstocke, fait dégonfler, est antiœdème, favorise la circulation – notamment veineuse.
- Le cèdre de l'Atlas. Il déstocke les graisses et favorise le drainage.
- Le genévrier. Diurétique, c'est un excellent décongestionnant veineux.

▸ ***Femmes adultes.*** Appliquez chaque matin avant la douche sur les zones concernées les 2 dernières semaines du cycle menstruel (rappel : le 1er jour du cycle correspond au 1er jour des règles). Renouvelez tous les mois.

▸ ***Après la ménopause.*** Appliquez localement 2 fois par jour pendant 30 jours. Renouvelez autant de fois que nécessaire.

VIEILLISSEMENT (PRÉVENTION)

L'alimentation anti-âge n'est pas un mythe. La longévité est clairement corrélée à des habitudes alimentaires plutôt frugales (mieux vaut manger légèrement que trop), fondées sur les apports végétaux, variées et avec de la mesure en tout : aucun « régime » spécialement axé sur tel ou tel aliment. Pas d'exclusion, certes, mais… un peu de favoritisme tout de même pour nos chouchous les fruits et légumes (des mines inégalables d'antioxydants), les poissons et les bons gras.

Et, bien sûr, ne comptez pas sur un vieillissement en bonne santé sans un minimum d'activité physique (plus, c'est mieux !).

VOTRE LISTE DE COURSES (à photocopier et à emporter dans votre poche ou à télécharger, voir p. 360)

Petit-déjeuner	Déjeuner	Dîner	Et bien sûr…
❒ Thé	❒ Pavé de saumon	❒ Pavé de cabillaud	❒ Infusions (verveine ou rooibos)
❒ Flocons d'avoine	❒ Choux de Bruxelles	❒ Fines herbes	❒ Chocolat noir
❒ Lait de soja	❒ Roquette	❒ Riz basmati	❒ Huile d'olive
❒ Cannelle	❒ Noix	❒ Courgettes	❒ Huile de noix
❒ Orange	❒ Mangue	❒ Figues	❒ Vinaigre de vin (ou de cidre)
			❒ Sel
			❒ Poivre

☺ ALIMENTS CONSEILLÉS

- Ail, choux (brocoli en particulier), carotte, piment, épinard, oignon, tomate, persil, avocat, asperge, potiron, poivron
- Noix (surtout celle du Brésil), amande
- Avoine, soja
- Orange, abricot, mangue, pamplemousse rose, pomme, melon, raisin rouge, baies (cassis, myrtille, etc.), fraise, kiwi
- Basilic+++, toutes les herbes et aromates, surtout curcuma, gingembre
- Poisson gras
- Œufs
- Huiles d'olive et de colza
- Vin rouge (1 à 2 verres maxi par jour)
- Thé

☹ ALIMENTS DÉCONSEILLÉS

- Mauvaises graisses : produits laitiers surtout sucrés (crèmes dessert), viandes grasses, fromages de mauvaise qualité, graisses hydrogénées ou partiellement hydrogénées (lire les étiquettes des produits industriels)
- Sucres, surtout à IG élevé (exemple : « sucres rapides » = boissons sucrées, sodas, jus de fruits du commerce, bonbons, desserts…)
- Aliments céréaliers raffinés : pâtes blanches, riz blanc, baguette de pain blanc, tous les pains industriels…
- Produits industriels en général : avec additifs, mauvaises graisses, mauvaises protéines, multiples emballages, emballages en plastique dans lesquels on fait cuire directement le plat au micro-ondes avec risque de migration d'éléments polluants de l'emballage à l'aliment, etc.
- Alcool
- Tabac

ÇA ALORS !

> Une étude récente met en évidence un lien fort entre santé du cerveau et force des jambes. Autrement dit qui a de bonnes jambes a une bonne mémoire, exactement l'inverse du sempiternel « quand on n'a pas de tête, on a des jambes » que nous rabâchaient nos grands-parents ! Les scientifiques soulignent que bien faire travailler ses jambes pendant des séances d'entraînement, comme la marche fractionnée, le running ou n'importe quelle autre activité, libère certaines hormones qui favorisent le développement des neurones et leurs connexions. Ils évaluent même qu'avec de « bonnes jambes », on peut espérer gagner 5 ans de santé mentale en plus, autrement dit, marcher, courir, nager… repousse le déclin mental de 5 ans.

LE COACH VOUS RECOMMANDE

Yoga doux
Marche rapide fractionnée
Monter les marches

LE JOUR PARFAIT

PETIT-DÉJEUNER

- Thé
- Flocons d'avoine au lait de soja et à la cannelle
- 1 orange

15 MINUTES

YOGA DOUX

Relaxation sur le dos

▶ Allongé sur le dos, jambes et bras légèrement écartés. Vous respirez profondément et doucement.

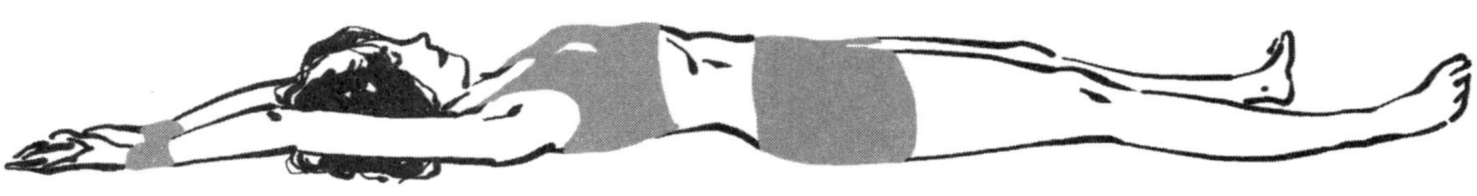

Respiration en mouvement

▶ Doucement, vous positionnez vos bras en croix en inspirant, puis vous continuez le mouvement en amenant les bras derrière la tête. En expirant, vous montez les bras devant vous et enfin laissez les bras redescendre le long du corps. Répétez le mouvement 10 fois.

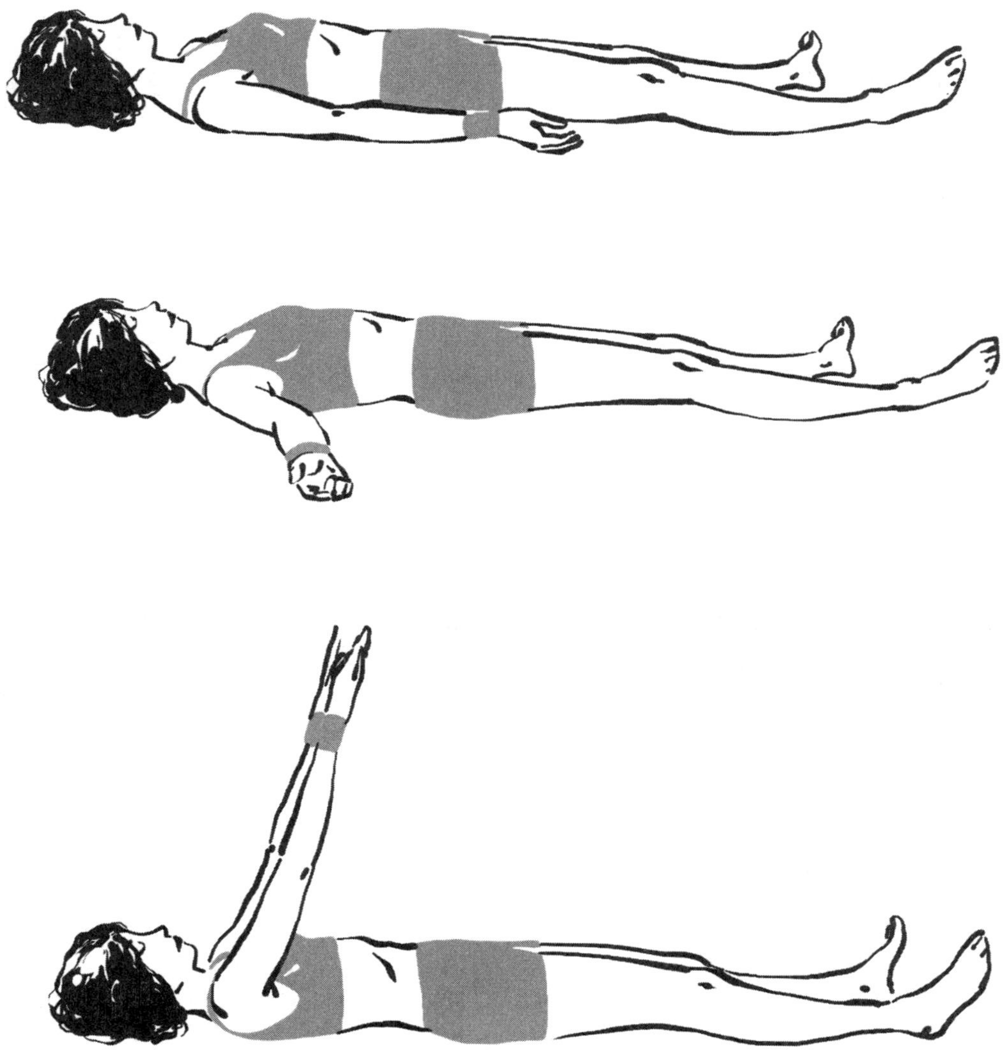

Bascule du bassin

▶ Repliez vos jambes et poussez les pieds dans le sol, contractez les fessiers et montez le bassin et le dos sans le cambrer. Revenez doucement à la position de départ en déposant successivement le haut du dos, le milieu, le bas et enfin le bassin. Répétez le mouvement 10 fois.

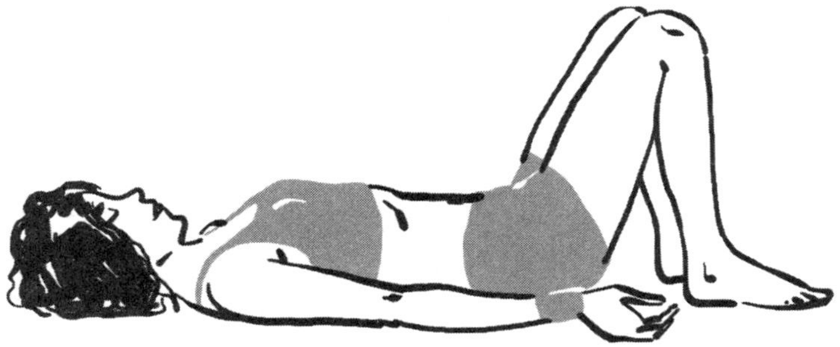

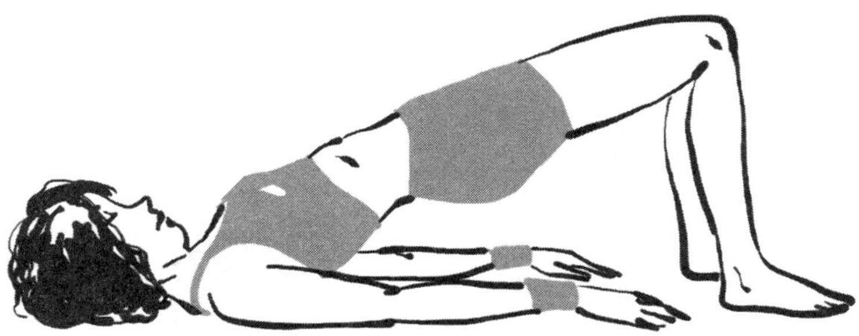

Grand étirement

▶ Bras derrière la tête, attrapez votre poignet gauche et étirez tout le côté gauche. Étirez ensuite le côté droit. Tenez 30 secondes par côté.

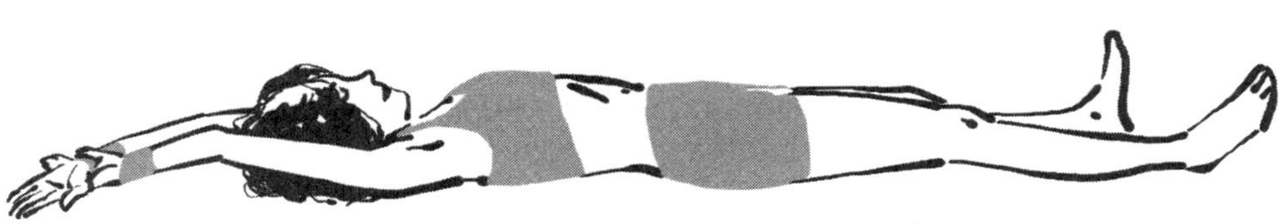

Étirement des lombaires

- Assis sur les talons, mains sur les cuisses sans cambrer le dos, placez vos mains au sol en tendant les bras et en gardant le dos droit. Poussez vos mains dans le sol et votre coccyx sur les talons. Les muscles du dos travaillent en profondeur. Répétez le mouvement 10 fois.

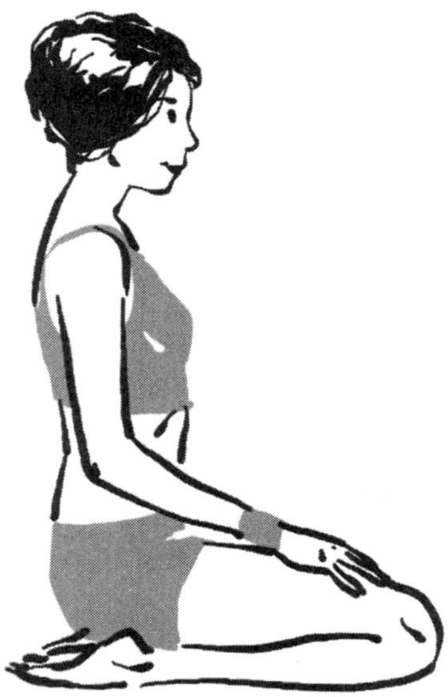

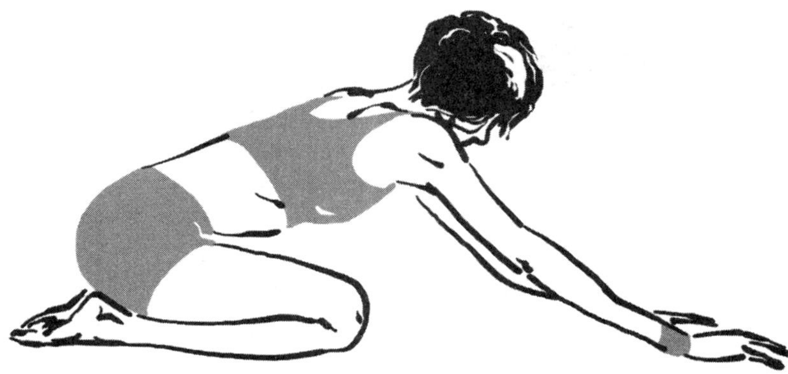

Alternez avec :

15 MINUTES — MARCHE RAPIDE FRACTIONNÉE

- Alternez des phases de marche rapide et des phases plus lentes.
- Commencez par marcher d'un bon pas pendant 5 minutes pour augmenter progressivement votre fréquence cardiaque.
- Puis, pendant 3 minutes, accélérez le pas en marchant au moins 2 fois plus vite. Maintenez un rythme régulier pendant ces 3 minutes, puis relâchez votre effort en ralentissant votre rythme de moitié pendant 2 minutes.
- Reprenez ensuite votre marche plus rapide pendant à nouveau 3 minutes avant de faire redescendre votre rythme cardiaque en marchant doucement pendant les 2 dernières minutes.

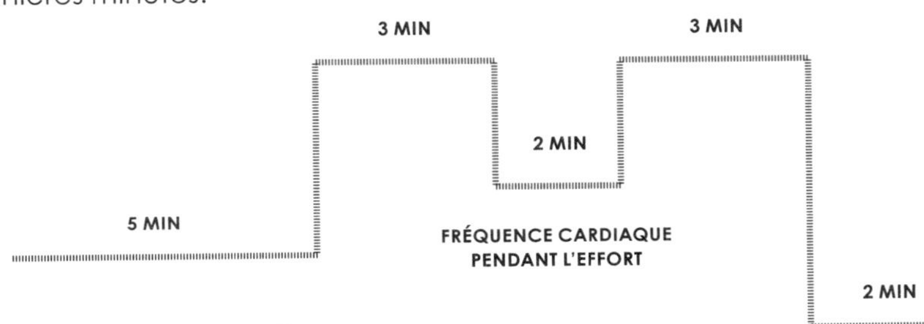

MA TISANE MAGIQUE

Infusion de rooibos

DÉJEUNER

- Pavé de saumon, choux de Bruxelles
- Salade de roquette aux noix
- 1 mangue

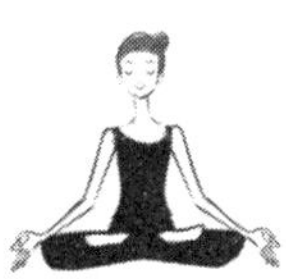

1 minute de pause magique

Fermez les yeux pour vous extraire à la fois de l'espace et du temps, et respirez profondément, tranquillement.

MA TISANE MAGIQUE

Infusion de rooibos

DÎNER

- Tartare de cabillaud aux fines herbes, riz basmati et courgettes
- 4 figues
- Infusion de lavande

TABLE DES MATIÈRES

EN SUPPLÉMENT

Vidéo : 1 heure de coaching sportif parfait, avec Jean-Louis Mbongo,
Coach sportif de haut niveau, fondateur de MB ACADEMY
– Vos listes de courses
– Vos coloriages antistress
– La table IG des aliments les plus courants

Rendez-vous vite sur la page :

http://blog.editionsleduc.com/nouveau-corps.html

ou scannez ce code

Pour scanner le QR code avec votre téléphone ou votre tablette, téléchargez sur votre magasin d'applications mobiles (App Store, Android market, etc.) une application permettant de lire les QR codes. Lancez l'application et visez le QR code avec l'appareil photo de votre téléphone mobile. L'application reconnaît automatiquement le QR code et vous permet de voir son contenu sur votre écran.

Vous pouvez également accéder au contenu via le lien indiqué, il vous suffira pour cela de taper ce lien directement dans la barre de recherche de votre navigateur Internet.

Aubin IMPRIMEUR Ligugé, D.L. : mars 2016 / Impr. : 1511.0253